You
Are
Not Alone

U0059204

杜慶潔，馬飛，李豔萍 主編

你並不是孤勇者

「抗癌之路需要在愛的澆灌下茁壯成長。
在涅槃中......成為耀眼的玫瑰，擁有更精彩的餘生。」

108 位乳癌戰士的生命故事
感受她們不屈不撓的生命力和希望

20 多位乳房腫瘤博士專家深入解析
結合科學與真實經歷理解疾病

從初診到抗癌復甦，
關於勇氣、恢復
與重生的全記錄！

目錄

目錄

目錄

目錄

專家知識篇

愛心祝福篇

前言

　　癌症是一個敏感的字眼，伴隨這個字眼而來的是患者和家屬無盡的恐懼、絕望及其身後無數個家庭的悲劇，這樣的故事每天都在各種平臺上上演。他們乞求幫助，他們乞求生的希望。面對生命的遺憾，我們總是伴隨著惋惜。但不曾想有一天，這個敏感之詞會發生在自己或自己的家庭身上。

　　面對厄運的突然降臨，我們會怎麼做？本書記錄了 108 位乳癌患者的真實抗癌經歷，由二十多位乳房腫瘤博士專家共同參與完成，進行了關於科學知識、感悟、公益等方面的詮釋。

　　這可能是和你想像中不一樣的故事。她們曾經無限接近死神，你卻未能在她們的生活中嗅到一絲絕望的氣息；她們是醫學上定義的癌症患者，但她們的生活依然豐富多彩；她們有著各自不同的人生軌跡，卻因為相同的經歷惺惺相惜。

　　透過她們的故事，走進她們的內心世界，你會發現這是從另外一個角度真實地去了解癌症。很遺憾，人生經歷了這樣一個字眼，它打破了原本所規劃的未來。但，很驕傲，她們掙脫癌症的魔爪續寫了一段自己的傳奇。對生命全新的認知，成為荊棘叢中綻放的玫瑰，往後餘生怒放屬於自己的光彩。

　　我們，以後還能……嗎？這是很多乳癌患者經常問的問題，帶著對未來未知的恐懼。

　　然而，為什麼不能？這 108 個故事就是最好的例子。醫學的進步、越來越多新藥的問世帶給患者更好的預後以及更高的生活品質。我們也很榮幸地邀請到眾多專家，從科學的角度帶你全面正確認識乳癌。

前言

　　創作本書的初心在於：對正在經歷治療的患者給予信心，也希望改變社會對這個特殊族群的固有看法，並對未病的女性朋友們給予警醒，健康的生活才能帶來整個家庭的幸福和諧。

　　面對癌症，我們不再有惋惜，每個人都有創造奇蹟的潛力。透過別人的故事，強大自己的內心，改變人們的固有偏見，讓更多的患者早日回歸她們所嚮往的生活中。

　　我們的以後還有很多以後，每個人的生命歷程都將是一段傳奇。

楊菁

序言篇

每一位癌症患者都不應該輕言放棄

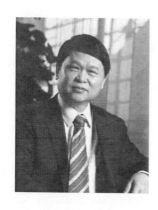

徐兵河

腫瘤學專家

醫學院長聘教授

癌症，是「眾病之王」，治癒，是人類的心願。

乳癌是全球女性發病率最高的惡性腫瘤。某國家每年乳癌的發患者數約為 42 萬，並且以每年 3%～4% 的速度遞增，是全球最快的。所幸的是，經過合理常規治療後，85% 的患者能夠存活 5 年以上。

目前，乳癌治療有手術、放化療、標靶治療、內分泌治療、免疫治療等，早期以手術為主，晚期治療比較複雜，但經過常規治療，許多患者的存活期仍能顯著延長。我們的信心來自不斷創新的藥物以及豐富的治療方式。以難治的晚期乳癌為例，我剛開始工作的時候，乳癌肝轉移的中位存活期 1 年多點，肺轉移最多 2 年，骨轉移也就 2～3 年。現在的骨轉移，在我院治療的患者，平均可以存活超過 5 年，甚至超過 10 年的患者也不在少數。另外，HER2 陽性的乳癌，過去存活期也就是 1 年左右，現在以曲妥珠單抗、

每一位癌症患者都不應該輕言放棄
—— 徐兵河

帕妥珠單抗、ADC 類藥物、小分子標靶藥物為基礎聯合治療，近一半的患者都能夠存活 5 年以上。

　　我曾經有一位乳癌末期患者，她本人是一位超音波科醫生，肝、肺轉移，大量腹水，黃疸非常嚴重。不治療，可能活不到 1 個月；而治療又根本無法用藥，因為肝臟無法解毒，用藥反而會中毒而死。我們對病情仔細分析後發現，她黃疸嚴重的原因，不是瀰漫性腫瘤把細小膽道堵塞，而是一個大腫瘤把總膽管擠扁了。於是，我們請介入性放射科醫生做支架把膽汁引流出來，黃疸很快就消退，肝臟恢復功能也就可以用藥了。隨著她的身體逐漸好轉，我們從單一用藥到強化治療，腫瘤慢慢縮小，最後竟然完全消失，患者回到了工作中，高品質地存活了很多年。

　　乳癌和其他腫瘤不太一樣，發病年齡通常在 50 歲左右，這個年齡不少患者本身就合併基礎疾病，比如高血壓、糖尿病、高血脂，還有些心腦血管的疾病，同時隨著患者治療時間的延長，有些末期復發的患者還可能要終身治療，長期用藥也會引起心臟不適、骨質疏鬆、子宮內膜增厚等。這個時候就要從疾病治療過渡到疾病管理，即全方位、全週期管理。過去只在動手術或放化療時期進行管理，實際上很多乳癌患者需要長期治療，由此帶來的併發症需要加入跨學科管理，不單需要腫瘤專科醫生，還需要普通內科、心臟內科、消化科、婦科、精神科甚至心理科的醫生來共同地參與。管理的目的，一是盡量延長患者的存活期，二是提高她們的生活品質，尤其是末期的乳癌患者要終身上好這門「管理課」，在長期帶瘤生存的狀態下，活得要有品質，少一點折磨。

　　目前，一些大型腫瘤專科醫院的診療水準已經基本跟國際接軌，但整體來說發展還不是特別平衡。如何做到乳癌診療同質化、規範化，這是我們今

後的努力方向。同時，要在規範的基礎上進行個體化治療。每位患者乳癌的病理類型和分子分型是不一樣的，因此，針對不同患者進行個體化治療是非常重要的。

乳癌治療可能導致的心血管等疾病風險的增加，還有一些治療方式可能引發高血脂、骨質疏鬆、子宮內膜增厚甚至子宮內膜癌、精神及心理疾病等，也讓全方位、全週期的跨學科管理受到重視。如何降低這些疾病的發生風險，或在發生後如何及時治療，從而提高乳癌患者的整體存活率，也是我們今後研究的方向。

腫瘤患者是一類特殊族群，其常規診治的過程相對較長，還要經歷放化療及手術帶來的痛苦，身心都承受著龐大的壓力，需要家人、朋友乃至全社會更多的關愛和鼓勵。

乳癌可防可治，現在也有越來越多的新藥、越來越多的治療方法應用於臨床，即使到了末期，不少患者也能有非常好的治療效果，每一位乳癌患者都不應該輕言放棄。

防癌道路並不孤獨

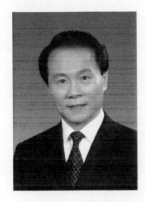

詹啟敏

大學國際癌症研究院院長

大學健康醫療大數據國家研究院院長

特聘教授

在這世上，有一種愛叫「媽媽」，有一種溫柔叫「妻子」，有一種貼心叫「女兒」。女性常常期望在每種角色中都能做到盡善盡美，其肩負的責任與壓力總是比我們看到的要大很多。但她們也會有生病的時候，甚至會遭遇癌症，特別是乳癌。女性乳癌患者往往表面上表現得堅韌而勇敢，但她們內心的聲音也值得被家人和社會聽見。

我們是大自然的一部分，我們的身體同樣也是。人生之複雜，比醫學問題複雜得多。面對腫瘤，面對生命的不確定性，用藝術視角、旁觀視角、創作者視角去面對、去參與、去沉浸、去脫俗，救贖才能持久一點。「救贖」不該是一個抽象的東西，而應該當作一件具體的、自己可以做到的事情。坂本龍一說：「一旦記憶淡去消逝，可能就此淹沒在歷史的洪流中，徹底消失無蹤，但是只要一譜寫成歌曲，就可能成為民族或世代的共有記憶，不斷流傳下去，將事情從個人體驗中抽離而出，實際留存在音樂世界中，就能藉此跨越時空的限

制，逐漸與他人共有，音樂正具備這樣的力量。」對於腫瘤患者來說，自己有超脫、超越的心態和思想，再加上具體方法即時治療，該是很好的生存狀態。古人說，「長恨此身非我有，何時忘卻營營」。現如今，「務必請你，一而再，再而三，三而不竭，千次萬次，毫不猶豫地救自己於這世間水火」。

人生就是一場經歷，你有多少財富、多少刻骨銘心，都會化作一縷煙雲。倒不如無論發生什麼，都隨時不辭辛苦地感受著、創造著、超越著。那樣的人生張力，就不限於那些起起伏伏，那些絕地逢生。人生的張力，就是你全部力量的跨度和呈現，沒有谷底高峰，怎會有張力呢？

這是一段向著未來的生命科學之旅，也是一段向著內心的自我能量之旅。

癌症不等於死亡。在配合醫生治療的同時，也要積極地調整好心態。積極向上的生活態度是對付腫瘤的「利器」，透過豐富的情緒調節方法促進心理健康，以正向的心態與疾病抗爭，終將贏得勝利。嘗試尋找一些興趣愛好，衝破籠罩的陰霾，追求生命的陽光！

腫瘤治療是一場漫長的戰鬥，患者承受軀體痛苦的同時，也伴隨著龐大的心理壓力。在癌症面前，她們都曾沮喪和迷茫過。也許生命的長度難以掌控，但我們能透過藝術的形式改善生命的品質和厚度，與癌共舞，為時光賦予生命的精彩！相信身邊永遠有人默默愛著你。正是這廣義的愛，推動了世界默默運轉。死亡隨時可能到來，我們唯一要做的就是愛和珍惜。

從愛出發，讓愛延續，希望科學與藝術的融合可以幫助更多女性腫瘤患者開啟希望之門。腫瘤的醫治絕不是一場終究不成功的戰事，在現如今嚴格的臨床標準之下，維持標準的醫治，高品質長存活並不是夢。唯願每一名癌症患者和家屬都能見到，有人前方點燈，何不逐光前行！防癌道路並不孤獨。一起為癌症患者加油打氣！

一束溫暖的光

喬傑

大學常務副校長、醫學部主任

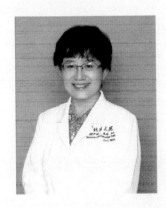

　　當看到書中的一篇篇文稿，我發現，與我之前受邀作序的那些著作不同，這本小書沒有龐大複雜的腫瘤診療相關知識的架構和解讀，而是來自許多乳癌患者的親筆實錄。這些經歷過生死煎熬的作者們的文字真切入骨，感人至深。每一個字都凝聚著患者的心聲，每一段文都講述著患者從最初的煎熬到找對生活前行方向的曲折心路歷程，特別欣喜於她們能戰勝心魔甚至病魔，對生活抱有熱忱，在相互鼓勵和關愛他人中找到自己繼續勇敢、樂觀生活的意義和價值。

　　與此同時，作為一名生殖醫學專家的我也想到，大多數乳癌患者在腫瘤治療後可長期生存，但特別值得注意的是，乳癌患者的發病過半發生在停經前，而受抗腫瘤治療的影響，乳癌患者的妊娠率與普通人群相比降低了67%。因此，對於有生育要求的年輕乳癌患者，在制定腫瘤治療方案前，我

們必須考慮到患者的生育意願，根據不同患者的不同個體情況，聯合外科、腫瘤科、婦產科、生殖科等多學科醫生團隊為患者提供生育諮詢，並儘早制定合理的方案，在治療疾病的同時，合理保護患者的生育功能，給她們一個更為完美的人生。

希望這本小書是一束溫暖的光，讓更多患者從中汲取力量，在家庭、朋友的關愛支持下，不斷豐富自己的生活；也希望從事臨床腫瘤診療和婦產生殖醫學等多學科的醫師們可以從這些患者的經歷中，更深刻地體會到她們的不易，更加理解有溫度醫學的價值所在，為自己不斷攀登醫學高峰找到初心。我相信，這也是編者將這些書稿彙集在一起的初衷所在。

抗癌之路，可以「兩全」其美

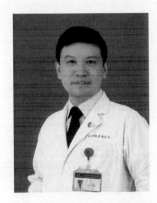

馬飛

醫學院長聘教授

健康科普專家

腫瘤醫院主任醫師

　　乳癌是嚴重威脅全球女性健康的重大疾病。2020 年，某一國家乳癌新發病例數約 42 萬例。目前儘管該國乳癌的整體發病率低於歐美國家，但是以每年 3%～ 4%的速度在成長，這個成長速度顯著高於歐美國家，也高於全球平均水準。

　　近年來，隨著腫瘤診療技術的進步，乳癌的治癒率顯著提高，患者的存活期得到顯著延長。然而患者伴隨的心血管等非腫瘤相關疾病，以及年輕腫瘤患者面臨的生育功能保護等相關問題也日漸突出。某國家的健康政策提出，到 2030 年實現全人群、全生命週期的慢性病健康管理，整體癌症 5 年存活率提高 15%。我們不僅要延長癌症患者的存活期，還要改善患者的生活品質。在此背景下，以「全方位提升、全週期促進」為核心的腫瘤健康管理的創新模式應運而生。

以乳癌為例,「全方位提升」的核心理念是把過去以乳癌為中心的診療模式轉變為以患者為中心的模式。全面關注乳癌患者所面臨的所有健康問題,多元擴展健康關愛,而不僅僅是關注乳癌的相關問題。除了對乳癌患者的診療進行關注以外,我們還要對腫瘤以外的健康問題進行關注,比如說心血管健康問題、骨健康問題、心理健康問題、生育力保護問題等,實際上是從一個空間軸上,把腫瘤患者面臨的所有健康問題進行綜合的跨學科管理,在控制腫瘤相關健康威脅的同時,進一步降低非腫瘤相關健康風險,改善患者的生活品質,使患者以最佳的狀態回歸家庭、回歸社會。

「全週期促進」,一方面要關注患者急病週期的常規診療和癌後週期的全方位康復,另一方面,要將乳癌防控戰線前移,對高風險人群進行常規的篩檢、早期診斷、早期治療,提高治癒率;還要進一步加強知識普及和健康管理,降低乳癌的發病率,進一步降低乳癌對於人類健康的危害。「全週期」是從時間軸上來進行腫瘤的防控管理,透過全生命週期的科學預防、篩檢、診療、康復,全面促進乳癌的防治效果。

我們需要廣大患者介入自身的健康管理中來,除了關注標準化的科學診療以外,還需要關注發生率較高、對生活品質影響比較明顯的伴隨疾病。首先是心血管疾病,心血管疾病會顯著增加乳癌患者的死亡風險。美國一項研究顯示,停經後的早期乳癌患者,十年以後死亡的首要原因不是乳癌而是心血管疾病。在臨床實踐當中,我們的確發現有一些患者治癒了腫瘤,但最後竟然死於心衰或死於冠心病。第二個是骨健康問題,因為乳癌疾病本身的特點,以及乳癌治療導致激素水平下調,影響了骨代謝的異常,3 分之 1 的患者會出現骨質疏鬆,甚至有 20% 的患者會出現骨折。第三個是心理問題,實際上 50% 的乳癌患者有不同程度的心理障礙。我們曾經遇到過,患者治療很

成功，腫瘤已徹底治癒，但是她走不出內心的陰影轉身就自殺了。這對我們感觸也很大，因為我們做了很大的努力，花了很多的醫療成本來治癒一位腫瘤患者，但她自己就輕易放棄了，這也說明我們的治療還不算成功。

此外，還有一些其他的領域，如特別有生殖需求的腫瘤領域。在某國乳癌平均發病年齡比西方國家要年輕 10～15 歲，有很多 35 歲以前，甚至 25 歲以前的乳癌患者，我們把疾病治癒了以後，還要關注她未來的生活，這就涉及生育問題，我們就要更加關注如何減少腫瘤治療對生殖的危害。作為醫生遺憾於即使治癒了年輕的腫瘤患者，如果使她喪失了做母親的權利，那麼她的人生也是不完美的。

在乳癌領域落實「兩全」健康管理模式，進行全生命週期的全方位跨學科健康管理，貫穿於癌前防控、常規診療和科學康復全過程，全方位、全生命週期地維護民眾健康，也是健康國家的含義所在！抗癌路上從來不是，也絕不應該是一個人的戰鬥。要相信醫生一直以「治病救人」為天職，不僅關注患者的疾病，更會想辦法解決治病所帶來的不適與壓力，在治療過程中遇到困難，或心理有任何過不去的難關，都要學會尋求幫助。畢竟，疾病治療的最終目的，是有品質地活下去！勿憂「畢其功於一役」，要爭取盡可能回歸正常生活，活得幸福！衷心希望腫瘤病友們攜手同行，關注健康，配合診療，不僅可以活得更長，而且可以活得更好，實現「全方位、全週期」健康提升的目標，達到腫瘤慢病管理「兩全」其美的理想境界！

阻斷腫瘤病理發生條件的癌症預防策略

——微損傷與癌症

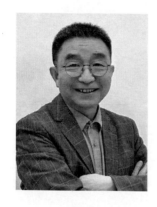

師建國

病理學教授

主任醫師

博士生指導教授

　　我們彷彿正在面對越來越多的致癌物質，不包括行為因素，僅在動物實驗中發現的致癌物質已有千餘種。若要防癌，人們是否需要拒絕所有致癌或有潛在致癌可能性的物質呢？如果是，我們又用什麼方法去做到？何況還在不斷地發現新的致癌物或因素。面對紛繁，人們可能有無可奈何之感。我們換一個視角來看一下。

　　腫瘤是細胞變異的產物，一切生命體都存在發生變異的潛在可能性，條件具備時，基因的微損傷所導致的細胞變異的發生普遍存在。「變異」會在各自的環境中誕生、選擇、保存、發展，新的「變異」又會在新的存在中繼續發生，在人體這個「立體細胞培養基」裡，細胞在細胞外液的「海洋」裡，各種不同的細胞變異事件總在發生，這種變異隨機且不確定，有害？有益？

無意義？由於胚系細胞或體系細胞的不同，變異對個體帶來的可以是：①致死性的。②細胞功能結構的喪失或新生。③細胞功能結構增強或減弱。每一種變異，在機體環境中被選擇、淘汰、保存、發展。但更多的內外因素所造成的環境不穩態，將增加個體災害性基因負荷。「腫瘤變異」作為其中變異的一種，變異機會的增加就意味著腫瘤變異機會的增加。從細胞病理學上看，在機率上增加細胞發生腫瘤性變異的機會，與細胞發生「損傷」、「修復」、「增生」的機會畫等號，哲學中常提的機械運動、物理運動、化學運動、生物運動、社會運動因素都可以透過作用於細胞及其微環境，影響基因序列和調控過程，使基因損傷、修改，增加細胞變異和腫瘤性變異的機會。

生活中的「窮人易得食管癌、富人得結直腸癌」與這些運動方式的具體形態對細胞、基因圍困正相關，如吃得多、粗、硬、燙、霉變、高鹽、狼吞虎嚥與食道癌，或食量小、運動少、食物構成纖維素少等與腸癌，牙齒反頜或口腔不良修復物與舌癌或口腔癌，北方人的「炕癌」，喀什米爾地區的「懷爐癌」，肝炎、肝硬化、長期酗酒、華支睪吸蟲、血吸蟲肝病等各種長期慢性肝病與肝癌，機械損傷與骨肉瘤，摩擦的黑痣易癌變，瘢痕癌的發生，久坐與前列腺癌，「處女不得子宮頸癌」，不同機體平面的同種組織癌變率的差異，再生障礙性貧血轉化為白血病（很多再生障礙性貧血的骨髓實際是在經歷著不斷的變態反應性損傷、修復、增生的過程），慢性白血病急變，人的胃癌為什麼好發於胃後壁（豬在下壁多發），空腔通道器官的癌症易發生在收縮狹窄的「門」處，良性腫瘤比正常組織容易發生癌變，炎性增生的病變比正常組織容易發生癌變，在自然界中風吹日晒久了的老人的臉容易有老年斑（多系變異性良性增生）。

　　所有這些，在病理學上展開了一條癌症和其他變異性疾病發生的鏈條，即損傷的機會多、修復的機會多、增生的機會多、變異的機會多、癌變的機會多。所有這些損傷、修復、增生機會的增多，既可以單獨導致變異，也可以複合或鏈鎖著為變異和癌變提供更多的機會，「這種機會」既可透過微損傷直接修改 DNA，也可透過提供機會增加 DNA 複製、轉錄中「設計圖」自然出錯的絕對值。且不說那些典型的致癌物透過特定微損傷導致基因變異的強度（在遺傳基因背景脆弱性的情況下更甚），單就 DNA 遺傳物質遭受周而復始的損傷、修復、增生，變異和癌變的絕對值就自然增加。而細胞進入「增生」機會增加以後，參與變異的細胞個體數量和頻率也會增加，包括細胞複製過程中沉默基因的表達，都更增加了各種變異和癌變。損傷、修復、增生，在病理發生的「機會條件層面」增加了癌症發生的機率。類似的情形臨床上比比皆是。即使腫瘤本身由於癌細胞比一般增生組織的增生速度更快，其增殖過程中，就有了更多增生、變異的機會，於是惡性腫瘤細胞很容易產生新的附加變異，形成次選殖之間的「異質性」，而那些更具生存和侵襲力的選殖被選擇出來，導致腫瘤朝著越變越惡的方向演進，而腫瘤細胞異質性表現出的形態、行為差異、侵襲力、生長速度、對激素的反應、對抗癌藥的敏感性、免疫原性等，也替診斷和治療帶來了更多困難。

　　面對紛繁的致癌物和相關因素，雖然我們很難一一封鎖致癌物，卻可以在「機會條件」層面減少遷延性損傷、修復、增生的機會，從而減少變異和癌變的機會。因此，「減少和避免慢性遷延性損傷、修復、增生性疾患和行為就是防癌」，這是一個關乎大眾防癌的策略。依據這個策略，易於融會貫通。人們可以透過這個癌症發生底層邏輯的認知和舉例說明，更生動地意識到癌病發生的風險因素，有利於逐漸遠離不健康的生活方式·減少過分的環

境傷害性因素，維持人體這個立體細胞培養基的平衡，積極診療慢性損傷增生性疾患，從而預防減少癌症的發生。這個從病理層面提出的防癌策略，如果能夠更加常識化地深入人心，會使人們的防癌實踐由繁變簡，從必然王國走到自由王國中來，而且有可能幫助人們預防一些原因不明的癌症發生。

人物故事篇

愛心傳遞生命力量

史安利

蘇格拉底（Socrates）的話，未經審查的人生是不值得過的。那麼，人生的意義是什麼？我們到底要過怎樣的一生？

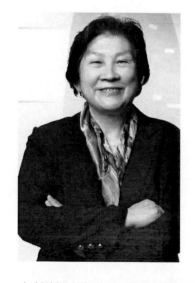

對每一位不幸患癌的人來說，當一場大病來襲，改變他們既定的人生軌跡，甚至威脅生命時，這個平日無暇思考的哲學命題會悄然出現在他們腦中。歷經種種考驗，他們倍加珍惜生命，開始思索人生，追求生命的真正意義。他們在各處，散發著自身的微光，用愛心傳遞著生命的力量。

而患者組織，一個不被大眾所熟知的團體，以一種抱團取暖的方式，匯聚起眾多的微光，他們照亮彼此，在完成身體康復後，獲得真正意義上的精神康復，勇敢回歸社會，並為醫療衛生事業貢獻力量。身為抗癌協會康復分會主任委員，對此我有著深切的體會，並且有幸在這個組織裡盡自己的一份力，為大家做一些有意義的事情。

伴隨腫瘤發病率的持續攀升以及醫學的發展，患者存活期延長，總患者數持續增加。如何滿足廣大患者的康復需求，使他們獲得更好的生活品

愛心傳遞生命力量
—— 史安利

質，是我一直思考的問題。我帶領分會，利用各種機會，在全國各地建立患者康復組織，尤其是偏遠地區。對於沒有資源的普通患者，想發展起一個康復組織極其困難。我深切感受到這種不易，也因此每年組織康復組織人員培訓班，以提高各地患者組織人員的能力，推動各地康復組織的發展。透過 10 年人員培訓，使各地患者組織逐步建立了完善規範的體系。

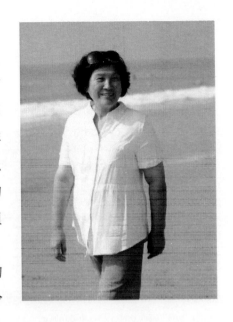

　　每一位癌症患者都有自己獨一無二的生命故事，有 2 個感人至深的患者故事令我記憶猶新。

　　其中一位患者的抗癌故事曾被拍成劇情片，激勵很多人。2009 年，某一癌症康復分會舉辦年度會議期間，組織部部長找到時任癌症康復會副會長的我，告知晚上有位患者要結婚，邀請我擔任證婚人，我爽快地答應了。容納一千多人的大禮堂座無虛席，從後臺走出一位身穿婚紗、美麗動人的新娘，旁邊是她高大帥氣的丈夫，新郎挽著新娘走向臺前，全體起立鼓掌迎接。

　　「由於沒戴老花眼鏡，工作人員寫了大大的證婚提示詞給我，唸到新娘名字的時候，我難過得怎麼都唸不出來。她在後面告訴我她的名字，我說我知道，但就是唸不出來。轉身我就抱著她丈夫，連聲說謝謝，他說您放心吧，我一定照顧好她。」一面是步入婚姻殿堂，奔向美好新生活的喜悅，另一面卻是癌症末期的殘酷現實。回想起那天的情形，至今我仍情緒難平。

　　兩人結婚那年，患者還是一位年僅 22 歲的小女生，乳癌卻已經到了末

期，肝、肺等主要臟器都出現了轉移，之前為了治病買藥，賣了家裡的房子。後來有了患者援助專案，我第一時間打電話給她。她回覆說已經和戀人去了日本，那邊藥費全免，請我把藥留給別人。她透過 Herceptin 維持治療了10 年左右，出現耐藥後又用了帕妥珠單抗，共存活了 15 年。

從這位患者身上，我看到了抗 HER2 標靶藥神奇的治療效果，但遺憾的是，並非所有醫生都了解這個藥物。

我自己第三次患癌住院時，病房新收進一位患者，聊天中那位患者講述了自己的故事。她是一個漁民，家境貧窮，診斷為早期乳癌，歷經手術、放化療各種治療後，仍舊出現了轉移。我聽後感到非常生氣，患者已經到了大型醫院，卻沒做過基因檢測，而是按照常規老式的方法進行治療，硬是把早期變成了末期。我當即請這位病友找來主治醫生，請他趕緊做一個 HER2 基因檢測，結果一出，HER2 基因呈強陽性。我馬上通知基金會負責患者援助專案的人，特批免去基礎用藥費用，為這位病友提供了援助。

夫妻倆當場就對我跪下了。我女兒以前都不了解我在做什麼，看到這情形她都哭了，她說才知道我媽在做這麼好的事。做這份工作真是既揪心，又很有成就感。

2003 年退休後，我便開始了癌症康復的工作，為幫助更多病友奔波勞碌，如今我 76 歲高齡，仍在為患者組織服務。

有很多人不理解，都這麼大歲數了，怎麼還做這個呢？該享受一下了。但我覺得工作也是享受，需要做點自己喜歡又有意義的事，這是不一樣的感受。人到了這個年紀，就是想做點善事，情不自禁地就想幫人家，同時也是幫助了自己。

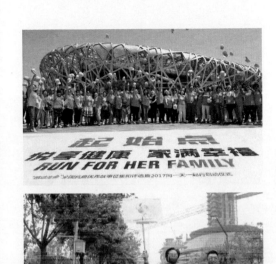

對工作、對生活我都抱有極大的熱情，總能發現其中的發光點，從中找到樂趣。「特別有意思」、「特別好」、「太感人了」、「太震撼了」……這些感情充沛的詞語，是我的習慣表達。

投入工作時，時常忘了自我，滔滔不絕地講完後，回到家裡才感到疲憊不堪，躺下後就不想動了。對病友我有發自心底的愛，患癌後的堅韌、積極樂觀，也帶給病友無限鼓勵與力量。患者組織正是匯聚了這些潤物細無聲的力量，才展現出欣欣向榮的風貌。

患者組織從患者群體中孕育、發芽、生長，它們深刻理解患者和照護者所面臨的艱難與挑戰，以及未被滿足的需求。隨著數量的增加，患者組織的職能也在不斷升級拓展，除了在患者援助、衛教宣導、康復支持、求醫問藥、疾病管理等方面發揮至關重要的作用外，還在藥物研發、臨床試驗、審評准入等方面發揮正向作用。

打造「以患者為中心」的醫療衛生生態圈已成為未來發展不可阻擋的趨勢，患者組織如今獲得各界認可，靠的是一步步地穩紮穩打，有為才能有位。我們將服務患者、服務醫療、服務社會作為自己的使命，用實際行動書寫著自身的價值，也必將成為實現「健康國家」不可或缺的力量。

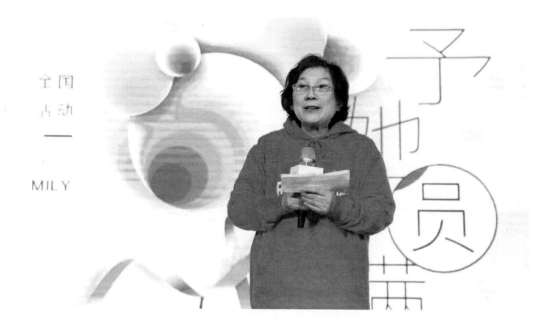

付出只為架起一座橋梁

賈紫平

開懷就是我的人生使命。有緣和姐妹們成為相知相惜，彼此關愛，互相幫助的一家人，這緣分將跨越時空，長長久久。

苦難磨礪下，我活出全新的生命。癌症奪去我的乳房，卻也給我一記棒喝，令我必須珍惜生命，活出意義。當人生謝幕時，我將知道，我此生值得，沒有遺憾。

寫下這篇文章時，我正在醫院陪伴母親。她 102 歲，因腦出血急診住院，正在走人生最後半里路。我安靜地陪坐在床邊，母親正在昏睡，我輕撫她略顯冰涼的手臂，看著她因努力呼吸而起伏的胸膛，心裡有些難受，而她非常虛弱，卻顯得平靜而安詳。

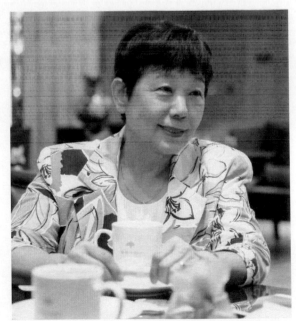

人物故事篇

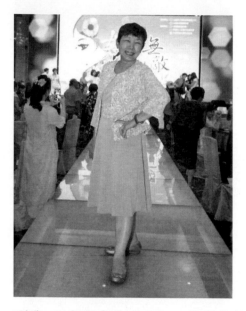

　　2022 年 9 月，我把母親一生的故事寫成《糊里糊塗百歲過》一書，以謝她一生為家庭犧牲奉獻，令母親欣然快慰。

　　夢囈中，母親突然伸出手，在空虛中搖動，嘴角含著笑意，喃喃地呼喚著「媽媽！媽媽！」這樣的情景令我心酸不已，我知道她在夢中看到外婆來了。我摟著她說「別怕！媽媽來了」，不禁淚如雨下。

　　「別怕！媽媽來了。」由這句話穿越到我 42 歲罹患乳癌那年，在手術前一晚，母親從美國坐了 16 小時的飛機回臺灣，趕到醫院，看到我的第一句話就是「別怕！媽媽來了。」我像孩子似的流淚、哭泣。媽媽就為我禱告，給了我勇氣和力量，我終於安心地進了手術室內。我告訴自己，一定要好好活著，為了自己，也為我愛的家人。

　　身患乳癌，嘗到了手術和化療的苦頭，便萌生了幫助其他病患姐妹的念頭。完成第 12 次化療那天，我將一張寫著自己姓名、電話的便條紙，交給我的主治醫師，對他說：「如果你要宣判哪個女人罹患乳癌，請將我的電話給她，我可以幫助她。」由此，臺中市開懷協會在 1994 年正式成立。這段故事被傳為佳話，並記錄在開懷協會的歷史上。我 32 歲成為南投縣生命線協會的志工，從事自殺防治的心理諮商輔導工作。那十年是一段非常重要的學習與準備，也是此後我經常幫助別人的動力和信心泉源。

　　此生最寶貴，相聚在開懷。在帶領開懷發展的過程中，我滿懷感恩。姐

妹們對我的認可，對我的信任支持和敬愛，讓我明白，開懷就是我的人生使命。有緣和姐妹們成為相知相惜，彼此關愛，互相幫助的一家人，這緣分將跨越時空，長長久久。

記得多年前，我在美國女兒家度假時，深夜 2 點半突然接到一位姐妹跨越萬里的來電，原來是她病情垂危之際，頻頻向周圍人詢問「怎麼沒看見紫平？」。我在電話中和她告別，淚流不止，默默祝願她獲得真正的安寧。還有一位姐妹臨終時，請先生打電話給我：「紫平姐，你可以來醫院看看阿美嗎？她念著你！」這是又一次面對死亡和傷心的告別。這場疾病帶來特殊的緣分，姐妹們在彌留之際仍然念著我，這份情誼是如此溫暖厚重。

開懷成立至今已經 29 年，回顧過往時光匆匆；細細思索卻有許多摻著笑與淚的鮮活往事。姐妹們傳遞愛心，把「開懷」扎根在無數乳癌病友的生命裡。在開懷，我們探索自我，發揮潛能，彙集在一起，為生命做最後的打拚，展現出獨特的生命力，成就了抗癌事業，合奏出無數動人的生命樂章。何其有幸，近 30 年來，我和開懷一步一個腳印，協助各地乳癌組織建立並執行起來，廣結善緣，足跡遍布許多城市及國家。

這些年，我一直在做，也一直不斷問自己，還能為病友多做些什麼？由此展開了更多的工作。1997 年，開懷開始進行國際交流，尋找借鑑組織執行的新方向。每次組團我都盡可能隨行，赴紐約參訪，到舊金山學習，參加 UICC 新加坡會議；去雅典、日本、香港、韓國、馬來西亞、澳門、中國等地交流，建起廣泛的國際連結。

一天，我接到一位開懷姐妹來電，她泣不成聲地說：「我自己得了乳癌也就算了，但為什麼又讓我女兒也得了乳癌？她才 35 歲啊！老天爺對我太殘忍，太不公平啊！」交談中得知，她女兒住在美國舊金山，才剛結婚生子便

查出罹患乳癌，的確令人嘆息。好在我們與當時舊金山美華防癌協會會長聯絡，當即為她女兒建起協助的管道。

我們在不斷地出訪，與世界上的團體交流學習中，深感全球各個華人乳癌組織都有著自然的親近感。因此興起，何不促成華人病友團體的相互合作？雖然對於如何開始和能做什麼，我們仍然迷惘困惑，但是那份華人互助的使命感，驅策我們不畏困難，一路前進。

萬事開頭難，好在我們懷抱夢想，透過數次討論逐漸形成共識，終於啟動了聯盟活動。第一屆全球聯盟研習營就獲得超乎預期的熱烈迴響。來自香港、新加坡、馬來西亞、美國紐約、上海、北京等地的代表，共計 100 多人，出席了為期三天的研習會，達成決議：串聯起合作的網路平臺，成立一個全球華人乳癌組織的大聯盟，形成跨地域的支持系統。這便是全球華人乳癌組織聯盟的由來。

2007 年，我有幸被推選為全球華人乳癌組織聯盟第一屆主席。華人乳癌姐妹無論身在何處，都能得到最及時的溫暖與幫助。為此付出很多，我感到人間一遭，此生值得。

近年來，我也背起行囊，獨自上路，圓了年輕時的流浪夢。打包起滿滿的熱情，遊走在各個病友組織之間，傳遞開懷精神與開懷經驗，做一個粉紅大使，不為名，不為利，只為架起一座橋梁，串聯起更多的癌患姐妹組織，讓更多的人獲得更多更好的幫助。

和乳癌成為閨密

關競紅

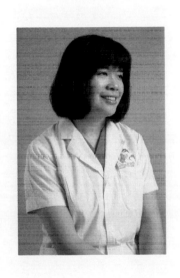

從醫生變成患者，角色轉換之後，更加發現患者是多麼不容易。與癌共舞，也可山高水長。

談癌色變，應該是大多數老百姓的第一反應。畢竟，在樸素的觀念裡，癌症的病程是和生命的長度相關聯的，幸福的人生應該與癌症絕緣，躲還來不及，怎能做上閨密呢？

但事情就這樣發生了，三十年間，經歷四種角色，從毫無防備的突然，到自然而然的坦然，我和乳癌成了閨密。

▶ 初識：媽媽患病，我成了乳癌患者家屬

30多年前，我還在某醫科大學學習，在畢業考試前夕，媽媽病了，她沒有立刻告訴我，直到最後一科考試結束，我才得知情況趕回家，媽媽在一家腫瘤醫院做的乳房根除手術。那一代的老人非常勇敢，或者說，在母親的年齡，對盡可能地切除病灶保全生命的需求，已經遠遠超過是否還能保存女性特徵完好的焦慮，至少，她一直沒有告訴我。這是我第一次近距離面對乳癌，來得突然。今年（2023年），母親83歲了，她是一個活生生的例子，乳癌不是不可對抗的。

▶ 對治：志在攻克，我在某醫院乳房外科做醫生

1993 年大學畢業，我入職某醫院，一直在外科輪轉，後來去一般外科，2004 年細分專業，我定位在乳房外科，那時的乳房外科團隊，還是主任帶著幾位男醫生組成的，我算是當時補充進去的第一位女醫生。這是高頻運轉的 20 年，大家的科學研究力強，我的研究興趣在乳癌淋巴水腫的特殊治理上，這是一個非常精細的領域。由此可窺見，如今乳癌的治療方法是非常豐富的；大家的協同力強，乳房和婦科、內分泌、麻醉、整形外科、營養等多科室都有交叉需求，多科會診聯動機制非常完善；同事們傳承力強，一直有著老教授、大醫生直到住院醫師的查房傳統，365 天天天如此。我跟團隊一起度過了 20 多輪這樣的 365 天，肯定會面對離別，但更多是生的希望，甚至有個患者在術後恢復後，生育了三個子女，堪稱傳奇。作為醫生，有時治癒，常常幫助，總是安慰。

▶ 陪伴：志願服務，創辦粉紅花園志工組織

乳癌和其他癌症很大的不同，在於它和女性身分的關聯太強，手術成功、縫線完美，但是乳房可能沒有了。我們在門診，分給患者的時間只有短短幾分鐘，對於心理支持，卻有些愛莫能助。有感於此，在 2007 年時，主任提議定期舉辦患者聯誼會，為年輕患者、更年期前期患者和老年患者答疑解惑。我主動承擔起了聯誼會的組織工作，患者雅薇百合、護士石納經常幫助出主意，做事情。為了更好地幫助更多的姐妹，2009

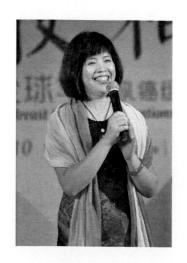

年，我們將聯誼會的服務更新，正式搭起了「粉紅花園」志工平臺，以病房探訪及門診諮詢服務為主，後來又相繼成立合唱團、舞蹈隊、攝影班，還有了兩張原創專輯《生命的禮物》和《粉紅花園我的家》。春秋之旅、青蔥玫瑰等活動也有序展開。2014 年，粉紅花園主辦了第五屆全球華人乳癌病友組織聯盟大會，我是當屆的聯盟主席，這次大會活動，讓來自全球各地的 300 多位醫護患代表留下了深刻印象。

　　粉紅花園自成立以來，一直得到了社工單位和某醫學基金會的大力支持，花園屬於乳房外科，屬於醫院，屬於所有的患者姐妹。

　　如今，粉紅花園已進入 2.0 時代（現代用語，是現在人們對當今社會模式的一種流行時尚語）。自 2020 年年初，為了讓科學防疫與志願服務更好結合，我們將各種社群平臺，用作知識普及宣傳和患者教育，同時重啟花園聊天社群，加強了線上的患者答疑工作；開闢「衣食住行療癒法」，潤物細無聲地提供醫學支持和心靈支持，提供一種陪伴與同行的溫暖氛圍。

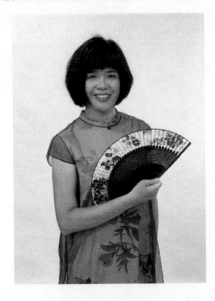
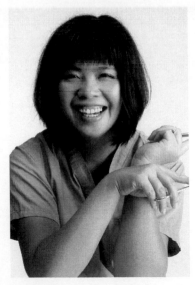

▶ 共生：病了哭了，但身體力行，回歸正常生活

除了家屬、醫生、志工之外，我的另一重身分，是乳癌患者。

2014 年，我從醫生變成了患者，角色轉換之後，更加發現患者是多麼不容易。面對何時手術、如何手術，我也忐忑。感謝好幾位醫生摯友的陪伴，她們甚至感性地對我說，要是不想手術，我們就再等等。當年 4 月，主任親自為我做的手術，病理結果出來，我也哭了，一位醫生從別的手術間隙特意過來看我，為我打氣鼓勵。

另一位醫生為我綁的繃帶，鬆緊適度堪稱完美，以至於術後沒多久，我帶著繃帶就投入了第五屆全球華人乳癌病友組織聯盟大會的籌備工作。大會 8 月召開，確實來不及等我恢復，忙碌讓我暫時忘記了自己的病痛。記得後期有一次查房，主題之一是患者的乳房再造，我第一次在工作的場景中忍不住哭了，一直以來的忙碌，讓我忽視了自己也是同樣議題的適用者。

媽媽一直不知道我生病的事情，丈夫和孩子又因我母親預後的良好狀態得到正能量回饋，視它為一種沒什麼大不了的慢性病，一直沒有將我特殊化。在忙碌的工作之外，我還有著博物館研究、騎自行車等充分滋養自己的愛好，總感覺時間不夠用。

三十年間，經歷四種角色，我和乳癌的關係就像是正常生活中那個知道相互間的祕密，能幫自己正視問題，陪自己勇敢前行的閨密。與癌共舞，也可山高水長。（王皎為關競紅代筆）

為活著的每一天感恩

陸柳梅

流淚谷變泉源之地，且有秋雨之福蓋滿了全谷。

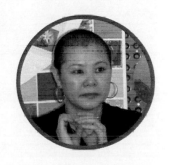

我叫陸柳梅，2006 年我 42 歲，在一次體檢時被確診為乳癌三期，當知道自己得了乳癌的那一刻，真是晴天霹靂，我彷彿像一輛高速運轉的火車被撞擊脫了軌，人生沒有了方向，我無法接受自己得乳癌這個事實。經歷了 17 個年頭的內心波濤洶湧，我逐漸走出陰霾，找到了對生命新的認知與熱愛。

當時被診斷為乳癌，我非常驚慌害怕。因為缺乏相關的知識和資訊，我無從下手，不知道自己的存活率有多高。此外，當時的醫療環境並沒有像現在這樣先進，所以我的情況真心不容樂觀。相比之下，現在的五年存活率已經大大提高，如果當時我有充足的了解和知識，可能情況會更好一些。

隨著漫長而艱辛的化療、放療結束，心靈的衝擊更是接踵而來，有很長一段時間，我不敢照鏡子看自己的傷口，我無法接受失去乳房殘缺的自己。我常常問，為什麼是我？那時，我才剛剛離婚不久，我要獨自撫養一對年幼的兒女，我還能活多久？我害怕要是我死了，我的孩子怎麼辦？我每天以淚洗面，彷彿行走在生離死別之間的「流淚谷」。

人物故事篇

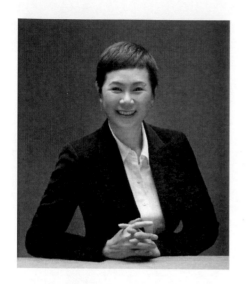

生病前的我喜愛運動，也很注重飲食結構，不抽菸，不喝酒，身體一直都是很好，為什麼得了這種病呢？按照中醫的說法，乳癌是一種情志性的病。反觀自己，我發現乳房下面的那顆「心」的確是傷痕累累，我的心曾經被很多的心結堵住了。我常常被怨恨緊緊地抓住，苦不堪言。我發現，如果不能跟過去告別，去原諒饒恕那曾經傷害我的人，我將永遠活在苦毒、自憐、怨恨裡，即使我的身體得到醫治，我的心靈仍然活在牢籠裡，心沒有被醫治，身體又怎能痊癒？當我了解到這一點，我禱告，求上帝來幫助我，來醫治我。我開始了一段饒恕的路，我饒恕自己沒好好善待自己的身體，我饒恕他人對我的傷害，當我這樣去做了，發現人輕鬆了，好像身上放下很多石頭，我的喜樂回來了。

饒恕是一條治癒自我和與他人關係的出路，也是一條心靈康復之路，喜樂的心是良藥，我形容它是預防復發轉移的最好良方。

在我的康復路上，我非常感恩，遇見一位好醫生，他給了我最好的治療和照顧，同時我得到同是乳癌姐妹的陪伴、關心和支持。

在我康復期間，我認識了一群病友的姐妹們，她們陪伴我，關心我，她們的愛心深深的感動我，我想，等我康復了也要跟她們一樣，成為一名志工，去陪伴其他生病的姐妹。

在相關方面大力幫助下，2011 年，我們成立了粉紅天使癌症病友關愛中心。我們探索了一套病友的身、心、社、靈全人，全家，全程，全體關懷服

為活著的每一天感恩
—— 陸柳梅

務模式，按照患者的需求，提供多樣化服務項目，包括「開懷學苑」、「電話關懷」、「貧困救助」、「音樂療癒」、「一對一的同伴支持」。其他，我們還有龍舟隊、茶藝小組等，豐富病友的生活內容。

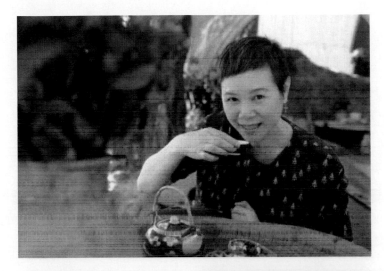

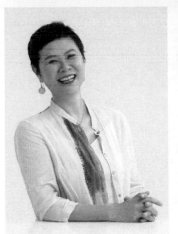
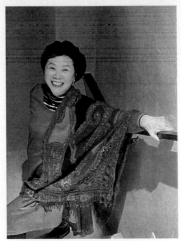

　　2016 年，我們成功舉辦第六屆全球華人乳癌組織聯盟大會。我們的使命是以專業服務提升生命品質，以全人關懷讓乳癌成為祝福。

　　今年是我在康復路上走過的第 17 個年頭，如果有人問我的抗癌經驗，我總結大概就是以下五點：第一配合醫生完成治療，遵醫囑定期服藥和檢查。第二存一顆感恩的心，為活著的每一天來感恩，為身邊每一個人來感恩。第三與自己和好也原諒饒恕別人的過錯。第四保持一顆喜樂的心。當我們可以為身邊的一切來感恩，願意放下自己和別人，我們的生活就會充滿喜樂，喜樂是最好的良藥。第五有意義的過好每一天，成為別人的助力。

　　回顧從生病到全人醫治，到成立粉紅天使關愛中心，這些年來，陪伴過很多乳癌姐妹走過艱難的日子。其實，我自己才是最大的受益者，看到病友們在治療時有很多艱辛和不容易，但她們仍然不放棄，她們的那份堅強、勇敢，深深地激勵著我，她們也在陪伴著我，滋養著我的生命成長，今天我也要給她們這個機會一起加油，一起同行。最後我用聖經這句話做為我對大家的禱告，他們經過「流淚谷」，叫這谷變為泉源之地；且有秋雨之福蓋滿了全谷。祝福癌患姐妹們身體健康、喜樂、平安。

在自我療癒中走向完整

郭健

　　疾病也是一份美好的禮物，它給我一個機會，讓我重生，學會在自我療癒的過程中走向完整。

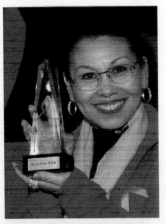

　　我是郭健，從事臨床醫學工作二十年，對乳癌是有一定認知的，我非常明確地知道，乳癌它本身對身體會帶來什麼樣的一些結果，乳癌會有淋巴轉移、骨轉移、腦轉移、肺轉移，甚至還有肝轉移。

　　當我發現自己有淋巴轉移的可能時，當下就知道，只有兩個結果：第一，我會失去一側乳房。第二，如果是重要的臟器轉移，還可能會失去生命。

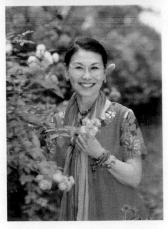

　　當時，我的心態就是要好好的，所以，該治療就治療，該手術就手術。而且對於手術，切除乳房我也是有足夠的心理準備。這個認知就是，我會覺得比較乾脆一些。所以當時拒絕了保乳手術，但是希望能夠保留我的胸大肌。

　　在整個治療過程中，化療是讓我稍微排斥的，我嘗試了 4 次化療，有 2 次沒做，包括放療也沒做。因為化療造成了身心虛弱的狀態，我覺得自己的承受能力已經到了極限。

　　俗話說，禍兮福所倚，福兮禍所伏。在那個時候，我非常示弱地表達需要陪伴，需要愛。所以，在這個時候，我也得到了很多學生和朋友的關愛。這個疾病雖然讓我痛苦，但是我也擁有一個更好的機會，讓更多女性因為我的故事，意識到要愛自己。我還接受了雜誌的邀請，拍了粉紅絲帶公益活動的照片，以此提醒警示更多人關注這個疾病，讓更多女性遠離乳癌。

　　我本身是從事生命關懷教育、身心成長培訓的工作，這個疾病也讓我找到了自己的人生使命，就是透過這個疾病，為自己找到了一份使命。

　　在患病後的 20 年裡，我基本上都是相當高密度高強度地在傳播粉紅絲帶，用這種健康講座和公益講座的方式，呼籲女性要好好善待自己，遠離乳癌，呼籲早預防、早發現、早治療。

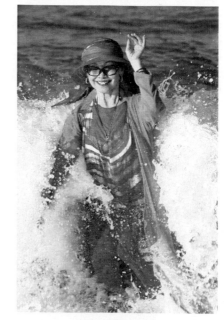

　　我的心態一直十分積極樂觀。手術化療後，最重要的是手臂的康復，練習瑜伽動作對手臂養護、淋巴腫脹的康復有很大的幫助。

　　幾乎每個生病的人都會問自己為什麼會得病，我也曾反省總結過。我 14 歲就當兵，長期洗冷水澡，值夜班，飲食生活完全不健康，性格上又追求完美，比較較真，對自己相當苛刻，賦予了自己非常大的壓力，這些綜合因素，都是得病的原因。

在自我療癒中走向完整
—— 郭健

最初，我得的是乳腺增生，檢查結果是良性的，也曾經做過三次手術。但是，到了更年期50歲的時候，這個腫塊就發展成為惡性。從那之後，我走向了瑜伽，覺悟自我的身心成長之路。

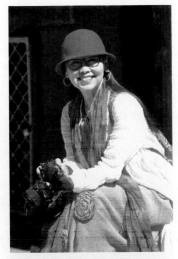

生活上，我增加了很多興趣愛好，除了練習瑜伽，也猛練廚藝，享受美食。我也很喜歡運動。目前，我一天中的大部分時間會放在運動上，每天晨運走路，堅持練習瑜伽，舞動療癒。靜態的有打坐、冥想。運動不僅可以鍛鍊身體，最主要的是能保持陽光般的心態。另外，我也喜歡旅行，享受大自然的美景。我已70歲了，精氣神非常好，體能也非常好，整個生命狀態顯得年輕，精力非常充沛。

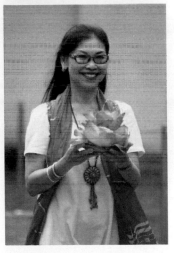

我和「鏗鏘玫瑰戰友團」結緣於公益課程，在幫助別人的過程中，我最大的收穫是這些年一直都在傳播健康，傳播美麗，傳播愛，無論是授課也好，還是健康講座也好。最重要的就是，不斷地做正向的情緒輸出。在輸出過程中，自己也在不斷地學習成長，之後又能收到許多的正回饋。我感覺自己過得非常有意義、有價值感。

未來，我會繼續做自己喜歡做的事，「傳播健康，傳播美麗，傳播愛」是我永遠的使命。活出美好的自己，用生命影響生命。

用優選法選擇生活方式

梁玉珍

我們掌握不了命運，但能掌握自己。當知道生命所剩的時間已經不多時，要用優選法選擇一種適合於自己的生活方式，把餘生過得有滋有味有色彩，不求生命輝煌再現，但求人生無怨無悔。

兒子一把抓過肩上的斜背包，狠狠地摔在地上，接下來是一個38歲男子漢的嚎啕大哭，他無論如何也想不通，高中時最要好的同學就這樣匆匆地走了，年輕的生命戛然而止在人生正當年的37歲，從發病入院到生命終結只有短短的20天。那些日子裡，他日日陪伴在同學身邊，照顧同學，也照顧同學的父母，「癌症末期」幾個字讓他心裡留下深深的刺痛和濃重的陰影。

兒子心裡的痛只能讓他自己去平復，這種時候，誰的勸解都是蒼白無力的。令他意想不到的是，僅僅隔了一週時間，我也被診斷出了癌症。那一瞬間，他頭上的白髮又多了幾縷，高大的身軀一下子顯得有些萎靡，似不堪重負。

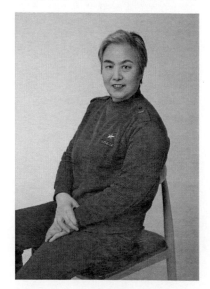

用優選法選擇生活方式
—— 梁玉珍

　　那是 2018 年的春天，正是「草長鶯飛
二月天，拂堤楊柳醉春煙」的大好時光，
明媚的春光下，綠意盎然，萬物生發。我
卻在這個時期，感覺到生命流逝的速度很
快。身上哪個部位都不疼，沒有其他任何
不適，只是覺得渾身上下有一種前所未有
的超級無力感，大腦似乎支配不了我的肢
體，心裡想著要站起來喝口水，身體卻一
動不動，長時間軟綿綿地窩在沙發上；心
裡想著要看看手機，卻手軟得拿不住，總
把手機掉在一邊；那些日子，就連出門晒
個太陽都做不到。

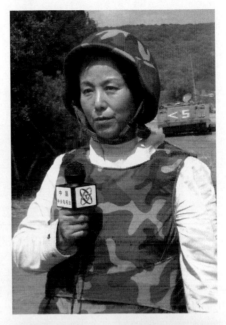

　　連續幾天沒有出門，引起妹妹的注
意，她很不放心過來探問：「姐你最近怎麼
啦？怎麼很少出來？」我回答說：「也不知
怎麼回事，感覺渾身無力，連眼皮都抬不
起來，一躺下就是好半天，手指頭都不想
動一動，感覺生命流逝的速度很快，說不
定哪天一閉上眼就真的睜不開了。」

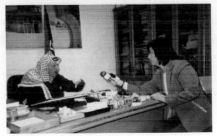

　　3 月 22 日，我到某醫院做年度體檢，做乳房超音波檢查時，那個醫生一
臉嚴肅認真地跟我說：「你，左側乳房長了兩個很不好的東西，今天體檢過
後，你立刻、馬上、一天都不要耽誤，趕緊去找專科醫院再仔細查查，千萬
別耽誤了。」她這話讓我心裡咯噔一下，有了不好的預感。

　　3月 26 日，我到某醫院乳房科看門診，做了乳房攝影，得到相同的結果。27 日兒子幫我掛了一位專家的門診，為的是讓她安排住院。4月 2 日，由主任主刀動了左側乳房切除手術，摘了幾個淋巴。病理結果出來顯示是浸潤性乳癌，還好是二期，離末期還有一段距離。

　　當病理結果還沒出來，醫生還沒給答案的時候，心裡還抱著一絲僥倖，當無情的現實真正擺在面前時，希望完全破滅了，即使我心理再強大，心胸再開闊，這時也同樣情緒低落下來，我是人不是神，其實並不像人們表面看到的那麼堅強。但是無論如何，這道檻必須要邁過去，沒有人能幫上什麼，還是那句話，「腳下的路自己走，肩上的事自己扛」。

　　那年，我孫女剛滿 6 歲，這孩子懂事得讓人心疼。入院前一天晚上跟她一起睡，她反覆問我：「奶奶，你的身體怎麼啦？」她還跟我探討「為什麼有的人生病能治好，有的人生病了治不好？」這個問題對她來說太深奧了，儘管我很耐心地跟她解答，但總覺得她還是似懂非懂。熄燈前兒媳問孩子：「不是說好的去歡樂谷嗎？明天你還去不去？」歡樂谷是這孩子平時最喜歡去的地方。有一次，她竟然一週去了三次都沒玩過癮。這次孩子卻說：「我不去歡樂谷了，我要在家多陪陪奶奶。」一句話，賺下了我的眼淚。

　　作為一名戰地記者，馳騁中東動亂地區十年，我沒有被機槍掃射嚇到，沒有在飛彈襲擊下恐懼，見證過戰爭、暴亂、空難、地震等多種人間災難，目睹過數不清死亡後的人體殘骸。曾經英勇無畏的我，曾經被稱為「中東鐵娘子」的我，在感覺到自己生命跡象很快流逝的時候，在住院的前一天，由孫女的一句話帶出了心裡一種叫做「悲涼」的情緒。

用優選法選擇生活方式
—— 梁玉珍

我的一生命運多舛，在我生長的每一個階段，都被多種疾病纏身，從小到大還遭受過好幾次意外傷病。駐外 10 年間，我更是經歷了和平年代裡常人很難遇到的戰爭和動亂，並且多次遭遇意外險情；56 歲時去戰地採訪，遭遇嚴重車禍而因公致殘；65 歲這年，又罹患乳癌。還好，無論怎樣，我都能大難不死，能夠化險為夷，一直堅韌地活著，就像一棵小草，看起來柔弱嬌小，卻有著頑強的生命力，用自己堅韌不拔的毅力詮釋著生命的意義。

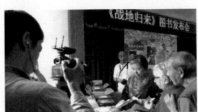

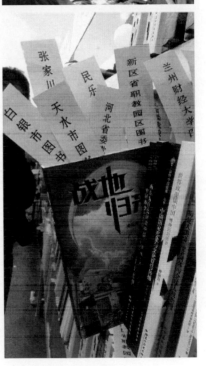

在術後化療期間，因為我是嚴重過敏體質，本該使用的幾種化療藥物我都不能用，醫生下了很大工夫，反覆研究我的治療用藥方案，即使這樣，還是發生幾次過敏。化療期間，不知是哪種藥物傷害了胰臟，自此又戴上了糖尿病的帽子。

在這個世界上，有不少人因為各式各樣的原因被判處死刑，我從一出生就被醫生判了死刑說「這個孩子活不了」。然而，胎齡不足 7 個月，體重只有一公斤的我活到了 70 歲。人的生命有長有短，歲月匆匆而過，當我知道自己所剩的時間已經不多時，該如何面對死亡？面對那些剩餘的日子呢？我的想法是無論遇到什麼樣的災難，無論自己處於什麼樣的境地，都不會讓自己沉淪，而是勇敢面對現實，瀟灑面對死亡

的陰影，用優選法選擇一種適合於自己的方式去生活。

　　就此，我一邊調養身體，一邊靜心寫作，完成了 24 萬字的《戰地歸來》這本書。術後 5 年來，我把生活過得有滋有味有色彩，讓生命的意義在磨難中不斷昇華。此生不求生命輝煌再現，但求人生無怨無悔。

　　災難和機遇往往會同時存在，所有的磨難在將我陷於萬劫不復的深淵時，同樣也給了我人生歷練的機遇和豐富的人生經驗，讓我有勇氣承擔大災大難帶來的嚴重後果。多災多難的人生經歷，也讓我對人的生老病死看得相當透澈。我知道，自己能夠活到現在，是我人生的奇蹟。所以，既然我還活著，就會把生命中的每一天都看成是賺到的，讓自己活得更明白，更有意義。

春天的燕子

宋春燕

　　良好的心態，快樂的心情是治癒所有疾病的良藥，我要為不幸的姐妹們燃起希望，照亮前行的方向。

　　我有好多名字。姐妹們喊我大美麗、小美麗、美麗姐、美麗妹、美麗人生。媽媽說我是丐幫幫主，還有人管我叫「驕情」。其實，我是一名正在治療中的末期乳癌患者，癌齡已有5年，不久前與眾多姐妹一起，過完5歲重生日。我今年54週歲，在我出生時正逢春暖花開時節，因為愛哭鬧，父母說像一隻嘰嘰喳喳的小燕子，便有了宋春燕這個名字。

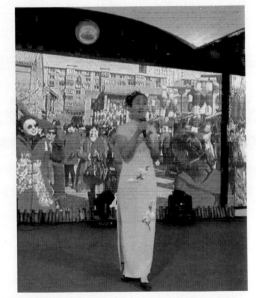

　　我的性格豪爽，快言快語。在生活中享受甜蜜，工作中有充實感，成就感，忙忙碌碌中，不知不覺步入了中年。雖然覺得自己依舊年輕，依舊精力旺盛，疾病卻不請自來。2017年8月，我發現左乳房上長了個小腫物，本以為無關緊要，閒聊之中告知了家人，家人非常重視，便開始了就醫過程。幾經檢查得知是惡性腫瘤乳癌，需

要盡快手術治療。雖有些吃驚，卻並沒有慌張，反而安慰痛哭中的家人，感覺自己像個久經沙場的戰士。確實也是個老戰士，十年前，我便是醫院的常客，先後切除了卵巢和子宮，又因腸阻塞多次入院急救。十年的平靜生活再次被打破，心裡是五味雜陳。

　　手術切除了整個左乳，術後換藥時，我眼望天花板，不忍看自己的身體。隨著時間的推移，在內心的驅使下，還是從換藥室玻璃的反光中，看到了自己殘缺的身體，眼淚瞬間湧出，我咬牙克制著。奇怪的是，當時我卻在想，這些可憐的醫生和護士，她們天天看著這些殘缺的軀體，該是多麼的殘酷，心理陰影得有多大。

　　術後的化療不言而喻相當痛苦，我艱難地熬著。為了適應脫髮造成的心理壓力，我在術前剪掉了長髮，之後又剃了光頭。我沒有因脫髮而哭泣，反而告訴我的病友說：「光頭多好啊！這才知道男人為什麼愛剃短髮和光頭了」，逗得病友哈哈大笑。

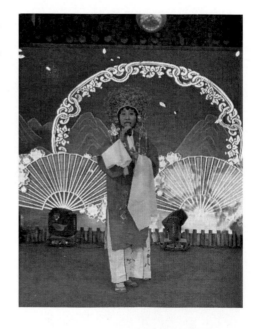

　　化療是痛苦的，標靶藥是昂貴的，為了存活，沒有其他選擇。所幸有親人的關愛溫暖著我，想方設法減輕我的痛苦。因為不思飲食，我白血球過低，差點出風險。

　　在漫長的治療過程中，結識了很多病友，我用自己的經歷和所學所見，跟病友互幫互助，幫助那些迷茫無助、痛苦掙扎的病友，舒緩她們的精神壓

春天的燕子
—— 宋春燕

力，安撫她們的緊張情緒，讓她們逐漸從心理上接受現實，不再慌張不再憂鬱，重新昂起頭，迎接挑戰、迎接新生活。化療加標靶治療終於結束了。我想按自己的意願好好活一回，機緣巧合，無意中參加了一次舞蹈課學習，認識了某腫瘤醫院的主任。一句試探性建議成就了我人生中第一次精彩，籌辦了一場精彩聯歡會 —— 2019 年新春醫患聯歡會。這次活動中，我結識了金鳳娟這個大美妞，從此開啟了別樣人生。

2019 年新春剛過，我又不幸中彩，病情有了進展，標靶藥抗藥了。只有 10% 轉移的機率下，我沒有逃得過去，於是開始了新的治療，雖然感覺有點不幸，但情況並不是很糟糕，新藥的上市為我帶來了福音。雖然不知道何時能完全康復，漫長的藥物化療何時能結束，但只要能讓我見到明天的太陽，我依舊陽光燦爛迎接生活。

在眾多病友建議下，我和搭檔金鳳娟成立了「吃喝玩樂遊＊向快樂出發群組」，建群組第一天，群組成員迅速過百。我知道這是大家的信任和支持。

第一次線下群組活動是洗浴。我要讓那些不敢走進公共浴池的病友看看，雖然我們身體有殘缺，但我們的精神和心理上沒有殘缺。第二次群組活動是北陵公園患友大聚會。50 多名病友在一起唱歌跳舞，一起學習交流，玩得開心快樂。第三次群組活動是長白島森林公園大型聯誼活動，有百餘人參與，場面熱烈。姐妹們高唱群歌，熱情澎湃。20 多個文藝節目新穎別致。

在這個溫暖的群組大家庭裡，各地病友互相關心，互相安慰，無私地奉獻自己的力量，她們主動提出，願意協助我，義務地為大家教授跳舞、走秀、游泳、瑜伽，手工藝製作等，目前，我們的各種學習小課堂都已常規化。

如今，我們已舉辦多場大型聯誼、慶生、患者學習教育等活動。用我們

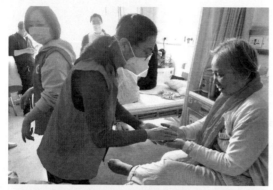

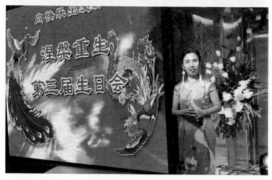

積極陽光的心態、飽滿的熱情，感染更多病友，鼓勵她們走出家門，走出陰霾。我們建立了自己的社群帳號，更全面地傳遞正能量，讓飽受病痛折磨的姐妹，重拾生活的勇氣開心生活。

由於疫情的原因，我又成立了志工團隊，幫助患者順利、有序地就醫，積極地為患友做心理輔導。心理輔導與安撫作用往往大於藥物治療。溫暖的話語，正確的指導，給予正處於迷茫中的患者很大幫助。

與此同時，我受邀接管了某腫瘤醫院乳房內科所有的患者群組。作為群組管理員，第一時間與那些情緒崩潰、需要救助的患者接觸交流，為她們解答問題。一次，有位患者在複查中查出了癌轉移，身在異地的她情緒崩潰，甚至有輕生的傾向。我在安撫輔導的同時，積極為她聯絡醫生，使她及時得以治療，重燃生的希望。

受疫情影響，線下活動很難進行。我們就在群組裡舉辦線上患教活動，利用雲端會議平臺，聯合某腫瘤醫院內科全體醫生，每週為患者開辦線上患教活動，線上答疑解惑，利用便捷的網路，使群組裡所有患友能及時解除心中的疑惑。雲端會議患教課至今仍在繼續，它既是患者教育課堂，也能為患者解決實際問題。

春天的燕子
—— 宋春燕

　　幫助患友是我的快樂，舉辦小活動，即鍛鍊身體又陶冶情操。我學會了唱京劇，寫意牡丹畫，還學會了跳古典舞，感覺自己正在做著一件件非常有意義的事情。我要讓所有的姐妹都活得像我在網路上的暱稱一樣，擁有一個美麗的人生！

　　我，宋春燕，送來春天的小燕子。疫情消散，春天來了，我們群組的活動又逐一舉辦起來，今年我和我的團隊依舊要為5歲癌齡及5年以上寶寶們，舉辦一年一度的大型生日聯誼會。良好的心態、快樂的心情是治癒所有疾病的良藥，我要為不幸的姐妹們燃起希望，照亮前行的方向。

我是幸運者

李胡胡

　　這些痛苦讓我成了幸運者，我可以理解未知事情的發生與到來，也許在我生活中遇到的一些沒有答案的事件，其實早早就有了答案。

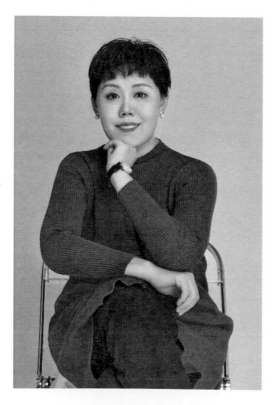

　　2013 年，我 43 歲時被確診得了乳癌，經過 4 年的治療，經歷多次大小手術，化放療達 35 次之多。治療時間不僅漫長，而且是對身心的極大折磨。一系列的檢查、化驗、照片子、複檢對家人也是驚心動魄的考驗。母親實在受不了等待結果時心裡的那種忐忑不安，在我就診第四年，她心臟病突發，好在搶救及時，現在還能陪著我與「病魔共舞」。

　　所以，癌症患者承受的是身體的捶打，患者家屬經歷的是心靈的磋磨。

我是幸運者
—— 李胡胡

　　病情穩定後，2017 年，我公司突然遭遇到經營風險，公司發展停滯，業務一落千丈，甚至發生了金融機構擠兌的現象。當時我非常慌張和茫然，一下子有了天塌地陷的感覺，人暴瘦了十多斤，幾乎都憂鬱了。周圍排山倒海的指責和埋怨聲讓我手足無措，所有的解釋都蒼白無力，公司何以為繼的現實問題讓我感受到龐大壓力。我心有怨氣，老天爺對我太不公平了，先摧毀我的身體，身體剛有所好轉，又猝不及防摧毀我的事業，我到底做了什麼惡事，一次次遭到老天爺如此重創？這是為什麼？媽媽反而很平靜，她對我說：「人享多少福受多少難，都是有定數的，有些人是前半輩子把福享完了，後半輩子就是受苦。」聽了此話，我醍醐灌頂，一下子警醒過來。人們都喜好甜食，但苦的食品也要去品嘗。

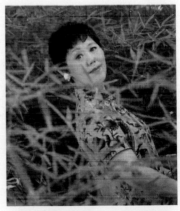

　　我快速整理好情緒，以新的人生姿態奔赴職場，帶著一種大俠心態「重出江湖」，重新充電學習，重新熟悉工作內容，重新打造市場，親自參與金融機構以及投資機構的談判，以真誠務實的態度贏得他們的和解。我以一個女性管理者身分，出現在公司的上下游經銷商面前，他們起初對我懷有質疑，但既然我能接受病魔對我發起的挑戰，那些不實的言論和偏見對我來說也就無所謂了。我迎頭接觸最為挑剔的經銷商，悉心聽取他們的意見建議，以實際行動雷厲風行地改進專案的短處，發揮技術服務的優勢，很快我便重新贏得了各位商家的信任和讚許。

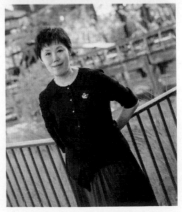

　　公司和我本人一樣，經過一段時間的療傷，經營秩序慢慢地恢復了正常，公司的員工、股東、投資人就像身體的各個器官，又開始起死回生般地凝聚在一起，按部就班地開始運轉，在自身產業領域深耕細作，又信心滿滿地進入了產業領頭位置。如果把重新崛起的公司比喻成一個人，那麼他就像我一樣，完全蛻變成了一位積極進取的「大女主角」模樣。

　　最近，有家財經主流媒體想對我進行一次採訪，他們覺得我的勵精圖治，尤其在疫情期間，多數企業不景氣的大環境下，我的公司卻能鳳凰涅槃，這個經歷帶有傳奇性。但我婉言謝絕了他們的好意，不願為自己做宣傳。這並不是我傲嬌擺架子，而是另有想法。當時那位記者問我一個問題：「身體疾病的折磨，事業突跌的谷底，是不是讓你很痛苦，你是如何堅持過來的？」想了許久，我回答說：「這些痛苦讓我成了幸運者，我可以理解未知事情的發生與到來，既然我是幸運者，也許在我生活中遇到的一些沒有答案的事件，其實早早就有了答案，那麼就沒有必要對一位幸運者進行採訪。」

相信生命的意義

杜慶潔

　　奇事常常有，戰場處處是。如何看待自己念在哪裡，是一念天堂，享受當下獨屬於我的風景，還是一念地獄，備受煎熬之苦。全憑自己選擇。

　　信生命的意義，才有愛的力量，心中才有盼望。2013 年 6 月，當時我 37 歲，正忙碌著籌備 8 月即將舉辦的國際瑜伽大會。在試穿大會服裝時，無意中摸到一個腫塊，作為剛結束哺乳期不久的媽媽，我瞬間警覺起來，第二天就帶著一絲擔憂到北京世紀壇醫院做了超音波，透過醫生緊鎖的眉頭，我意識到情況不妙，一絲陰雲覆上心頭。

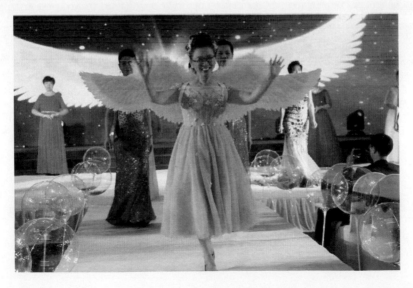

　　果然，醫生安排我做穿刺，在等待結果難熬的三天裡，我無數次祈禱著不要出現壞消息。我擁有著一個溫馨幸福的家庭和熱愛的工作，孩子才剛 1 歲，他需要媽媽的陪伴與呵護。然而，命運並沒有眷顧我，6 月 9 日我被確診了浸潤性乳癌，第一次遭到突如其來的暴風驟雨，一時間讓我手足無措。

　　刮骨療傷，用淚水澆築生命之花。看著懵懂的孩子，我堅定了治療的信心，當時心裡只有一個念頭，那就是我得陪著孩子，哪怕多陪他 5 年、10 年或是 15 年，那麼我就能看著他長大成人。8 月的瑜伽大會籌備工作正如火如荼地進行中，手邊的工作無人接替，我只能邊治療邊工作。

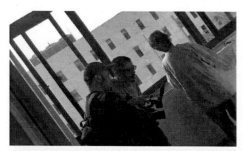

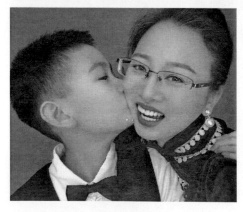

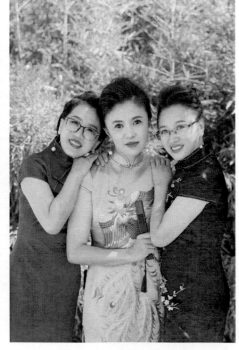

相信生命的意義
—— 杜慶潔

　　醫生給出的治療方案是先化療再手術，然而在堅持化療兩次以後，腫瘤卻沒有明顯變小。於是 2013 年 7 月 22 日，我被推進了手術室，那是我終生難忘的結婚紀念日。術後做完病理報告是內分泌型浸潤性乳癌，II 期激素受體陽性。

　　術後躺在病床上，上半身活動不便，孩子一次又一次踉踉蹌蹌地爬到我身邊，看著年幼孩子婆娑的淚眼，我卻無法擁抱他。我無比眷戀這一切，希望能用這次手術換取未來對孩子日日夜夜的陪伴。

　　瑜伽大會後，我不再工作而是全心投入治療，但手術的傷口久久不能癒合，疼痛讓我夜夜難寐。醫生採取的方法是挖膿、刮骨、去除腐肉重新上藥、刮掉再上藥，每天這樣循環反覆……傷口癒合足足用了兩個多月時間，我對拿著手術刀的醫生產生了恐懼心理。儘管流過無數次眼淚，但看著幼小的兒子，我還是咬著牙堅持下來，接下來，挺過了 8 次化療和 30 次放療，歷時 9 個月，才完成了所有治療。

　　進行第一次化療時，我聽說會掉頭髮，就把長髮提前剪成了平頭。美是美不了，為了我 1 歲的兒子，我要陪他長大成人，頭髮算什麼呢？雖然做好了心理準備，但是，當第二次化療結束，伸手就抓掉一大把頭髮時，心理是崩潰的，那滋味，只有經歷過的我們才能共感和了解。心一橫，腳一跺，乾脆來個長痛不如短痛的了結，含著淚把頭髮全部剃掉，成為「光頭俠」。

　　出院後戴了假髮，可誰能告訴我，為什麼我的頭皮會過敏，會引起毛囊炎，滿腦袋都是紅彤彤的小紅包。朋友看到我說：「你這也太驚人了吧！」無奈之下，只能開啟我的光頭行走之旅。

　　旅行一：演員。第三次化療後，我去某地出差，出了火車站，搭車前往飯店。計程車司機見到我的瞬間，眼睛睜得很大，我看到他一直憋著，欲言又止的樣子，很難受。我就說，你想問什麼就問吧。他一下子變得不好意思起來，就問：「你是演員嗎？你來演戲的嗎？演的是尼姑嗎？演什麼寺廟的

人物故事篇

故事？」我被他問笑了。看來我的精神狀態不錯，在他看來，應該長得也可以，否則為什麼能當演員呢？自此開啟了瘋狂自戀模式，增強了自信，變好的。

　　旅行二：撞牆。我感覺自己狀況還不錯，決定去公司完成未完成的工作，不能因我而影響進度，正當我快要走進公司大樓大門時，陽光很溫暖，照在我的臉上、光頭上，我感覺自己渾身都在發光，很享受那一刻的心情。就在我獨自享受的時候，突然看到一位年長的女士，把手裡推的嬰兒車竟直接撞牆了，孩子受了驚嚇大哭。我趕緊跑過去問：「孩子沒事吧？」她有點尷尬地說：「不好意思，剛剛看你走過來，很好奇，看走神了。」我笑笑說：「沒事，注意孩子的安全就好。」當我轉身的那一刻，心裡百感交集，不知想哭還是想笑，有種我不殺伯仁，伯仁卻因我而死的感觸。

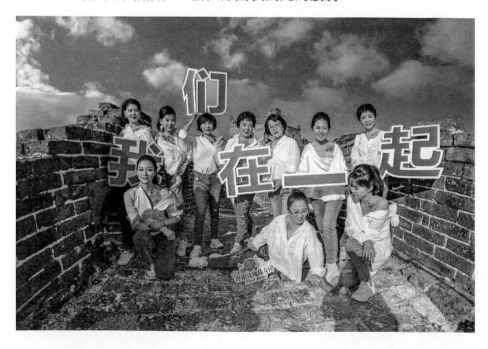

　　旅行三：捷運。每當坐捷運時，心裡都感到為難，因我的左側是手術患側，右側裝著點滴針管，兩隻手臂都無法抓緊扶手，身體還經常不舒服，如果能找個靠著的地方靠著會好一些，但事情往往不遂心願。

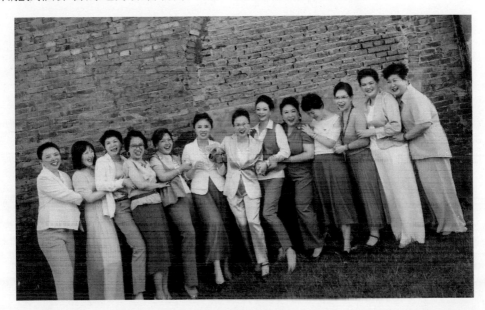

　　有時會在心裡想：為什麼大家看不到我的光頭呢？為什麼看不出來我是患者呢？為什麼不能對我讓個座呢？但是轉念又想：嗯，看來我不像患者，大家並不覺得我有病，不需要特別對待和照顧。自己不感覺自己有病，別人同樣不會特別注意你，於是光頭的我便釋然了。

　　治療初期，我便意識到乳癌對女性帶來的災難有多大，乳癌患者的心理陰影有多重，為呼籲全社會女性增強自我防範意識，關注乳癌患者的身心康復，幫助更多患者姐妹做一些事情，我帶頭成立了「鏗鏘玫瑰戰友團」。隨後，相繼成立了鏗鏘玫瑰藝術團，其中有模特兒隊、合唱團、舞蹈隊、夏威夷呼拉漫舞隊、樂器隊、瑜伽隊和國術隊。目前已有註冊會員近 3,000 人，

常委 19 人，各產業專家顧問 50 人。

2015 年，守護天使志工服務隊成立，現有志工 60 多人。天使隊進行病房探訪和門診諮詢，為新病友進行心理輔導等服務，8 年來，探訪 6,000 多人次。2021 年度，獲得「最佳志工服務項目」榮譽證書。

2019 年，鏗鏘玫瑰健康服務站成立，在社會各界的支持和幫助下，我們走進社群企業，進行乳癌預防的大型公益衛教活動，至今已經講課 20 場，大小活動共計 260 場次。

三年疫情期間，難於像往常一樣做公益活動，我便帶領大家做了很多線上活動，找到很多大家能靜下心來做，但平時又不注意的樂事，發現生活中的美好，轉移注意力，放鬆心態，姐妹們都能積極參與。我還聯合 8 位專家，為患者進行線上健康講座，從心理、病理運動，做好在家期間自身的健康管理工作。線上活動效果雖好，但總不如線下活動來得親切，戰友們一直期待著線下相聚的那一天。今年 4 月，我們恢復了守護天使志工服務隊的職前培訓。緊接著，恢復了守護天使志工服務隊病房探訪和門診值班服務。能夠幫助到更多的患者，天使姐妹們樂此不疲。

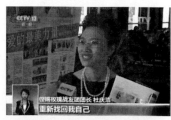

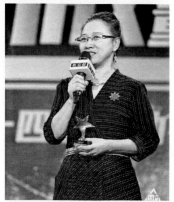

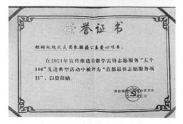

十年來，「鏗鏘玫瑰戰友團」的作為得到了社會廣泛認可，多家媒體報導高達 1,800 多次。我們還參與了電視節目、電視新聞特別報導，

以及幾家地方電視臺節目的錄製和播出。此外，為癌症協會拍攝 2 部乳癌防治紀錄片。

「鏗鏘玫瑰戰友團」的故事於 2020 年 10 月 14 日收錄到學習平臺，點閱量達 16 萬。2020 年 8 月，我獲得某報 2020 第十四屆感動社群人物金獎。

擁有愛的力量，便有了十年來的相互守護，感謝先生及家人對我默默的支持。愛的力量是偉大的，團隊的力量是偉大的，我和姐妹們一步一個腳印地走了十年，創造了奇蹟。在這個大家庭裡，姐妹們有著共同的經歷，共同的體會。大家互相取暖，共同迎接重生，我們一起加油，會讓每個病友都活得更好，活出自己認可的精彩人生。

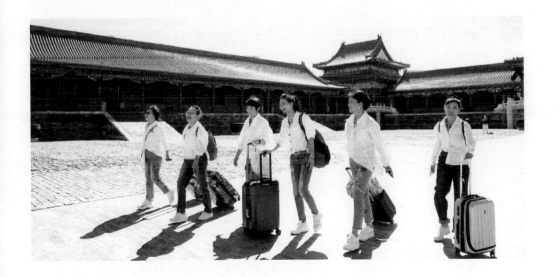

走出自殺意念互相取暖

丁春賢

　　所有剩下的時間全是賺的，擺脫了癌症對心理上的恐懼，就有了對健康快樂生活的憧憬和期盼。

　　我是丁春賢，今年63歲，算下來到今年的癌齡正好10年，2013年6月，我來到了某醫院，被確診為乳癌並完成了8次化療。

　　癌症這兩個字的重量可想而知，從確診到開始治療，當時我的心情真的是糟糕透頂，對於未來的日子也十分渺茫，不知道要怎麼面對，最難過的時候甚至想過和同病相憐的病友一起跳樓自殺。化療過程也實在不好受，它會對自身各個方面造成影響，身體、心理⋯⋯對於我，尤其是嗅覺，對什麼氣味都敏感且討厭，聞不了一丁點刺激性的氣味，因為生病導致脾氣也不好，對別人說話也沒輕沒重，打掃的人進病房整理，對拎著的拖把那味道聞不了，我就直接把人家轟出去了，現在想想還挺不好意思的。還記得當時我在這個病

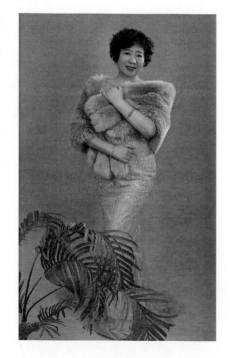

走出自殺意念互相取暖
—— 丁春賢

房還發生了個小插曲，因為不想聞到那些氣味，我就在自己鼻子裡插了兩根黃瓜條，大家看到後都不明所以，就覺得挺有趣，也算是自己苦中作樂吧。那時候整個病房的氣氛都是昏昏沉沉的，病友們的情緒也都很差。

在醫院治療期間我認識了杜慶潔，也就是我們「鏗鏘玫瑰戰友團」的團長，她也是乳癌患者，我倆在同一間病房，在我情緒非常低落的時候，她花了整夜的工夫，苦口婆心地教誨我、安慰我，在精神上給了我很大的鼓勵，讓我擺脫了對癌症的恐懼並重新燃燒起對生活的希望。

確診時我 50 多歲，小杜才 30 多歲，記憶很深的是她跟我說的一段話，她說我們倆相比，我大她的這二十多歲就比她多健康了 20 多年，她的兒子才一歲，而我兒子都已經結婚成家，我現在可以無所顧忌地活著，而她還有那麼大的負擔在那裡，她都能夠這樣一往無前地活著，我有什麼想不開呢？我所有剩下的時間全是賺的。聽完我突然覺得像有一個點，穿透這個點就全想通了，就在那晚感覺一下就都釋懷了。不得不說，小杜給予了我精神上極大的幫助，讓我逐漸擺脫了癌症對心理上的恐懼，讓我對健康快樂生活有了憧憬和期盼。

也是在一次閒聊中，我不經意間說了一句：「你把我都說活了，你要是能把姐妹們組織起來一起面對病痛那該多好啊！」沒想到小杜居然真的就成立起了「鏗鏘玫瑰戰友團」，團裡都是和我們同樣有乳癌的患者。說實話，當時的我並不是很懂要做些什麼，但我深知大家有一點都是一樣的，那就是在有了疾病的痛苦之後，內心很無助，我們更需要的是一個「家」，每個人都想在這個「家」裡得到溫暖，得到陪伴。

回憶當初，那時有小杜、馬姐、李姐、杜姐，還有好多好姐妹，我現在無法一一叫出名字，大家晚飯後就相約在病房走廊的盡頭舉辦唱歌活動，各

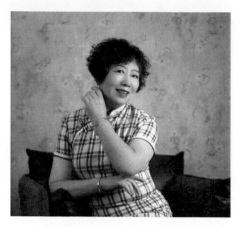

自在小紙條上記滿了歌詞，有模有樣地就那樣唱著，一起替自己的生活增添些盼頭和樂趣。在病痛籠罩的病房中，邀集大家一起唱歌跳舞，當把精力放到學習唱歌上，就能暫時忘記痛苦，重新找到生活的樂趣，哪怕短暫也覺得難得且珍貴，那些情景我現在依然感覺都挺難忘的。

　　起初這些姐妹都是情緒特別低落的，覺得前途渺茫，無望無光，後來我們在一起相互鼓勵、互相激勵，心情開朗了，慢慢也把這疾病看淡一些了。大家在一起彷彿有談不完的話，互相取暖，我們要為健康美好的生活而不懈努力，擁抱自信，擁抱健康，擁抱新生活！現在每一位團隊成員依然都在不斷地努力，互相支持幫助，共同堅持不懈，我為這群「戰友」們驕傲！

　　後來在團長的努力下，我們又成立了「鏗鏘玫瑰戰友團」守護天使隊，以便我們可以更好地給予患者姐妹們鼓勵和開導，我也都積極參加了。那時我沒事就站在病區微波爐旁，看到有剛生病情緒低落的姐妹，就用自己的親身經歷和感受去開導她，把曾經的那種心情說出去後，看到她們因為我的鼓勵產生笑容時，我更加堅定了對未來美好生活的信心，能夠去幫助別人，我感覺像是肩負起了一份責任，找到了自己的價值，我的心也更加溫暖，成了一個更堅強的人。

　　後來我們還成立了「鏗鏘玫瑰戰友團」模特兒隊，由我來擔任隊長，我們的生活真是越來越豐富多彩。生病是我們無法選擇的，但放棄消極、轉變心態，和「鏗鏘玫瑰戰友團」姐妹們一起積極面對，反而收穫了更多更好的東西，這或許也是一種因禍得福吧。

走出自殺意念互相取暖
—— 丁春賢

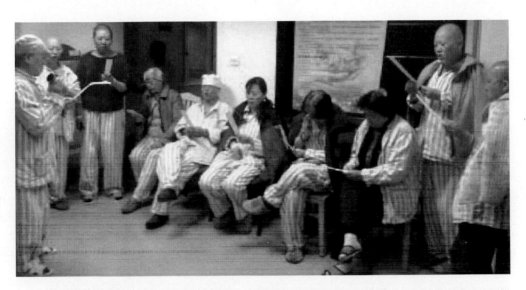

　　「鏗鏘玫瑰戰友團」就是這樣一個溫暖又強大的大家庭，就像溫暖的港灣一樣可以隨時接納我們疲憊的靈魂。我們的故事才剛剛開始，要帶給更多乳癌患者們勇氣，希望把這群擁有著鏗鏘玫瑰之心的戰友們帶給大家，讓大家知道，所有人都能開創屬於自己的夢想，也要讓更多的姐妹們能安心、安逸地活下去。

　　我們是一個「特別族群」，每個成員都是乳癌患者，但也就像玫瑰一樣經歷著成長、凋零、重生的歷程，我們雖然遭受傷痛，但依然能有新生，也有讓生命再次綻放的力量。

　　我喜歡這樣的一群人，喜歡我們的這種堅持和永不放棄的精神，當我們擁有這種精神時，就會越來越有能量，正是這樣強大的決心和能量，把我們連接在了一起。每個人都不僅為了自己，也為了彼此，每個人都有著不一樣的痛苦，卻也有著同樣溫暖的友誼，我們之間不僅擁有共同的夢想，更有共同的堅韌，可以說，這支鏗鏘玫瑰戰友團，實實在在地站起來了，鼓舞了許多人。

人物故事篇

在乳癌康復的旅途中，我克服了無盡的苦難，也懂得了怎樣珍惜當下的每一份陽光。相信未來需要的不僅是勇氣，更要有一顆滿懷希望的心。在「鏗鏘玫瑰戰友團」的幾年裡，我的心情每天都是很愉快的，在這裡我更深刻地懂得了生命價值的重要性，也收穫了幸福的滋味。

用全身心奏響生命的凱歌

劉和洪

經歷了病痛，與死亡擦肩而過的我們，終於學會了怎樣豁達地與命運相處。走在坎坷的路上，卻仍邁著堅定的步伐，這就是重生者的步伐。

秋風退，北風吹，只盼春風醉。雪花飛，樹枝頹，只盼春芽翠。人生無常但望不亡。

2009 年 8 月 18 日，非常晴朗的一天，藍藍的天上沒有一絲雲彩，而就是在這樣美好的一天，我在公司的例行體檢中被診斷罹患乳癌。

手術、化療、放療，嚴重嘔吐、強烈骨髓抑制、白血球持續低迷，讓我倍受折磨，但我覺得更加難以忍受的是精神上的創傷。

「高樓春晝獨驚心，白日閒雲亦自陰。風雨催花花已盡，漢城新綠亂鳴禽」。我不知道該怎樣去面對今後的每一天，我時常在想，有沒有一種方法，能夠讓我盡快地擺脫這一切，哪怕是死亡。

在完成醫院全部常規治療一年後，我重新回到了曾熱愛和為之奮鬥的工作職位，但一切已變得物是人非。周圍人投向我的異樣的目光，還有我無法完成任何工作的狀態，這些比疾病本身更加令我絕望。

一個週二的下午，我照例來到醫院找醫師複診。我情緒異常低落地坐在醫院走廊裡發著呆，根本沒有覺察到此時已經輕輕地走到我身邊的主任醫師。主任醫師低下頭，關切地問我是不是哪裡不舒服了？有沒有感冒？有沒

有發燒？在得到了我說「沒有」的肯定回答後，她拍了拍我的肩，急匆匆地朝診室走去，她的身後跟著上午沒有看完的一隊患者，還有幫她提著便當的學生。

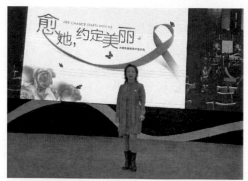

那一刻，很少流淚的我，熱淚盈眶，我突然覺得好內疚，好內疚啊！

我的醫師們、家人們、好友們，她們都在拚盡全力救治著我，幫助著我，為我無私地付出著，而作為疾病主角的我，卻在這裡自怨自艾，顧影自憐，無動於衷！我終於意識到了走過死亡的我，生命早已經不僅僅屬於自己了！

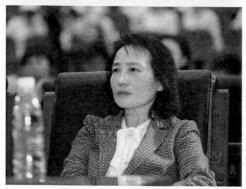

主任醫師在每次健康衛教時都會講到，「起居有常，飲食有節，恬淡虛無，精神內守，強身健體，增添活力」這 24 個字。我開始試著實踐這 24 個字，除了從飲食起居上進行調節外，我走進健身房開始鍛鍊，這一練至今已經有 13 年。健身逐漸成為我生活的一部分，也讓我擺脫掉了臃腫的身材，人也變得快樂起來。

春聽鳥聲夏聽蟬。當我靜下心來，才能聆聽到這世界最美的聲音。從小我就愛好寫作，我重新拾起了手中的筆，開始寫我的詩和小說，開始去描繪世間的美好。寫作充實了我的業餘生活，也讓我沒時間再去胡思亂想自己的病了。

用全身心奏響生命的凱歌
—— 劉和洪

　　2014 年 4 月，我的第一本小說《生命是何等的美麗》正式出版了。帶著剛剛印刷出來，還帶著油墨香的書，我來到醫院，找到了我的主任醫師，對她說：「主任，五年了，在您細心的治療下，看著我在您身邊一天一天地康復著，是不是會有些小小的感動呀？今天可不可以再為我有些小小的驕傲？我的小說正式出版了，今天作為禮物送給您，我想對您說您所救助過的生命，它們會重新閃爍出耀眼的光芒，會回報給您無比的驕傲和自豪。謝謝您用精湛的醫術挽救了我的生命，更感謝您用高尚的品德一直感染著我，讓我在經歷了這麼多苦難後，今天依舊可以如此陽光、如此快樂、如此堅定地站在這裡，我也好想讓您為了今天的我而感到欣慰和驕傲。」

　　「沉舟側畔千帆過，病樹前頭萬木春」。經歷了病痛，與死亡擦肩而過的我們，終於學會了怎樣豁達地與命運相處。走在坎坷的路上，卻仍邁著堅定的步伐，這就是重生者的步伐。而作為重生者的我知道，我的今天是醫學前輩、醫學科學家們與侵害人類的疾病進行浴血奮戰和無私奉獻換來的，我身上也有了一種責任，就是要將我得到的大愛傳遞下去。

　　我加入了患者團體中，去幫助像曾經的我一樣身處絕境的姐妹們，為她們解心結，舉辦患者活動，介紹康復經驗。她們也在患者團體中找回了快樂的自己。

　　今後我將會竭盡所能，努力工作，去和我的主任醫師並肩作戰，去幫助更多的病友早日回歸到正常的生活狀態，樹立信心，不畏病痛，重塑健康，一起用全副身心去奏響生命的凱歌！

　　春已至，勃勃生機。天已亮，陽光燦爛。

認真反思從中獲益

馬泰

人生本來就是一場未知的旅行，有喜有悲，有樂有苦，要把經歷的滄桑故事化成前行的力量。

在 2004 年以前，40 歲的我正是對生活充滿憧憬的好年華，上天賜予我一個美滿和諧的家庭，和大多普通人一樣，我們過得幸福安寧，生活充滿了陽光。事業上，我有一份穩定的工作。但一紙診斷書，改變了我人生的軌跡。

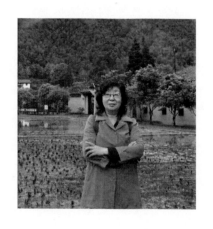

患病初期，每當深夜，我都陷入在深深的恐懼中，這裡有對家人的不捨和牽掛，有對自己今後的未知和徬徨，還有因患病失去完整身體而產生的悽苦和焦慮。

我住院 20 多天，動了手術，另一半一直在病房陪住，白天照顧我，晚上打地鋪，睡得很不舒服，當我夜裡後背很疼時，他從不怕麻煩，趕緊起來幫我按揉。當病友向我諮詢淋巴水腫的問題時，他經常搶著告訴人家注意事項、鍛鍊方法、按摩方向和力度，比我講得更清楚。有時，我們也吵架鬧不愉快，我生氣時罵他，之後又後悔，想起這些事，感慨遇到一個好伴侶，能減去我一半的痛苦。

認真反思從中獲益
—— 馬泰

　　經過手術、化療等艱辛的治療過程，半年後，我重新回到了工作職位。一位大姐悄悄地給了我一件硬罩杯塑型內衣，還帶著個厚厚的棉墊，甚至還細心地帶著一枚別針，我的眼睛溼潤了，不知是因大姐的貼心而感動，還是遺憾自己的不完整。

　　除了堅持上班工作，我還經常利用週六日參加公益活動。另一半擔心我不管不顧搬重東西，把手臂累腫了，只要他有時間，就陪我一起去，後來他也成為正式志工。偶爾他沒陪著我，大家還會問：「姐夫怎麼沒來？誰幫我們照相呀？」

　　在家裡，家事他也是搶著做，不讓我碰。有時，我嫌他洗衣服太慢太認真，我就自己洗，他看到就說：「你洗不乾淨，放在那等我洗。」

　　透過這次生病與治療，我的心路歷程發生了極大變化，開始重新審視人生，不斷反思生命的價值和意義。上帝讓我經歷這些苦難，必有祂的美意。透過認真反思，我決定要在新生命中獲益。

　　自此，我開始關注乳癌團體，和更多的患癌姐妹成為朋友，她們很願意和我「話療」。在一次隨診中，我的主治醫生劉運江教授百忙中抽出時間和我談起了乳房公益組織，他介紹了美國、臺灣公益組織的運作情況，鼓勵我們自發地舉辦一些活動，他告訴我，團體活動可以提振患者的康復信心，提高生活品質，回歸快樂生活。

　　這些話語，我聞所未聞，原來生病了也可以幫助更多和我一樣，掙扎在痛苦和恐懼中的姐妹。劉教授說：「你組織人，我抽時間跟她們講講。」在劉教授的鼓勵下，我找朋友借了一間會議室，又打了若干電話請來幾位病友。那天，看著空蕩蕩的會議室，只有個位數的病友，我心裡好愧疚。但劉運江教授是那樣的熱情和耐心，如我們後來參加的座無虛席的學術會上一樣，劉

教授講得專注而認真。

劉教授講完課，大家久久不願離去，圍在一起，有問不完的問題，說不完的話，激動的病友熱淚盈眶，說總算找到可以傾訴的親人了。星星之火可以燎原，不懈堅持吸引了越來越多的人。於是需要建個組織，取個名字，當時正值母親節，康乃馨是母親之花，去掉「乃」字，就叫康馨吧。

「康馨家園」以十幾名志工為核心，組織藝術團，心理工作坊，知識講座，閱讀、唱歌和氣功等各類活動，定期進行病房探訪，活動發展得如火如荼。但各種不同年齡、經歷、興趣的人聚在一起，每個人的性格、想法、修養不同，需要包容與磨合，我們深深地理解，淡淡地釋懷，做的時候全力以赴，結果順其自然。我堅信面前有陰影，背後肯定有陽光。某家乳房中心是「康馨家園」最有力的後盾，乳房中心的醫護人員都給予了最有力的支持。

因為沒有資金，作為公益組織發起人，很多活動需要自己出資，經常一拿就是幾千元，甚至上萬元購買藝術團服飾、舉辦活動的飲食和獎品，還有每年參加公益組織學習培訓等費用，我的另一半從不反對。但是，一次性從家裡拿了太多，就不好了，我做了一件對不起家庭的事，心裡一直很愧疚。

在家園中，我認識了一個師姓小妹（已歿）當時 20 多歲，未婚，因涉足他人家庭，遭渣男暴力，幾年後罹患乳癌，發現時已是末期。她家在鄉下，生活環境很差，父母身體不好自顧不暇，弟弟弟媳過得也不寬裕，更不會拿出錢幫她治病。她動了手術後，再無力後續治療，醫生說她這種情況，最佳方案是 Herceptin 標靶治療，近百萬元的治療費，對她來說是個天文數字，想都不敢想。

她告訴我準備放棄治療，聽天由命。望著她因營養不良而蒼白浮腫的臉和絕望的眼神，我深深感到，太可惜了，不能輕易放棄生命呀！同情之心油

然而生，不顧一切，拿出家中積蓄，借給她一筆錢治病，她當時感動得熱淚盈眶，反覆說：「我病好了，一定賺錢還你。」

在治療期間，她賺錢還了我一些。後來她的病情嚴重了，跑了多家知名醫院，但最後還是走了。透過這件事我明白，要科學理性地看待疾病，放下執念。《斷捨離》裡面有句話：無能為力的事，當斷。生命中無緣的人，當捨。

人生本來就是一場未知的旅行，有喜有悲，有樂有苦，要把經歷的滄桑故事化成了前行的力量。想要人間值得，學會自我療癒，自我成全。放下對人、對己過高的要求，放下對完美人生的執念，永遠做一個正直純良、溫暖有愛的人。

走出迷茫尋找良藥

王彥琨

為了家人而活著，愛是最好的良藥。

今天，寫下這些東西，在我看來是用另一種方式和朋友們聊聊心理話。因為，我們都有太多相似的經歷，彼此一定會有感同身受般的共鳴。

▶ 生病衍生出最初的迷茫

得知自己患了乳癌是在 2009 年 4 月初，看到那紙疑似診斷書，我很難形容自己的感覺。沒有告訴任何人，我開始在網路上搜尋相關的一些知識和病例，並且自己做出了一個決定：放棄治療。因為沒有任何人給你術後可以完全治癒的承諾，但自己身體的毀損是千真萬確的。我對病對死都不是很怕，至少沒有怕到一想像自己手術後殘破的身體就會有萬念俱灰般的迷茫和恐懼。但電腦的搜尋紀錄出賣了我，我家先生從那裡猜到了一切，並從我這裡得到了證實。去醫院，找醫生，動手術就成了定勢。那個時候無論有多不情願，都沒辦法拒絕親人的請求，沒辦法放棄一個妻子和母親的責任，可以說接受手術不是為了我自己，而是為了親人，更是為了女兒。

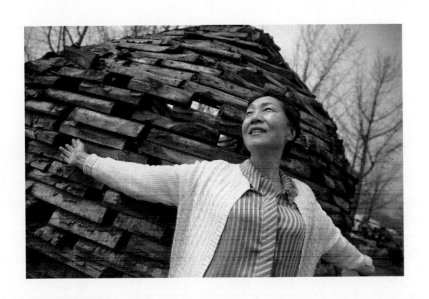

▶ 愛是最好的良藥

　　非常慶幸我遇到的是最好的醫院裡最好的醫生，還有一起走過來的最好的病友。

　　我的手術是在某醫院由陳輝主任做的，在我眼裡，他是最好的醫生，不僅僅醫術好，人的心地更好。一個得了重病的人哪怕那個病只是他自己認為重，也還是希望醫生重視，希望能從醫生那裡得到治癒的許諾，更希望他給自己最好的治療。這一切，作為醫生的他都給了我。他說：「你這不算什麼，只要好好配合就能好起來。」對我來說，這就是活的希望，是生命實實在在的延續。手術後，病友們互相寬慰，鼓勵對方和自己。當自己最虛弱的時候，我深切地感覺到我的親人是那樣地在意我，需要我，我的朋友是那樣地關心我，牽掛我。聽到護士們說，你這裡每天人都最多，我心裡真的很開心。為了他們我也要好好活下去，要不，太對不起他們也對不起自己。

人物故事篇

▶ 愉悅是身心最大的需求

病好後，我們幾個病友一直堅持在一起鍛鍊，在一起遊玩，我們成了彼此生活中的好朋友，我們向別人介紹的時候從不說病友，都是說好朋友。我們一致認為，我們現在已經是健康的人了，要維持我們的健康，就一定要開朗樂觀，善待自己，善待身邊的所有人，並在這個過程中讓自己獲得快樂。彼此心中都有對方的時候，就不會孤獨，就一定會在心中充滿愉悅。我們有什麼好事情都會和朋友分享，哪怕只是挖來一點點野菜，採摘一些水果也會分給朋友們，因為知道吃了會有好處，有好處的事情當然不能忘記朋友。

我們加入了很多社團組織，練唱歌、練朗誦、去旅遊、學編織，真的很充實。這種充實的背後其實有著太多人的付出和奉獻。這裡有那些血濃於水的我們的家人、親人和朋友，還有很多很多跟我們非親非故卻關心愛護我們的人。想到他們，我們心裡就會很感動，就會感覺每時每刻的開心快樂才是對他們最好的回報，只有力所能及地幫助那些需要我們的人才是對他們最好的安慰。

▶ 醫護人員的奉獻支撐了愛的樂園

為了幫助患者的術後康復，提高大家的術後生活品質，醫院腫瘤科帶頭組織病友們成立了「愛康樂園」，為了大家的活動場地和活動內容，張永強主任和丁麗主任付出了太多太多，包括他們的時間精力和專業知識。為我們聯絡了醫院的職工俱樂部，讓大家每週都可以有固定而舒適的活動場所，姐妹們可以在這裡練習唱歌，排練舞蹈，學習編織。這樣的活動使大家相互了解交流的機會大大增加，很多人在愛康樂園緩解了心理壓力，找到了快樂，找到了自信，增強了和疾病抗爭的信心。

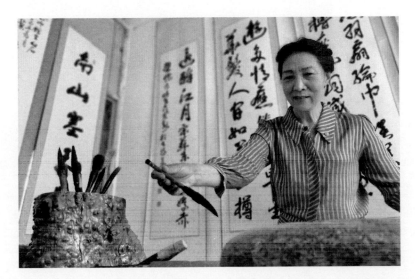

　　張永強主任、丁麗主任還定期為大家舉辦患教活動，就康復中的各種問題答疑解惑。他們還安排相關科室的醫生們向病友們傳遞康復過程中的科學及醫學知識，讓我們更加清楚地了解了自己的疾病以及預防和康復的方法，了解了過程中應該注意的很多細節，包括營養和鍛鍊。兩位主任每年都要企劃一次大型的醫患活動，讓病友展示各自的才藝，展示康復後的精神面貌。在我們看來，更重要的是透過這樣的活動利於溝通，醫生與患者更像是一家人、是親人。

　　2020 年，因為疫情，「愛康樂園」的活動受到了影響，我想，這次我們的活動要停很長時間了。但出乎意料的是，張永強主任把醫患活動搬到了線上，向大家分享了「我和 HER2 有個約會」的科普課程，而且一直堅持每週一次，內容豐富詳實，語言精練風趣，插圖靈動呆萌，有著極強的視覺衝擊力，讓大家在輕輕鬆鬆的氛圍中透過這樣通俗易懂的方式獲取了知識。大家感覺受益匪淺的同時，內心裡充滿了對張主任、對醫院乃至對所有醫護人員

的感激。我從來都不曾忘記是醫生救治了我，讓我可以享受到更多的生活的美好時光。我也永遠都不會忘記，即使在疫情如此嚴重的時期，在人人自危的時刻，是你們，是你們這些如天使的人依舊牽掛著這些病友，為我們送來知識，送來溫暖。

　　我知道自己沒有任何可以回報，我能做的是盡量向你們學習，為他人盡一點點微薄的力量。同時，為了所有關愛我的醫護人員，為了愛我的家人和朋友，好好地珍愛自己。

用愛點燃生命的希望

馬復榮

送人玫瑰，手有餘香！每一位志工都是一束光，彼此照耀，共同成長，堅持初心，用愛傳遞愛，用愛點燃生命的希望！

我叫馬復榮，2006 年被確診為乳癌，和絕大多數癌症患者一樣，突如其來的打擊讓我實在無法接受和面對這樣的結果。「癌症」這兩個字，讓我感到絕望，心情跌落到了谷底，感到無助無奈，同時也有無限的後悔，因為患病前我就在醫院工作，而且兩年前還摸到那個腫塊，不痛不癢，所以沒有引起重視，也沒有一丁點的預防檢查意識和這方面的知識，無知加上忙碌的生活，讓它在我體內又作威作福了兩年，如果早一點發現的話，可能我的治療會更簡單。

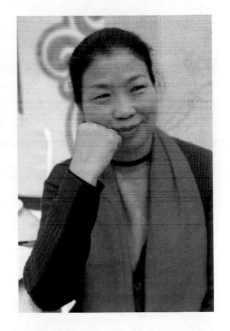

後來，家人都知道了我的情況，走訪有名的腫瘤醫院，諮詢多位專家、教授，比較不同的治療方案，親友的安慰，病友的鼓勵，家人無私的愛，讓我一步步堅持下來。

人物故事篇

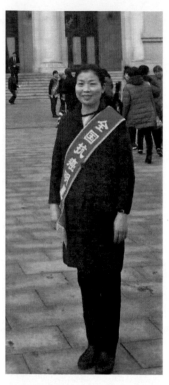

在起初的治療中，化療的痛苦反應讓我身心疲憊，甚至想要放棄。在我最茫然的時候，認識了一位乳癌復發治療中的大姐，她跟我講了很多在治療中應該注意的事項、應對的小方法，給了我親人般的關心和溫暖。她的樂觀、開朗影響激勵著我，她的安慰、鼓勵讓我有了信心，看到了希望，也下定決心堅持治療下去。在這位姐姐的引導下，我加入了抗癌俱樂部，學習交流抗癌資訊，結識了四面八方的兄弟姐妹，加入了志工的行列。

2007 年第一次回醫院複檢，有一天主治醫師悄悄囑咐我：「你晚上多注意一下同病房的那個病友，她已兩次自殺未遂。」這時我想不能辜負醫生的信任，就用了自己的方法，在那位姐妹的鄰床坐下，跟其他姐妹暢談生病以來的感觸、想法以及最後積極治療的過程。那位有自殺傾向的妹妹慢慢地靠過來，也在聽著。我告訴她說，我在剛查出病時也很絕望，有許多想法，但看到家人、親友的關心、醫生的負責、病友的堅持，我調整自己的心態，積極接受治療。只有我們努力了，才不會後悔、不會有遺憾。

這個姐妹打消了自殺的念頭，第二天她告訴家人說：「我也要像馬大姐一樣，積極治療，不惜一切代價，樂觀面對這一切。」那一天，我們的病房恢復了往日的歡聲笑語，大家都很開心。再後來，這位姐妹主動配合醫護治療，病情好了起來，我們兩個人也成了非常好的姐妹。

用愛點燃生命的希望
—— 馬復榮

　　這件事深深地觸動了我，原來生命可以影響另一個生命！因為我痛過她們的痛，我希望可以用這份經歷去陪伴和鼓勵那些正在經歷痛苦的姐妹們。從此，我開始了關懷病友活動，通常都是在認識的病友住院時到醫院悄悄探訪，慢慢地知道我的人越來越多，她們親切地稱我為「馬姐」。現在的「馬姐」在病友群中是一張名片，慢慢地我們的探訪隊伍從一個人到幾個人再到幾十人，隊伍不斷壯大，我們的探訪也越來越受到患者和醫院的認可。

　　記得在 2017 年 4 月 21 日晚 10 時，某醫院腫瘤科發現緊急輿情，某患者在醫院表達要跳樓的想法和意圖，腫瘤科立即啟動緊急機制。為利用社會支持來進一步安撫患者情緒、加強心理干預，主任緊急聯絡我，希望第二天能夠來對患者進行關懷開導。接到這個電話，我立即搭車來到醫院，走進病房看到還在流淚的患者，正是我們曾經探訪過的一位病友，我耐心開導她，以姐妹們的例子告訴她，只有堅強地挺過去，才能迎來柳暗花明又一村。近兩個小時的交流，患者終於破涕為笑，情緒平穩下來，我才放心地與醫護人員告別，踏上回家的路。

　　切身經歷讓我能一眼認出正在治療中的人，也總是願意伸手去幫扶一把。有一次，在公車上遇到了兩姐妹，姐姐目光呆滯一言不發，看起來像是遠鄉來的，妹妹不停地在安慰姐姐：「我有認識的護士朋友，她會帶我們去找腫瘤科醫生看怎麼治……」「腫瘤」兩個字引起了我的注意，我在心裡想著怎麼去幫助她們，就追隨姐妹倆下了車，拿出身分證和抗癌俱樂部的證件，告訴她們我是乳癌康復志工，問需要幫助嗎？妹妹頓時淚如雨下，向我講述了她們的情況：「我們家在山區，我剛來這裡工作，姐姐在老家確診腹部腫瘤，醫生要她趕緊到大醫院治療，所以她來找我。可是我在這裡只有一個同學，沒有別的親人，幫幫我們吧！」我立刻聯絡了腫瘤科主任，說了我路遇患者

的情況，教授請她們立即前往他所在的醫院。兩天後妹妹打電話跟我說：非常感謝馬姐！我姐姐手術很成功！姐姐先天智能不足，曾被拐賣兩次，生孩子後人家放鬆看管，姐姐僅憑著一點點記憶帶著孩子逃出了，在大街乞討流浪，後有幸被警察營救輾轉送回老家。醫院了解到姐姐的不幸遭遇，教授、主任、院長聯手動了這臺手術，並免去了大部分費用，醫護人員輪流送飯，給予了無微不至的關愛。能幫助到這樣一位不幸的姐妹，我這「閒事」管得也值得了！後來妹妹也成了我們的志工。

我一直堅持用通訊軟體和電話解答病友的問題，幫助了無數素不相識的病友，通訊軟體、電話也都變成了熱線。

我們都是患者，見面特別親切，互通有無，互相激勵，彼此成就。我們志工的病房探訪工作，已經得到了醫生、護士、患者及家屬的多方肯定、讚揚和鼓勵。我們倡導早篩早查，走進了一些公司、社群、大學校園，宣傳癌症疾病預防知識，多次受到大學邀請，參加醫學倫理課堂，作為患者代表發言，和學生們分享交流關於醫患關係的心得感悟，連續在醫學雜誌上從患者角度發聲。2015 年以來，多次參加乳癌國際交流會，積極參與「粉紅絲帶」乳癌防治活動，被全球最大的乳癌基金「蘇珊科曼乳癌基金會」授予乳癌宣導英雄。2017 年榮獲「抗癌明星」的稱號。

送人玫瑰，手有餘香！這些年來，志工姐妹因癌相遇，因愛堅守，每一位志工都是一束光，彼此照耀，共同成長，堅持初心，用愛傳遞愛，用愛點燃生命的希望！

與乳癌抗爭是一場戰役

溫美茵

與癌抗爭是一場戰役，我們要用美麗打敗他！

時間過得真快，一晃 14 年過去了。那年我 40 歲，好不容易休個假，卻發現右側乳房上有個棗樣大小的東西，趕緊去醫院檢查，醫生建議住院手術。得知自己罹患癌症的那一刻，並沒有太多的情緒，只覺得終於有正當理由躺下來休息了。用了一個月時間，我把手頭工作和家裡事情處理完畢，於 2009 年 11 月 1 日住進醫院，踏踏實實遵照醫生安排進行治療。

治療過程中，我第一次嚎啕大哭因一位病友姐姐而起。她在術後第三天就要出院了，而我還插著引流管。等待醫生查房時，她在我床邊對我說：「妹妹別害怕，我也是一位乳癌患者，這個病沒那麼可怕，我這次是在原來的患處，又長了個小結節，取出來就沒事了，不信你摸摸。」

這時我才注意到，她胸部一側是平坦的，我心裡害怕，拒絕去摸，她的舉動卻讓我目瞪口呆。她一下撩起病人服，袒露出胸部，一側是我這輩子見過的，最美的半球狀健美乳房，另一側是一道極其醜陋的疤痕。極美與極醜的視覺衝擊，讓我不堪忍受，蒙上被子嚎啕大哭！不知哭了多久，那位姐姐喃喃地說：「本想著讓你堅強起來，沒想到把你弄哭了。」那一刻，我暗下決心，只要治療完我還活著，一定要為和我同病相憐的姐妹做些什麼。

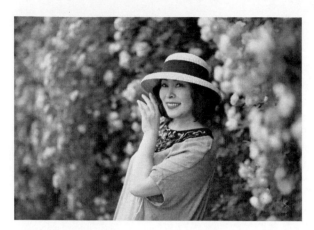

出院前，發現護士站有招募粉紅志工的表格，經了解，知道粉紅花園剛成立不久，需要大批志工，於是我毫不猶豫地填了表。在之後的放化療期間，我剪掉美麗的大波浪，每次進化療室之前都化一個淡妝，用漂亮的絲巾把頭包裹起來，替自己打氣：「這是一場戰役，我要用美麗打敗它！」沒想到，這個行為鼓舞了一起做化療的姐妹，最後那次化療時，每個姐妹身上都穿戴了一點紅，有的戴了紅耳飾，有的圍了紅圍巾，有的穿了紅毛衣，我穿了件大紅色吊帶裙，整個化療室喜氣洋洋，很有慶祝勝利的味道！

我在化療期間的表現，被粉紅花園的愛花使者關競紅醫生注意到了，當她得知我是一名形象工作者時，愉快地邀請我為花園的姐妹講絲巾搭配、色彩搭配、服裝風格等知識，我欣然應允。

粉紅花園成立一週年時，關醫生希望我替姐妹們排一場時裝秀。根據我和大多數姐妹生病、治療、康復所經歷的心路歷程，我用三組色彩，編排了一場將近十五分鐘的大型時裝秀「點亮生命的色彩」。第一組，用黑色搭配紅色，表達姐妹們生病之初和治療過程中的恐懼、徬徨，以及醫護人員和家人給予的關愛和生的希望。第二組，用灰色搭配粉色，代表姐妹們在康復過程中所產生的焦慮、怨懟和憂鬱，以及這個過程粉紅姐妹溫暖的懷抱和鼓舞。第三組是粉紅的綻放，代表姐妹們戰勝病魔，重拾信心，閃亮回歸工作和生活，並傳遞粉紅的愛給其他乳癌姐妹。

與乳癌抗爭是一場戰役
—— 溫美茵

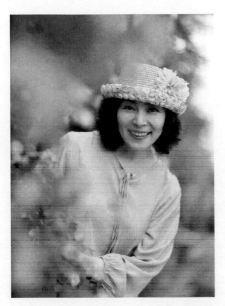

時裝秀引起極大共鳴，很多患者和家屬以及醫護人員都熱淚盈眶，我本人也因此在粉紅絲帶十週年慶典上被評為抗癌明星。在第五屆全球乳癌患者組織聯盟大會的相見歡環節，這個時裝秀作為主打節目演出，這是我值得驕傲的小成績。在那之後，我應邀出席線上公開課程，向大家介紹了「點亮生命的色彩」時裝秀的立意及後續影響。

公開課程當晚，近百位姐妹加我好友，衣顏社便應運而生。社群裡 300 多位姐妹，絕大多數我不認識，這些姐妹除了來自某醫院，也來自其他 23 家醫院。因疫情影響，無法舉辦大型聚會，為了讓大家了解衣顏社，了解粉紅花園，我便發語音訊息安撫大家，還把粉紅花園的資料介紹給大家分享。

衣顏社建立之初，很多姐妹正在治療中，或剛結束治療，關醫生建議我為她們做一堂線下課程。於是，在二月二龍抬頭那天，我舉辦了一場「點亮黑色時光」線下課程。

課後有位姐妹跟我說，由於她丈夫前一年突然離世，她已經有一年多沒笑過，這次她把自己打扮得光彩亮麗，綻放出燦爛的笑顏。

課堂結束後，姐妹們和我一起，喊出了衣顏社的口號：「與癌抗爭是一場戰役，我們要用美麗打敗他！」

人物故事篇

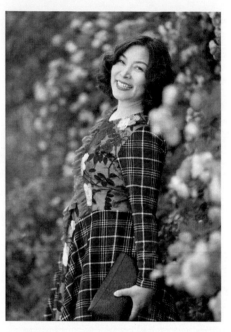

4月，根據姐妹們的需求，我又開辦了三天線上課程「走進綠色」，帶領姐妹們認識色彩和色彩搭配。深度交流中，我發現姐妹們生病後出現各式各樣的問題，有的病前很會打扮，病了以後覺得不配打扮了，或者怕人笑話不敢打扮了，或者滿腹怨懟不願打扮。還有的姐妹覺得委屈，覺得病了很冤，就不管自己適合不適合，看到什麼貴、什麼漂亮就買什麼，往身上胡亂穿戴。

我一直倡導全形象概念，尤其強調健康是形象的基礎，這裡的健康包括生理健康和心理健康，如果衣顏社只講化妝技巧和服裝搭配，療癒的功能就很微小，我希望姐妹們首先能在衣顏社，把迷失的自己找回來，正所謂相由心生。

於是，我們的朗讀小組成立了，我每天除了在群組裡分享色彩搭配、服裝搭配內容，也會為大家分享朗讀作品。幾個月下來，已經分享了《遇見未知的自己》、《重遇未知的自己》、《高效休息法》等十多部具有心理療癒的書。

很多姐妹養成了每天早晨或在餐桌旁，或在上班路上，或在醫院等候檢查的時候，進群組聽書，收穫了美的滋養和心靈的滋養，重獲新生。

在康復路上走過 14 年，我的身體越來越好，學會了遇事向內求，遇到不開心或者令我焦慮的事，先做幾個深呼吸，讓身體放鬆下來，看到自己的不

良情緒，然後觀察一下，在不良情緒下身體哪個部位不舒服，就把注意力放在哪個部位，調整呼吸，並給自己一個擁抱，很快負面情緒就會得到調整，身體也隨之放鬆。

適當運動是身體康復不可缺少的環節。我最喜歡的運動是走路，雖然能一口氣走上萬步，但我不會讓自己太累，每次走路都保持在 5,000 步左右。

2019 年，因機緣巧合，我開始跟隨導引按蹻的傳承人傅弘老師學習經絡和穴位配伍，用這種最古老又綠色的中醫方法為自己調整身體，長期困擾我的身體浮腫和子宮內膜異位症都得到了很好的治療和康復。

現在看到我的人，很難相信我是一名乳癌患者，都能被我陽光的笑容、健康的膚色給打動。真心希望每位看到這篇文章的姐妹都能從中獲益，用自己美麗的狀態，戰勝乳癌，閃亮回歸正常的工作與生活。

愛讓我堅強

張爽

人這一生，會經歷很多事情，無論好的還是壞的，我們都應以平常心去接納，釋懷，珍惜當下。

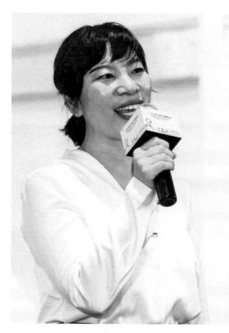

患病 6 年，從未回想過與病魔抗爭的經歷，因為不敢，也不想再次面對那段痛苦的歷程。是姐妹們燦爛的笑容和積極的心態，讓我有了與大家分享的衝動，希望我的經歷也能給患病的姐妹們一些信心和力量，讓大家都能好好地愛自己。因為只有我們好好的，我們的家人才能幸福快樂。

2017 年 4 月的一天，我在洗澡的時候發現右乳上方長了一個小疙瘩，只有黃豆粒那麼大，挺硬的，摸著也不移動，也就沒放心上。

5 月 16 日，發現小疙瘩在生長，已有花生粒那麼大了，心想不是好事，就決定去醫院看看。

愛讓我堅強
—— 張爽

5月18日，我請假去醫院檢查，做了乳房攝影，顯示右乳上方有一不規則結節，醫生建議我去大醫院做個複檢。醫生這個建議讓我覺得不太好，馬上趕往大型醫院，做了超音波檢查，這次明確診斷「不規則，有血流供應」，醫生建議做個穿刺。

我不敢相信這個結果，又換了一家醫院進行檢查，可結果依然如此。這下子我慌了，趕緊跟老公聯絡。他一直在電話中安慰我：「別怕，老公在呢，老公一直在，別怕！」接下來的幾天，他便四處求醫問診。不可更改的結果擺在面前，便決定了動手術治療，住院前我把兒子送到母親家，告訴她我要做個小手術。老媽心知問題一定很嚴重，因為老父親臥床多年，老媽一直照顧著，已經很辛苦了，不到萬不得已，我不會來找她幫忙的。老媽什麼也沒問，只告訴我家裡的事不用操心，孩子一定會照顧好，讓我一定要好好地回來。看著臥床的父親、年邁的老媽、年幼的兒子，我的內心是堅定的，我一定要活下來！

5月25日，我躺在手術檯上。雖然做好了心理建設，雖然醫生一再勸我保乳，但最後，我還是決定全切。現在想來，那個時候還是因為對疾病的認識不夠而恐慌害怕。

術後隨著治療的推進，身體上和心理上的煎熬所料未及，尤其是拆線後第一次洗澡，將近30公分長的刀口從腋下到胸口，表皮緊貼在骨頭上，肋骨根根可見，腋窩凹陷，凹陷處還有一團皮膚繫在一起的小疙瘩，看著鏡子裡的自己，我馬上轉開頭，眼淚控制不住地嘩嘩往下流……

從2017年6月12日到11月15日，8個療程的化療讓我痛並幸福著。如果說第一期化療讓我知道了化療是像感冒一樣吊點滴，像打了阿奇黴素一樣胃裡不舒服想吐，那麼第二期就讓我知道化療的威力不只如此，它不僅讓

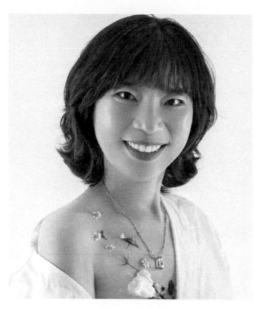

我吐得昏天暗地，更讓我從頭到腳全身毛髮脫光。

那時候老公怕我難過，也剃了光頭陪著我，還經常在我狀態好的時候，帶著我逛購物中心，兩個光頭走在人群中，著實受到了不少驚豔的目光，回頭率超高，那時老公還調侃：「看我們倆多酷！」直到第三個療程結束，那種難受的感覺著實讓我難以承受，身上沒有絲毫力氣，七、八天起不了床，上廁所都成了難事，下床走到廁所這幾公尺的路都要休息好幾次。

第四期化療的前一晚，我由於懼怕幾乎崩潰，靠坐在床上耍脾氣，我為什麼要受這個罪啊，我這是幹麼啊，我不治了吧。老公靜靜地看著我，大手撫摸著我的光頭，笑著說：「行行行，我們不去了，我們在家休息，那你想想，等你有力氣了，你想去哪裡玩，想吃點什麼？兒子這週回家來看你，你準備穿什麼衣服迎接他呢？」他就像一團棉花，再大的力氣遇到他，也會被他包裹住發揮不出效力。是啊，他又何嘗想讓我受這份罪呢！在他的包容與關愛中，第二天我又披掛上陣了。歷時 5 個月的化療，親戚朋友排班陪我跑醫院，剛退休的舅舅也擔起了接送兒子上下學的任務，家人無微不至的關愛和陪伴給了我莫大的信心。

熬過了化療，我又接受了 25 次放療。雖然放療的過程烤傷了皮膚，但對於那個時候的我來說已不算什麼，因為痛並幸福著。

愛讓我堅強
—— 張爽

　　遺憾的是老父親在我治療還沒有結束就去世了，我默默地流淚，一點忙也幫不上。老媽看出了我的心思，拉著我的手安慰說：「沒事的，你爸臥床這麼些年，他也累了，他看著我照顧他還牽掛著你，他心疼我了，他走了媽就可以好好照顧你了。」聽著媽媽的話，我的心都碎了，我沒有什麼可以回報的，唯有快點好起來，好好地活著。我告訴自己不僅要活著，還要活得強壯、活得精彩，因為我要做媽媽的大樹，代替爸爸為她遮風擋雨。

　　短短半年時間，我經歷了親人的生離死別，承受了人生最大的磨難，也收穫了家人們無條件的關愛和包容，這些都是我人生的財富。人這一生會經歷很多事情，不論好的還是壞的，我們都應以平常心去接納，釋懷，珍惜當下。

　　之後的日子裡，我進行了一年的標靶治療，然後開始內分泌治療直到現在。標靶治療完成後，我恢復到了正常的工作，雖然不再是班導師了，但依然在教育第一線活躍著，經常帶領學生參加藝術展演，也會為了一個小節目的構思和後期製作熬到半夜，更會因為學生的一個小小的擁抱開心得不得了。休息的時候，也會抽出時間參加成人舞蹈排練，參與社會團體的演出，逐步恢復到以前的狀態。老媽看著我一天一天活躍起來，高興得不得了。兒子也幫我記著吃藥的時間，每次吃藥前都會試一試水溫才遞給我，這些暖心的小舉動，我都看在眼裡銘記在心，激勵著我不斷向前進的決心。

　　都說「遭遇大難，但得大愛，所以大悟」。感謝病魔，使我將匆匆的腳步放慢，重新審視自己。我懂得了在簡單平淡中恆久地感恩惜福，寬容達觀，努力過好每一天。我改變了不良的生活習慣，學會心平氣和，開始有氧運動，並把它當成每天的必修課。在這場與病魔的對抗中，即使我不是最後的勝利者，我也會勇敢而坦然。

怒放的生命

任燕君

　　與癌結緣，經歷了生與死的考驗，彷彿浴火重生的鳳凰，改變了我整個人生的軌跡。

　　歲月無痕，當我們驀然回首，翻閱著自己的心靈歷程，總有一段段記憶，在生命中留下深深的痕跡。18 年的抗癌人生路，記載著我的風雨坎坷，跌宕起伏，堅守夢想與命運抗爭的歷程……

　　2005 年秋，我調到新企業擔任主管工作僅僅一個月，就在體檢中發現罹患浸潤性乳導管癌，並且腋下淋巴結轉移已屬中晚期，動了左乳改良根治全

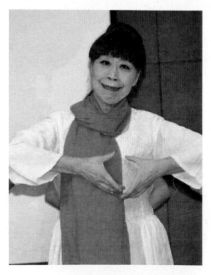

切手術，接著做了放化療，之後是長達十年的內分泌治療。當時，面對這突如其來的打擊，病痛的折磨、精神的壓抑、化療的考驗、漫長的尋醫路等，還有經濟上難以支持的窘迫，萬念俱灰。但靠著對生命的強烈渴望，不辜負家人的期望，配合治療，不言放棄是我唯一選擇。出院後，我堅持投入工作，忘卻病痛，用微笑面對多舛的命運，逐步走出陰霾，邁向康復。

怒放的生命
—— 任燕君

與癌結緣，經歷了生與死的考驗，彷彿浴火重生的鳳凰，改變了我整個人生的軌跡。我對生命有了新的感悟和認知，由此萌生了讓愛心匯聚傳遞正能量的想法。堅持工作之餘，我參與社會公益，大地震時交納一份捐款支援災區；走進兒童智障中心用音樂打開心智；為兒童福利院兒童購置連衣裙和衣褲；為貧困家庭聯絡愛心企業和志工團隊送去棉衣、被褥、米麵油、醫藥等；數年堅持週末和假期去養老院愛心扶助，推著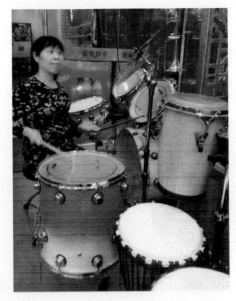輪椅上的老人去公園遊覽，組織並帶動愛心志工探望活動百餘次；首創多所大學的學生志工隊，創立十餘個愛心基地。

2010 年，由我建立第一個病友團隊「抗癌俱樂部新生命藝術團」，活躍癌症患者文化生活，用藝術點燃生命，用奉獻照亮他人，探索藝術療癒癌患新途徑。就此啟動協會每年的活動，看到臺上戰友呈示生命的絢爛和臺下熱情洋溢開心的笑容，甚是欣慰。我帶領大家參加電視臺的節目演出，各種晚會演講等並多次獲得獎項，特別是十八屆全球乳癌支持大會的節目，獲得大會唯一國際組織金獎和優秀節目獎，並得到國際友人的喜愛和讚譽。連續多年，我引領大家進行通絡操等康復體能訓練，並舉辦協會患者「首屆詩歌朗誦大賽」，讓藝術療癒在抗癌團體中發揮毋庸置疑的作用，展示團體抗癌風采，釋放生命的活力。

2012 年乳癌病友「粉紅之家」成立了，作為首任會長，引領大家用微弱的生命之光，組成特殊的光源，照亮別人，服務社會；作為抗癌榜樣典範參

加電視臺「活著真好」電視勵志片 6 集拍攝和廣播電臺乳房健康專題講座直播，舉辦首屆漂流書發表會，讓書漂流，讓愛傳遞，推展粉紅讀書系列會，去腫瘤醫院、醫學院附屬醫院等進行病房探訪；關注婦女健康，參與蘇珊科曼基金在社群首批乳癌篩檢防治與自檢宣導。作為首期開懷學苑引領人，將開懷學苑落地生根。與臺灣粉紅姐妹締結姐妹會，建立粉紅絲帶築夢空間，給因罹患乳癌姐妹中斷學業的「粉紅寶貝」提供就學平臺與學習資金；還舉辦多期鼓圈音樂坊培訓班，鼓舞人生，讓更多的乳癌病友重新揚起生命的風帆；積極組織參與抗癌俱樂部世界腫瘤防治週的粉紅絲帶競走活動、健步走活動，向世界進行抗癌宣言；組織粉紅之家姐妹們舉辦粉紅派對，粉紅春之韻、夏之戀、秋之愛、冬之暖等粉紅之韻系列活動，讓快樂為生命起航！

　　看到身邊的姐妹產生追求美好生活的夢想和心願，我就利用粉紅絲帶築夢空間啟動夢想之旅，為手術五年、十年的姐妹們，盛裝過新生命生日會和粉紅派對及三八相約粉紅女神活動，而過生日的姐妹大多都感動得淚流滿面。特別是有一段感人故事。有一次去探望高靜宜老師，她患乳癌後 15 年又復發轉移至肺癌。與我聊起她由於家境貧寒，結婚時沒有穿過婚紗，這是一生的遺憾。剛好某報徵集十大夢想家計畫，我立即與該報記者聯絡，並被列入十大夢想家之一。由知名的婚紗攝影公司，為患乳癌的 6 對未穿過婚紗的姐妹拍攝全套婚紗，並走上圓夢大舞臺，圓了粉紅姐妹未穿婚紗的缺憾，為她們留下了美麗的永恆。

　　雖然高老師最後還是離開了，但當我去她家慰問時，女兒拿著母親的婚紗照，熱淚盈眶地說道：「感謝阿姨圓了我媽的夢想與缺憾，這張照片是我媽最喜歡的，她伴隨母親度過開心的時光，也讓我們留下了難忘的回憶！」這件事雖然很小，微不足道，但在病友家屬心中占有很大分量，也讓我更加

努力關注病友姐妹，幫她們圓夢築夢。

　　十八年病魔抗爭，十八年為愛奔跑！這期間，我多次榮獲最美女性、抗癌明星家庭、最具愛心人士、優秀志工等稱號。我帶領戰友們快樂抗癌的事蹟也被電視臺、報紙等十多家媒體多方報導，交口稱讚這些胸口帶著傷疤的女人，曾經離死亡那麼近，如今卻這麼美！

　　十八年了，我仍快樂地活著！朋友們說我活得優雅、自信、亮麗與健康，活出了精氣神。我的生活因罹患癌而坎坷艱難，生命卻因奉獻而美麗精彩。感恩傷痛，感恩生命，感恩與我一起為愛奔跑，一路前行的每位志工！我將繼續用榜樣凝聚力量，用行動傳遞溫暖，將關愛傳遞、輻射、延伸，用希望和生命陪伴生命，共創生命的奇蹟。

跟癌細胞做朋友共存雙贏

鄭海瑩

「檢驗結果出來了，乳房惡性腫瘤，除了放療、化療後續治療，你的類型還有標靶治療，費用比較高，每針約 10 萬元，需要打 14 針。」我的主治醫師站在我的病床前這樣說。

頓時，我感覺渾身冰涼，猶如晴天霹靂，將我打入了無底深淵……那是 2013 年的一月，我這個外地工作者正為回家過年做著各種準備，長髮燙起來，購買送給家人的各種禮物。孩子一歲了，老人還沒有見過孩子，因為我已經兩年沒回老家陪家人過年了，那種翹首以盼，期待回老家過年的心情，是每個外地工作者一年中最重要的事件。可老天爺竟然對我開了這樣一個黑色玩笑，猶如坐雲霄飛車一樣，嗖地一下墜落到谷底。

最初是左側乳房有點痛，生理期也痛，平常日子也痛，做了超音波、攝影檢查，自己也看不懂檢查報告，醫生建議住院治療，我慌了。「能不住院嗎？這都要過年了，等回來再住院。」醫生很鎮定地說「不行」。

完了，我徹底傻了。腦袋瓜子感覺嗡嗡的，空白一片。回來跟老公商量，抱著僥倖心理，萬一不是呢，萬一是檢查錯了呢。後來即使躺到了手術檯上，我都沒有放下這種僥倖心理……

跟癌細胞做朋友共存雙贏
—— 鄭海瑩

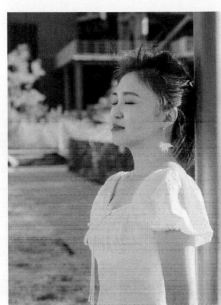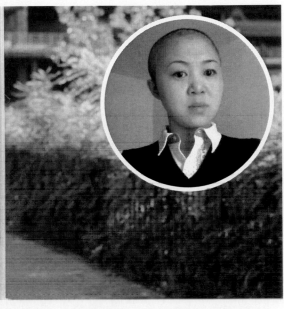

　　沒過幾天，主治醫師來了，說的就是開頭那段話，我心想，啥玩意呀？癌症我還沒接受呢，又來個這麼貴的針，別人怎麼不打呢，怎麼就我打這個針？那時真是惶恐，驚悚，恐懼，憤怒，各種感覺纏繞著我。自己尋思著我還能活多久？要不要治療？治療花這些錢，最後還是死了呢，與其人財兩空，還不如留給孩子？我才 36 歲呀，怎麼就得了癌症呢？

　　第一次不想活了，是在第四次化療期間。那時的治療，是我每天去醫院打針後就回家，因為孩子才 1 歲，就為回家能陪她躺一會。在醫院別人說喝口水吧，我剛聽到「喝」字，就哇地一下子吐了。看著別人能吃能喝的，我卻吐得昏天黑地。最難受的是化療後，在搭車回家的路上，實在忍不住了就跟司機說：「快靠邊停一下，等我吐完了再走。」劇烈的嘔吐導致小便失禁，每次嘴裡吐得稀里嘩啦時，下面小便失禁尿褲子，這種難忍的折磨和喪失顏面的尷尬，讓我失去了活著的勇氣，真想放棄治療，結束自己。

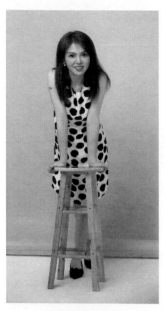

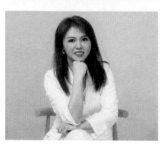

　　第二次想結束生命，是因為 8 個月的放療，還有標靶 Herceptin 針劑等高昂的費用，讓我這個小家庭背負了不少債。我對家庭帶來了龐大的壓力，如果我死了，老公跟孩子怎麼還這些錢？死了可能是最好的解脫，但不甘心。

　　想要蛻變，想要破繭成蝶，不經歷痛苦是不可能的。抗癌的第一步不是治療，而應該是接受。有很多癌症朋友即使到了生命衰竭的那一刻，也不能接受。因此，勇敢地接受現實是抗癌成功的第一要事。

　　西方醫學中有這樣一個說法，得了乳癌的女人是被死神親吻過的折翼天使。也許她們失去了翅膀，但這不影響她們自由地飛翔。

　　我是一個幸福的女人，同時我又是個不幸的女人……我用了 8 個月時間，接受了我失去翅膀的事實，那接下來怎麼辦。從此我的生命中多個詞語，乳癌。

　　「癌細胞」我要跟你談談，我要是死了、火化了，你也就死了，我有兩個都不死的辦法。我原先是壞孩子，對自己不好，從今天開始要變成好孩子，先學會愛自己，你看行不行，癌細胞？你呢？是個壞細胞，你要從今天開始，轉為好細胞。

　　原先都是我的錯，給你的壓力過大，你才會變異，原先我每天都做些錯事，熬夜，不按時吃飯，遇事不會排解，才會讓你很不開心，才會讓你搞成這個樣子。

跟癌細胞做朋友共存雙贏
—— 鄭海瑩

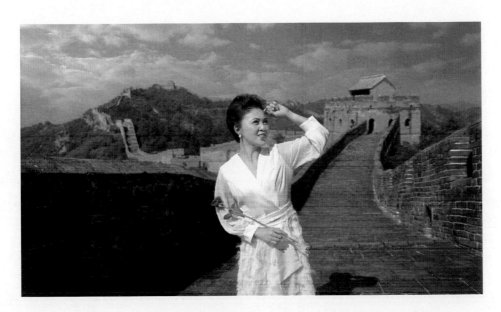

從今天開始，我們變成了好朋友。「癌細胞」你喜歡的，我不能再做了，你怕什麼我就得做什麼了，對不起啦！

「癌細胞」你怕我開心吧，怕我生活規律吧。我不再那麼拚，不再那麼爭，不再那麼強勢。少了一些不必要的應酬，多了一些修養身心的活動，做公益讓我感覺到了人生的價值，學會了贈人玫瑰，手留餘香！

不要拿命換錢、拿錢治病的狀態。我是主人，我負責著體內億萬的細胞，難道你還怕那淘氣的癌細胞？你可以把淘氣的癌細胞管好的，所以相信自己！加油！

與癌共處，心態尤為重要。「癌症現在已成為我生活的一部分，我一直心懷希望。」

現在乳癌已經成為女性第一大殺手，越來越年輕化，呼籲大家一起重視胸前健康，關愛女性、呵護生命！

贈人玫瑰 手留餘香

張聖邡

感恩所遇的一切，不管是患難與共的，還是各自安好的，都能幫助我們成長為更好的自己。

2016 年 4 月，我被確診為三陰性乳癌，現已走過 7 年抗癌之路。

生病前我的工作和生活壓力都很大，公司內部的工作要忙，新辦公室的裝修也要盯著，甲醛濃度超標也是不容忽視的問題。同時家人住院，我心理壓力很大，太過疲勞，給了癌細胞可乘之機。因此排除掉遺傳原因後，我認為導致乳癌的主要原因是情緒。

當初拿到確診報告時，我和大家一樣難以置信，怎麼會是我得了癌症！以為自己時日無多，開始安排餘生，遺書都寫了好幾版。要是真的沒有多少時日了，我一定要在餘生做我想做而沒能做的事情，盡量不留遺憾。

其實，患病之初，幾乎每個人都會經歷低迷、質疑和恐慌。有人很快就能調整好心態，積極面對，有人很久很久都無法釋懷，這與性格、思考方式都有關係。經歷過生死的人，唯有釋然、總結、改變，才能前行。

我也曾很在乎別人怎麼看我，別人會不會看出來我生病戴了假髮，會不會對我有偏見，種種胡思亂想。有一次，我到家才發現假髮歪了，想想一路上，其實沒有幾個人注意到我。所以，你並沒有自己以為的那麼重要，不要太在意別人的目光，餘生為自己而活，改變和掌控自己即可。

患病前，我和丈夫經常相互較勁。患病後，我不再要求那麼多了，我們的關係緩和了很多，他也能更多地體諒我。因此，不要妄圖改變任何人，能改變的只有你自己。自己變了，周圍的一切也會隨著改變，變好與否，關鍵在於自己。

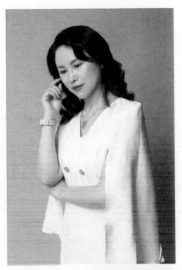

患癌雖然不幸，但也幫我們看清了周圍的人和事，讓我們有機會重新審視自己。我在得病之初就和丈夫提出，隨時可以離婚，而他始終對我不離不棄，照顧有加，一直頂得住家庭的壓力。我不生孩子，脾氣還很大，人又懶，日常家事做得很少。親戚朋友們都說，丈夫太慣著我了。我感恩他的寬容與厚愛。

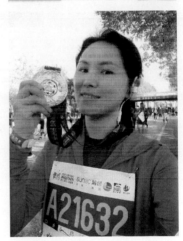

姐妹們，我覺得我們比很多所謂「健康人群」的身體都好，我們每 3 個月複檢一次，比他們一年，甚至幾年也不檢查身體，肯定要踏實得多。人到中年以後，有幾人的體檢報告能沒有任何問題？在此，我想勸勸姐妹們，不要執迷於研究病理。病理結果是給醫生看的，我們要做的就是好好配合治療。研究來研究去，既不能幫自己制定治療方案，也不能幫自己動手術，徒勞！關鍵是研究完之後，還要恐慌擔憂並沒有發生的復發或轉移，何苦！對待複檢結果也一樣，不要動不動就因幾個小箭頭而恐慌，不要什麼都往復發轉移上想，這是不好的意念。

　　心理承受能力差的姐妹，治療結束後，不要長期待在病友群裡，要盡快回歸正常人的生活，忘卻癌症患者這個稱號，積極向上，多接觸正能量，建立正向意念。

　　除了蜂王漿、雪蛤、紫河車等不能吃，還要少脂肪、高蛋白、適量碳水，飲食盡量多樣，營養才能平衡。我的飲食沒有特別忌口的，咖啡、蛋糕、香腸、麻辣火鍋等我都吃，但一定要控制好總量。

　　尋找適合自己的運動方式，不要拘泥於一種，只要喜歡並能堅持就可以了。我經常跑步，但不是每天都跑。不把跑步當做任務，不替自己定目標、設壓力。佛系如我，治療結束不到半年的時間，連續跑了兩場半馬。截至去年年底，我還跑過三場全馬、兩場越野跑。平時也會去爬山、划槳板、滑雪等。我還喜歡旅行，看不同的風景，去日本和新疆滑雪，去了兩趟西藏。這幾年，我帶著三波病友姐妹一起自助遊。透過運動健身康復，我感覺自己精神狀態越來越好，甚至比生病之前還要好。

　　生病之初，我斷斷續續回公司上班。同事在知道我生病的情況下，認為是我增加了她的工作量，我果斷提出辭職。之前工作壓力不大，相對輕鬆，是可以回歸正常工作的，但千萬別累著，無論是身體上還是精神上。

　　有幸遇到不離不棄的伴侶，要感恩。人家本可以不必遷就你照顧你，因為愛你，人家選擇了與你共患難。若是遇到想要分開的人，也要感恩。感恩對方不再消耗你的能量，不再替你添麻煩。

　　我在治療期間，就加入了醫院的粉紅絲帶俱樂部，成為一名志工。7年來，一直協助主任管理快樂姐妹社群，在各個群組裡幫助答疑解惑，神交了很多朋友。每當姐妹們把自己越來越好的消息回饋給我，我是真的特別開心。

　　贈人玫瑰，手留餘香，助人達己。我願繼續幫助新姐妹，願我們都幸福安康！

跨界的斜槓二姐

歐陽雪梅

　　發現這個世界上好玩的事情太多！自己的興趣跨界實在太大！這就是「斜槓」的由來：斜槓＝各種跨界。

▶（1）「斜槓」的由來

　　開始使用「斜槓二姐」這個稱呼後，不時有人問我，「你是在家排行老二嗎？為什麼說是斜槓二姐？」我來解釋一下「斜槓二姐」這個稱呼的由來。

　　我的腫瘤切除手術後，是持續半年、每 3 週 1 次的化療，和持續 5 週、每週 5 次的放療。在 8 個月的時間裡，從家到醫院，再從醫院到家，兩點一線的生活雖然單調，但也是單純而有規律的日子。基本上只需要想著如何讓治療順利度過，如何減輕和應對隨時可能出現的各種匪夷所思、可預測或不可預測的化放療症狀：噁心嘔吐、味覺詭異、脫髮（連同眉毛、汗毛盡脫光）、體重驟降、肝功能異常、突發高燒、便祕、腹瀉、趾甲脫落、牙齒痠軟掉落、手臂水腫、聞個煙味也能激起咽炎發作、咽炎白血球超高不降，以致醫生懷疑有血液問題，建議做骨髓穿刺，其實後來我一直好奇想問問醫生，是否當時擔心白血病的可能……

人物故事篇

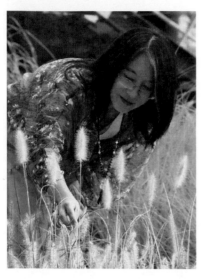

嘿嘿，有沒有一點被嚇到的感覺？好吧，別嚇唬各位看官了，大多數時候，我只是每天研究吃些什麼營養配餐，如何在化療間歇期盡快恢復體力以迎接下一次化療、化療時每天 8 ～ 12 個小時躺在床上，點滴的時間怎樣打發，向我的後天親人們書面彙報每次住院遇到的人和故事……每次住院化療時還能見到自己熟悉、喜歡的好姐妹，一起聊天、逗趣，比比誰當天化療點滴結束得早、誰的頭髮長得快，有好吃的一起分著吃。生活在按部就班的治療節奏下，得到有條不紊的管理，日子不知不覺就過去了。

當放療快結束時，我意識到，接下來康復、休養的日子，除了三、四週一次的標靶藥和內分泌針注射外，就再沒其他可以約束自己必須去做的事了。由生病之前持續多年忙忙碌碌的工作和生活節奏，以及 8 個月時間裡把自己交給醫生、無暇他顧的治療節奏，一下子就轉到了沒人管的狀態，日子從充實得找不到縫隙，似乎突然就沒著沒落了。我甚至都有些捨不得放化療日子的結束，因為，接下來需要獨自一人去面對各種不確定，我是否能重新找到生活的重心？

我想，得幫自己好好安排之後的生活，閒得無聊的日子會發慌的！正好可以利用這個機會去做一些過去沒時間做的事，發展自己的興趣愛好。

於是，接下來的日子裡，因著各種機緣際會，我的生活裡前前後後有過很多關注點、座標和標籤：腫瘤治療與康復知識學習，健康美食，運動，

閱讀，博物館，攝影，瓷器，玉器，文物鑑賞，鋦瓷／金繼／藝術修復與欣賞，中醫／艾灸，有機農業／自然農耕，音樂，唱歌，心理學學習，公益⋯⋯

發現自己的好奇心是如此廣泛！這個世界上好玩的事情太多了！我的興趣跨界也實在太大了！

這就是稱呼裡「斜槓」的由來：斜槓＝各種跨界。世界如此豐富而多元，我忍不住想去多體驗、多看看！

▶（2）「二姐」的由來

「二姐」這個稱呼，在我寫的〈感恩，有你們鼓舞著我〉以及〈在告別的年代活好自己的每一天〉兩篇文字中都有提及，是癌友文涵最早叫起來的。

那時，我們都在一個倡導用艾灸來調養、調治身體的癌友群組裡，那裡轉移、復發的晚期患者比較多，有不少是被醫院判定存活期不長的患者。群組管理員是有著 30 多年抗癌經歷的雪芹姐，在她康復和轉移復發期間，艾灸發揮了重要作用。很長一段時間裡，艾灸群組熱鬧非凡，經常滿 500 人，許多病友分享自己在被醫生宣判「存活期只有 × 個月」後如何自救、延長生命、並尋求有品質生活的經歷。文涵經常往返老家和醫院，有很多求醫的經驗和建議，又熱心助人，所以儼然被包括我在內的很多病友視為姐姐。不過，如果她在群組裡提的建議我不贊同時，我會直抒己見，說出子丑寅卯來反駁她。她說不過我時，就會抱怨我，我都能想像得出螢幕那頭的她斜眼看我、一臉不屑的模樣。

有一次大家聊起彼此的年齡，她居然比我小！我頓時頗為得意！這個習慣當姐的女人很不服氣，張口叫我「大姨」。我嫌不好聽，一不當心還以為

是在說「大姨媽」呢！我不答應。於是她改口：「那就叫你『二姐』吧！」其實，我猜得到她之所以稱我為「二姐」，除了不得不承認我比她大之外，恐怕還有些戲謔的成分在裡頭，因為在方言裡，如果說一個人「很二」，往往意指對方「傻裡傻氣」或有點取笑對方的意思，她不服氣呢！可是，沒想到我對「二姐」這個稱呼一見傾心，大愛 —— 無論是「老二」還是「傻裡傻氣」，都藏著我對自己的期許 —— 從小到大，在家排行老大，工作、生活又始終是負責任、有擔當、做事認真的人，可其實我不想總是當老大，不想扛太多的責任，我希望自己多一些「犯二」甚至傻呼呼、不用想太多的輕鬆，我也盼望有人能替我撐起一片天，至少在我想躺平、想脆弱一下的時候，而不是總由我來扮演擎天柱的角色。就此把「二姐」這個稱呼全盤接收下來，珍愛若寶。

我的這十年

嚴茗月

人生如戲，戲如人生。人生大舞臺，沒有彩排，接納命運的安排，勇敢面對一切，盡力演好自己的角色，無悔無憾。

十年前的一個晚上，我與剛上國三的兒子促膝交談，嚴肅並直言告訴他：「你爸爸外面有了別的女人，我們離婚了。」話音剛落，兒子「哇」的一聲大哭起來，嘴裡說著：「這不是電視裡演的嗎？怎麼會發生在我們家呀！」我說，電視裡演的戲源自於生活，人生如戲，戲如人生……母子倆徹夜無眠，聊了許多，雖然有些話，他不一定能聽懂，但我相信，總有一天，他會懂的。

那段時間，我鬱鬱寡歡，每天機械地上班，照顧孩子，忙忙碌碌，閒暇之餘都是音樂和歌曲作伴。「我在這裡歡笑，我在這裡哭泣，我在這裡活著，也在這裡死去；我在這裡祈禱，我在這裡迷惘，我在這裡尋找，在這裡失去……」歌詞寫出了我的心聲，嘶吼般的電吉他和歌手的歌聲，恰好迎合我的心境，內心歇斯底里地吶喊和生活的無奈交織著，只能用音樂安撫自己，讓時間縫合傷口。我以為熬過這一段難過的日子，一切便會風輕雲淡了。

可偏偏事與願違，對我雪上加霜。

半年後的一個清晨，半夢半醒之間，我被胸部的陣陣針刺痛弄醒，感覺與平時的疼痛大有不同，於是盥洗後立即去了醫院。那天剛好是李豔萍主任坐診，她觸診後說，不是很好，請我做穿刺進一步診斷。

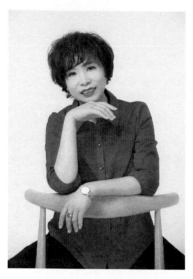

幾天後，在我生日的前一天拿到了診斷證明，被確診為乳癌。當時，我腦子裡一片空白，坐在一樓大廳整整哭了 2 個小時，恐懼、無奈、怨恨、委屈、無助交織在一起，一邊哭，一邊回憶自己的過往，哭累了，也想明白了，家庭沒有了，健康也沒有了，禍不單行就認命吧！起碼我還有個健康可愛的兒子等我撫養，為了兒子，也要堅強起來。於是，暗自立誓：以後再也不要因為生病而哭泣！因為，生活不相信眼淚。擦乾眼淚，勇敢面對，接納一切，就當是上帝送給我的一份特殊生日禮物吧！

我同樣經歷了住院、手術、化療一系列治療過程，當我在化療出現各種不良反應，身體異常難受時，就向病友們講故事、講新聞、講笑話，既轉移注意力緩解痛苦，又能為病友解悶帶來快樂；當有病友問到我：「為什麼患重病還能這樣樂觀？」我說：「人生就是大舞臺，我們女人一生要做父母的女兒、別人妻子、孩子的媽媽、公司職員等，每天都在演繹著不同的角色，現在需要我們演患者，那麼我們演好這個患者角色就好。」當我的頭髮、眉毛、眼睫毛全身毛髮掉光，家人看著我都心酸流淚時，我照著鏡子勸慰自己：感謝上帝給我這個機會，讓我此後親眼看到身上的毛髮是如何一天天長出來的，我是幸運的，比別人多了一次觀察自己的機會。

穿過那段陰霾歲月後，我變得更加堅強和理性，真正明白了自己想要什麼。身體稍有恢復，我便到處尋找乳癌團體，想與病友一起抗癌，並想幫助更多患者，進行心理輔導，緩解病痛。有一次，我到醫院乳房科複查，醫生

說乳房科住院部有個「蝴蝶家園‧鏗鏘玫瑰戰友團」，可以參加活動。於是，我在護士站了解到，杜慶潔正在成立「鏗鏘玫瑰戰友團」，就這樣我高興地加入了這個公益組織，並成為該組織御用主持人，至今已有十個年頭了。在業餘主持生涯中，透過每年的年慶盛會，從一個主持人的視角見證著姐妹們不同的人生精彩瞬間。臺上臺下有太多的感人故事，有的讓我瞬間淚奔，有的讓我回味無窮，終生難忘。

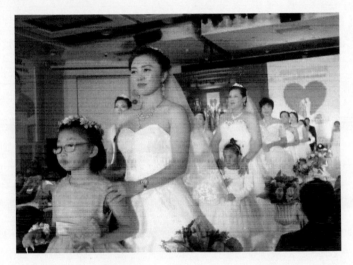

　　記得在 2017 年 10 月的盛會上，當「鏗鏘玫瑰戰友團」的姐妹們身披潔白的婚紗，有的與另一半，有的與孩子兩兩結伴，在婚禮進行曲中款款走向舞臺時，全場響起了雷鳴般的掌聲，她們為大家帶來圓夢走秀節目，這是一場穿越時空的愛與甜蜜，她們用美詮釋過去，珍惜現在，憧憬未來，這何嘗不是我的夢想啊！當時，我想到自己結婚時，由於工作性質緣故，公司主辦的集體婚禮，匆匆忙忙簡簡單單，連婚紗也沒有穿上，遺憾至極！看到她們圓夢之旅的走秀，每個人都洋溢著幸福的笑容，那一刻，我感慨萬分！也如同圓了自己的夢！

人物故事篇

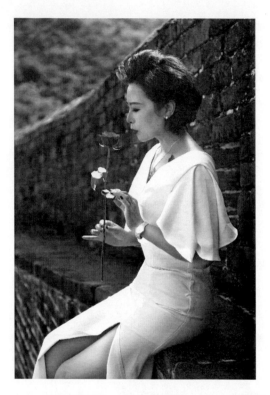

　　還有一次盛會，我們邀請到一位 97 歲的羅奶奶，她的分享讓我留下了深刻印象。羅奶奶一生中，包括乳癌在內共做過 6 次手術，她耳聰目明，還能穿針引線，生活起居都是自己完成，她說自己永遠是 18 歲。當我問到羅奶奶的長壽祕訣時，她說：「不怕死、開心活，就這麼簡單！」她會唱很多歌曲，當時還為大家唱了一首歌。她是一位智慧優雅的老人家，她豁達、開朗、樂觀的生活態度，感染了全場，也讓我明白了人的心態決定生活態度，心態好，是戰勝一切困難的法寶。

　　浮雲朝露，光陰荏苒。十年，彈指一揮間。今年是鏗鏘玫瑰戰友團成立十週年，恰好我的癌齡也是十年。

　　這十年，是我從絕望當中尋找到希望的十年，是我走過人生溝溝坎坎最多的十年。

　　這十年，是我抗癌勝利、事業再起的十年，是我見證鏗鏘玫瑰戰友團一步步發展壯大的十年。

　　這十年，我演繹了母親、患者、員工、主持人等角色。人生如戲，戲如人生。人生大舞臺，沒有彩排，接納命運的安排，勇敢地面對一切，盡力演好自己的角色，無悔無憾。

我的這十年
—— 嚴茗月

　　這十年，正如林徽因曾說的，把悲傷過盡，才能看見歡顏；把苦澀嘗遍，才能自然回甘。

　　如今，我們走走停停，追憶美好時光，無奈歲月染白髮蒼蒼。我們要珍惜當下，因為來日並不方長。至此，想起三毛的幾句散文，讓我們共勉吧！

　　我來不及認真地年輕，待明白過來時，只能選擇認真地老去⋯⋯趁陽光正好，趁微風不燥，見想見的人，做想做的事，才能不辜負，這來之不易的人生。

攜手夥伴快樂康復

孫敬

　　所有的經歷都是成長，不管生活給予我們怎樣的磨難，我們依然要熱愛生活，熱愛生命！

　　8月18日是個非常吉祥的好日子，很多人會把結婚、聚會出遊等歡樂的事情安排在這天。但對我而言，是生命跌入谷底的一天，乳癌三個字猶如晴天霹靂，打得周身陰森寒冷。從此，我的生活發生了翻天覆地的改變。

　　患病那年，我才45歲，感到很無助，很恐懼，很絕望，整天胡思亂想。想不通為什麼會得這樣的病，以為自己將要告別人世，擔心今後父母、另一半和孩子怎麼辦？家裡的錢花光了怎麼辦等，時常一個人暗自抹淚，甚至想過放棄治療。

　　在家人的勸說下，我懵懵懂懂地被推進了手術室，動了單側乳房切除手術。和所有的癌患姐妹們一樣，術後開始化療，伴隨化療而來的各種副作用，讓我痛不欲生。那些日子裡，父母兄弟為我提供經濟支持，伴侶沒有一點怨言，每天陪伴在身邊，想盡辦法讓我多吃一點東西，增加營養和抵抗力。在全家人的陪伴呵護下，我的心漸漸平復下來。

　　化療造成的傷害反映在身體的各個部位，掉頭髮是很明顯的身體外部特徵，影響到自己的形象。當心愛的長髮一把把掉落時，我的心情又跌落到了谷底，頭髮、乳房是女性最引以為傲的兩個部分，弄成這樣感覺人生黯淡，無趣無望。

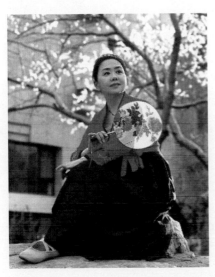

機緣巧合下，我發現了「癌症康復協會」這樣一個組織。正處在迷茫時期的我，便果斷加入其中。

進入這個團體後，我結識了許多同病相憐的姐妹，她們對我這個新病友很是關愛，從各個方面給予我很大幫助，把這些年的抗癌經驗無私地介紹給我，讓我少走了許多彎路。我們在一起加強運動鍛鍊，每天堅持在松樹林裡走路 2 個小時，邊走邊談天說地。在和她們的不斷接觸中，我也懂得了，身患癌症並不等於死亡。身邊的姐妹有的已成功抗癌 5 年，有的已走過 10 年，甚至還有幾位超過了 20 年。從她們身上，我看到了希望，心情慢慢從谷底走了出來。

隨後，我又參加了舞蹈隊。在學習舞蹈的過程中，對古典舞產生了濃厚的興趣。下課後我會反覆揣摩，研究動作細節，每當學會一個舞蹈動作都特別開心，我完全沉浸在學習舞蹈的快樂裡，沒有時間再去想別的，也忘了自己是個患者。

姐妹們在一起相互陪伴很快樂，有時還相邀一起去旅遊，去感受不同地方的風土人情、自然景觀、特色文化。欣賞美景的同時，心情自然會更加舒暢。

除了自娛自樂，充分享受生活，感受大自然的美以外，有時，我們還會做些公益活動，去養老院看望孤寡老人，幫他們包餃子，演節目。幫助別人，快樂自己！

最近，我還走進了老人大學，學習朗誦、手機攝影，不斷用知識加強自己，充實自己，慢慢學會了發現、品味大自然的美和人性的善，學會了理解

參悟東西方的文化精華，學會了用文化、文學藝術滋養自己的靈魂。今生如果不能增加生命的長度，那就拓展它的高度和寬度吧！這樣一想，感覺到人生未來的路還很長，每一天都是新鮮的、有趣的。

有人說，上帝關上你的一扇門，同時會為你開啟另一扇窗，的確如此。反思自己為什麼會得癌症，其實就是認知狹隘，有一點事不隨自己的心意就發脾氣，人經常處在生氣鬱悶之中，完全違背了老祖宗的養生之道，如此這樣，怎會不生病？古人講，養病先養心。如今，我的心結打開了，康復的路走對了，身體自然而然恢復得很好！

至今，我已在抗癌路上走過 9 個年頭。雖然這一路走得磕磕絆絆，跌跌撞撞，但在與癌共舞的日子裡，也總結了自己的一些經驗和體會，分享給姐妹們，希望對大家有所幫助。第一，得了癌症，不要害怕。要積極配合醫生的治療，科學地選擇治療的方案。也就是說，要對自己的病心中有數，把命運掌握在自己的手裡。第二，一定要走出去集體抗癌，別單打獨鬥。在抗癌的路上，有許許多多的姐妹並肩同行，會有很多心理上的依靠和知識經驗的支持。第三，培養自己的興趣愛好，比如唱歌、跳舞、畫畫、養花、養魚等。當一個人專注於某件事情的時候，會忘掉一切的不愉快，包括身體上的病痛。我稱它為「轉移療法」。第四，要堅持運動。選擇適合自己的運動方式，比如走路、慢跑、游泳、太極、瑜伽等。運動可以增強體質、身體的靈活性和協調性，可以有效地減少焦慮和憂鬱症狀，提高生活品質。第五，一定要讓自己快樂起來。去尋找並創造快樂，遠離負能量的人和事，讓生命處於自在愉悅的狀態下。

所有的經歷都是成長，不管生活給予我們怎樣的磨難，我們依然要熱愛生活，熱愛生命！

成為一束光照亮他人

熊東華

　　人這一生，該遇到的人躲不掉，該經歷的劫也逃不掉。既然如此，就要積極面對。因為我貪戀人間的煙火氣，所以我決定留在這裡。希望自己成為一束光，照亮他人。

　　永遠記得 2019 年 12 月 29 日這個日子，這是我的重生日。那天，雪下得很大，寒風刺骨，黃沙漫天。我靜靜地躺在醫院病房裡，等待著人生中的第一次手術。時間已到下午，其他 5 位病友姐姐已完成手術回來，她們都已做過病理穿刺，我感受到她們的心情比我低落。我的心情則稍顯輕鬆，更多的想法是快點做完手術回家，陪伴我的兒子。

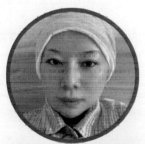

　　我因乳腺增生而入院，以為自己只須做個小手術。然而進手術室 4 個多小時後，醫生告訴門外等候的家人：「手術很順利，浸潤性乳癌，切除得非常乾淨，腋下也廓清了。」

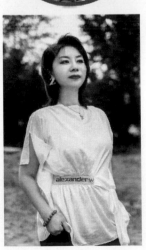

　　在手術檯上時，感覺自己做了個很美的夢，具體內容記不清了，但那種美好的感覺，讓我至今記憶猶新。我想，這個美夢一定是源自手術室外等待

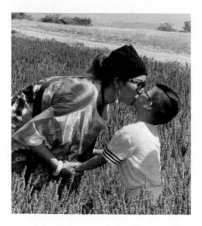

的家人傳遞給我的力量，這份力量從那時開始就陪伴著我，支持著我，鼓勵著我。我想這份力量永遠不會停止，只會隨著家人對我的愛越來越強烈。

術後兩週，醫生通知我去取病理報告。朋友陪我一起去了醫院，醫生告訴我是三陰性乳癌。聽到這個消息，眼淚奪眶而出，再也不能控制自己，情緒低落到極點。在此之前，我了解到三陰性乳癌非常凶險，通常發生在年輕女性身上。它的治療方法很有限，復發率也非常高。這時候，王醫師親切地拉著我的手說：「還有35%的人群是不會復發的，而且5年內不復發的話，是好於其他病理類型的。」她還說：「也不需要每個月在肚皮上打一針。」

我不確定當時有沒有把王醫師的話全部聽進去，在複雜的情緒下，試著消化一切——「為什麼生病的是我？」、「孩子們還需要我的照顧。」、「我還可以活多久？」這些問題在腦海裡交替出現。我憂鬱和焦慮了很久，責怪老天爺不公平，也開始反省自己，我從未做過不好的事情，為什麼命運跟我開一個這麼沉重的玩笑。

其實在確診之前，我就預感到自己可能是真的生病了。2019年夏天，在飛往歐洲的飛機上，我突然想到這可能是我最後一次和家人出國遊玩。現在看來，這可能是女人的第六感，又或許是旅行帶來的疲勞所致。

無論怎樣，在這一切複雜的漫漫思緒中，迎來了第一次化療。醫生為我制定的計畫是8次化療和30次放療。治療過程中，我的心態慢慢發生了轉變。

化療的痛苦不言而喻，經歷過的人都知道，每次化療後，都須在家靜養一週。幸運的是有丈夫的精心呵護，他就像是園丁，用他的細心和愛澆灌

成為一束光照亮他人
—— 熊東華

著我，更像一束永不磨滅的光，照耀著我前進的道路。在他不離不棄的照顧下，我身體恢復很快，心情也隨之好起來，就這樣，在不知不覺中，度過了最艱難的日子。

為了更好地休養，丈夫帶我回到家鄉，那裡的氣候比較適合養病。我加入了太極協會，算是協會裡最年輕的一員，每天去山上打太極，練習氣功。一段時間後，感受到身體的力量正在漸漸恢復。運動健身的確是個好方法，推薦大家在身體允許的情況下，適當做些運動。

一年半後，我突然摸到脖子上有個黃豆大小的疙瘩，在當地醫院做了超音波檢查，醫生說沒問題。再過三個月複檢時，我發現它長大了，便很擔心，要求醫生做穿刺檢查。

等待結果期間，我祈禱：「這不是轉移，不是轉移。」但結果給了我當頭一棒，確認是淋巴結轉移。我立刻決定回之前的醫院治療。

帶著檢驗報告去了醫院，找到之前的主刀醫師。由於之前大半年的相處，我早把醫護人員當成了家人。那天我情緒很激動，像抓到救命稻草一樣，著急地詢問下一步該怎麼治。外科主任寫了個名字張永強給我。

腫瘤內科主任張永強，為我制定了新的治療方案，經過一年的治療後，病情基本穩定。

在這期間，我的心態發生了很大轉變，有醫生團隊的專業性保駕護航，更讓我安心；身邊的病患姐姐們積極面對、互相鼓勵的良好精神狀態，讓我增強了信心。即使每次化療都帶來很大痛苦，但我仍堅信自己可以成功戰勝病魔。堅信陽光總在風雨後，一定會迎來又一次重生。

面對病魔不害怕，更不會停下前進的腳步。這個世界永遠有值得為之醒來的明天。

夫妻抗癌攜手共進

程玉玲

一年四季，一日三餐都是命運的餽贈。我珍惜每一天和家人、孩子相處的時光。

我是一名藥師，患病之前，我和千千萬萬的普通人一樣，每天在平凡的工作和生活中忙碌奔波，平淡如水的生活早已成為習慣。但命運的轉折會在不經意中突然來臨，從此改變整個家庭的未來。

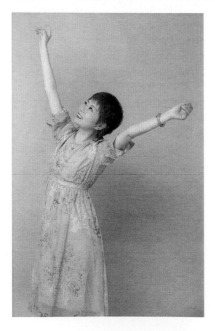

2015 年，對普通人來說是一個再平凡不過的一年，可對我而言則有喜有憂。喜的是女兒結婚了，有了自己幸福的小家庭，憂的是在女兒結婚後不久，我老公病倒了，我的生活從此被徹底打亂。7 月 20 日，老公突然腹部劇烈疼痛，第二天到醫院做了各項檢查。當我拿到檢查報告時徹底傻了。平時身體那麼好的他，就連感冒都躲著他走，怎麼一下子就患了肝癌呢？

他情緒低落到冰點，我只能安慰他說：「現在醫療水準很高，不會有事的。」很快，主治醫師便安排住院，手術時間定在 8 月 3

夫妻抗癌攜手共進
—— 程玉玲

日。早上 8 點，他準時進了手術室，女兒、女婿、親家、朋友們，都在手術室外等候。到了 11 點，手術室還沒傳出一點消息，我的心開始緊張了，擔心的事還是發生了。丈夫在手術中大量出血，生命垂危，醫生拿著病危通知書讓我簽字。我的手一直發抖拿不住筆，眼淚止不住地流，心裡的痛無法用語言來表達，我求醫生，一定不惜一切代價救救我老公，我不能失去他，這個家需要他。

術後丈夫被送進加護病房（ICU），我在 ICU 外面住了一個星期後，醫生告訴我：「你丈夫終於醒了，他能夠醒過來，是你的配合和果斷也發揮了作用。」不管怎樣，我聽到的是一個月來最好的消息。從 ICU 轉到普通病房，我陪同丈夫在醫院住了將近一年的時間，他的身體才慢慢好轉，我的心也踏實下來。我很珍惜和他在一起的每一天。

意想不到的是，2018 年我被查出乳癌，得知消息的那一刻，各種不好的預感通通湧上心頭，感覺天要塌下來了，感覺老天爺實在和我過不去。老公還在治療中，我可不能倒下，好在發現得早。8 月 15 日，我接受了右乳根除手術，術後需要化療 4 次，標靶治療 1 年。

術後第三天，丈夫接我出院，我的情緒控制不好，嘴裡埋怨說：「現在我們倆都是癌症，以後誰照顧誰呀？」丈夫摟著我說：「玲你別擔心，你照顧這個家幾十年，吃了很多苦。以後，就由我來照顧你。」我的大姐、二姐也爭著留下來，要照顧我們。22 號是我老公的生日，孩子們都回家來慶祝，同時，也祝我手術順利。孩子送上生日麵，老公端起碗說：「孩子，你媽媽是這個家的功臣，這碗麵我要餵給你媽媽吃。」這時我眼裡都是淚水，多年的辛勞付出和委屈，在這一刻都融化了。一年四季，一日三餐都是命運的餽贈。我珍惜每一天和家人、孩子相處的時光。

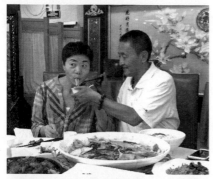

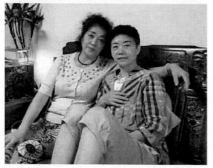

　　經歷幾次化療，雖然沒怎麼掉頭髮，但身體其他方面的反應還是很明顯，沒有食慾，吃不下飯，還噁心嘔吐。為了不讓白血球降低，我想方設法多吃東西，為減少胃裡不斷冒出的酸水，就吃榨菜來緩解。做第三次標靶治療，我就自己去醫院，完全把自己當成一個正常人。

　　還沒等治療結束，老公又便血住進了醫院。每次標靶治療結束，我都會到病房去照顧他，他需要我的支持和安慰。老公看著我身心疲憊、臉色蒼白的樣子，很是心疼。說真的，他放心不下我和這個家，很多次我倆都忍不住掉眼淚。但在抗癌路上，我們夫妻誰對誰都不離不棄，攜手共進。

　　擺脫病魔的日子，如同重生般可貴，我的情況一天天好轉，也有幸結識了很多好姐妹，學會了舞蹈、健身。在抗癌的路上，我願意和姐妹們一起走，讓我們的生命更精彩。

向陽而生 溫暖幸福

韓美清

一切過往，皆為序章。我們向陽而生，逐光而行，心有暖陽，何懼人生滄桑！

一切過往，皆為序章。疾病使我重新審視自己的人生，收穫了滿滿的愛和幸福。充滿正能量的團體，一起向陽而生，逐光而行。

24 歲結婚，25 歲生子，一直兩地生活。為了擺脫這種困境，工作 7 年後，我考上了碩士班，並提前半年畢業，終於在兩地生活十年後，在伴侶所在的城市找到了很好的工作。主管重視，同事關係融洽，考證，加班，熬夜工作，五年內拿到三個科技進步獎。事業猶如盛開的春花，熱烈而美好！

一家人團聚兩年後，另一半調職。於是，我重操舊業繼續考試，考上了博士班。順利拿到博士學位後，我找到了很好的工作。之前的生活太緊張，一個人帶孩子、讀書、工作，每晚做夢不是在考試，就是在寫論文，醒來就像沒睡似的，特別疲倦。終於迎來輕鬆的工作了，我卻不滿足，總認為退休還早，不能就這麼「頹廢」下去。

同學們說，我從鄉下奮鬥到大城，什麼都有了，我的經歷可以寫本勵志小說了。

不甘於輕鬆，我來到了又忙又累的新公司，忙於各種會議，每天都加班。除了獲獎、發表論文，還順便出了四本專業書籍。在這個新平臺，很忙很快樂，我找到了自己的價值。

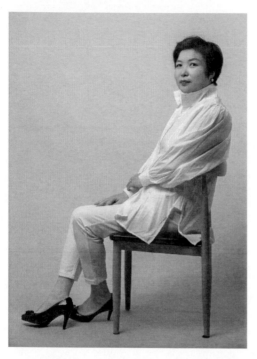

直到 2020 年 1 月 19 日晚，洗澡時我摸到一個硬塊，次日把工作安排好，一個人去了醫院。醫生說得很委婉，開了住院申請單，當時我有點傻。回家後上網查查就明白了，淚止不住，為什麼是我！我這麼努力，這麼多年來，我辛苦打拚，為什麼會這樣？

在疫情尚不明朗的時候，人人恐慌，這種時刻，我遭遇到人生最大的打擊。但知性的我很清楚，不甘、哭訴、怨恨、逃避，這些都不能解決問題，唯有面對、接受、調整，積極配合醫生，才能幫助自己。

2020 年 2 月 14 日，疫情籠罩下的特別情人節，我動了手術。前一天，我認真地和自己的右乳作別。

住院的日子很愉快，醫生好，護士好，病友好，大家每天嘻嘻哈哈的，一點都不像癌症患者。我吃得香，睡得也好，傷口恢復很快，醫生說這是相當罕見的快速恢復！因此，拔管快、拆線早，病理報告出來後，醫生發自內心地高興，跑到病房告訴我：「你的病理結果很好，可以不用化療！」

病友們都為我高興，我第一個出院了，向醫護人員留下了真誠的感謝信。

然而，剛剛過去兩個月，我被確診為甲狀腺癌！於是，2020 年 5 月 8 日，同樣的醫護，甚至同一張病床，我又動了手術。這次，我的情緒很糟

糕，雖然知道這兩種癌不是轉移，但是發生在自
己身上，真的無法接受。

再次經歷不甘，哭鬧，怨恨，恐懼，依然是
透過自主學習，了解內分泌與兩者之間的關聯，
最終選擇面對眼前的事實，接納自己的病。

也曾經歷過嚴重的藥物副作用，肝功能受
損，夜夜失眠，痛苦憂鬱，控制不住淚流滿面嚎
啕大哭。再次調整好心態，也沒覺得自己會怎
麼樣。

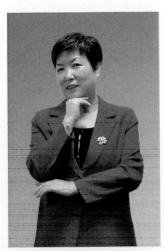

這回，我真的應該能寫本勵志小說了！

其實，不論是對待工作還是生活，不論是對
待疾病還是家人，態度轉變了，一切都能向好。
這個真的不是口號，而是我實實在在的體會。

以前，我只知道努力工作，加班加時，不辭
辛勞，成績是有，但身體垮了。如今，我佩戴義
乳，成功瘦身，整頓好自己，煥然一新回到工作
職位上，主管同事都眼前一亮，真誠地照顧我，
叮囑我，保重好自己的身體。

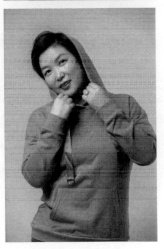

以前，我一直認為自己是工作狂，工作令我
愉快，人生只有工作和學習，基本沒有生活和娛樂。其實工作少了誰都可
以，家庭缺了誰都不行。

現在懂得要享受生活，感謝疾病使我停下來思考，重新審視自己的人
生，收穫了滿滿的愛和幸福。

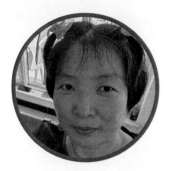

以前一家三口都愛工作、愛學習，大部分時間都在公司和學校，在家的時間很短，幾人都是一日三餐吃外食，家裡冷冷清清，基本不開伙。十年兩地生活，我既帶孩子又工作且學習，要多累有多累，總覺得他像是旅客，對家庭生活的參與程度很低。

生病以後，最無助的是他，壓力最大的是他，變化最大的也是他，學會了買菜做飯，學會了做家事，跟著我清淡飲食，早睡早起，甚至幾乎戒掉了菸酒。

以前，兩人個性都要強，互不相讓。患難見真情！如今，享受著青梅竹馬的愛，每天洗手做羹湯，事無巨細，像照顧孩子一樣的愛護我，幸福不言而喻。

讀博士的兒子就更不用說了，已然是半個乳房科「醫生」，可想而知為我做了多少。

一切過往，皆為序章……

不管過去經歷過什麼，都過去了，不必再翻。真心感謝生病，感謝疾病使我停下來思考，重新審視自己的人生，收穫了滿滿的愛和幸福。

願大家都能劫後餘生，心中有愛，歲月靜好，平和安然！我們，向陽而生，逐光而行，心有暖陽，何懼人生滄桑！

與癌共舞十年

楊詠莉

最好的生活就是不念過往，不懼未來，享受當下。我終於明白了這種快樂生活的方法，並實踐它。

提起久未觸碰的鋼筆，翻看過去十年拍下的照片，一幕一幕影像如潮水一樣湧來，慶幸、感動、感恩，種種情感紛至沓來，眼淚滑過面頰，思緒回到了十年前的夏秋之交。

那年，我利用暑假時間和好友一起，帶著各自的女兒去旅行，旅行的最後一站，白天遊覽了美麗的風景，晚上下榻在飯店，洗澡時，我無意中碰到乳房上有一塊特別硬的腫塊，心裡頓時一沉，由於我本人也是學醫出身，並且在醫院工作，已有的常識讓我感到情況有些不好。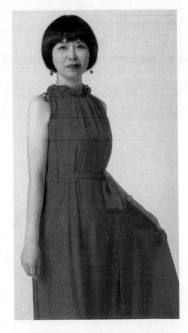

上班後，趕緊找了一位本院乳房超音波專家檢查，結果高度懷疑是乳房惡性腫瘤，猶如晴天霹靂，我無法接受。懷著僥倖心理，我又找了腫瘤醫院的超音波專家再次檢查了一次，結果還是一樣，乳癌！

　　經歷了最初的心理煎熬和不接受，最終還是動了手術，之後 8 次化療，25 次放療，飽受了常人無法理解的苦痛，精神上的折磨更是令人難以承受，從不相信得癌症這種倒楣事情會發生在自己身上，心理上受到極大的挫敗感。

　　記得有一次治療後回家，在計程車上與司機聊起自己的工作經歷，大學畢業因為學業優秀而獲得工作，成為眾多人羨慕的天之驕子，那時是何等的傲嬌。但得了絕症後，一切又回到了原點，所有的一切都變成虛無，天天依靠安眠藥才能入睡，身心疲憊，患上了焦慮症。

　　恰在此時，一件生活中發生的小事觸動了我，徹底改變了我這段渾渾噩噩的生活。那天早上，我正準備去醫院化療，臨走前再三叮囑老母親別出門。老媽媽讀書不多，又常年在家當家庭主婦，這次專程從老家來照顧病中的我，她在這裡人生地不熟，真怕她走丟了。

　　可是當我開始化療時，躺在病床上的我，看到病房門口站著的老人居然是我的媽媽，我既驚愕又感動，不由得淚如雨下，急忙詢問她那麼遠的路如何找來醫院的？媽媽淡然地敘述著這一大早的找路經歷，原來自從我離開家後，她十分惦記我的安危，非得自己親自陪護才能放下心來。於是就帶好東西出門了，她走一段路問一個人，尋找我住的醫院，就這樣坐捷運還是坐反了，多虧一位好心的大姐陪著她坐回正確的方向，並且反覆叮囑她如何換公車，下車後又遇到熱心人，看她年紀大了反覆問路，又聽不太明白話，就將她送到醫院，最終找到了我住的病房。

　　媽媽找到我滿足地笑了，我卻感到深深地自責。知道我生病了，媽媽立即從老家來陪我，可我當時情緒十分糟糕，經常不給媽媽好臉色，經常在她面前崩潰大哭，現在我才意識到自己有多麼自私狹隘。可憐天下父母心，舐

犢情深，我從小到大一直就是父母親的驕傲，無論念書還是工作，從未讓父母操過心，如今的我染上重病，母親的苦痛和所承受的壓力一定不比我少，但她總是默默地守護著我，拚盡全力，完全忘記自己的安危。而我卻被痛苦打擊得一蹶不振，讓母親更加憂心，這一切顯然不是我想要的人生！也就是從那天開始，我重拾信心，為了老母親，為了年幼的女兒，好好配合治療，開心過好每一天！

記得在我手術前的一天，一位友人曾對我說，最好的生活就是不念過往，不懼未來，享受當下。當時我不理解這話的深意，現在我終於明白了這種快樂生活的方法，並實踐它。心態轉變後，行動自然而然走向正常軌道。

治療後我辭掉了如日中天的工作，回歸家庭生活。春天看春花，夏季賞雨荷，秋天看紅葉，冬季踏雪尋梅。原本因為工作忙而無暇顧及的愛好重新拾起來，品茶、烘焙、書法……填滿了每天的生活，每時每刻都體會著大自然的美好和生活的愜意。

總之，生病十年，是我與癌共舞的十年，是我不長的人生旅途中最幸福的一段。我因禍得福，疾病讓我脫離繁忙而辛苦的工作，在非常年輕的歲月就享受著清閒、幸福的退休生活。要知道我的大學同學在這個年紀都在公司挑大梁，在家裡過著上有老，下有小的辛苦日子。當然，我最喜歡的旅行也提前啟程，這十年，我出國旅行去過世界上的許多國家，包括英國、法國、瑞士、義大利、梵蒂岡、泰國、菲律賓、越南、柬埔寨、印尼等國家，腳步踏遍了大好河山。

現在疫情已經過去，我準備繼續前行，繼續領略旅行帶來的美好，感受著自在喜樂的當下。

親情大愛讓我振作起來

張曉芳

癌症讓我的生命重啟，餘生讓快樂相伴，迎著陽光行走，把陰影拋在身後。

2017 年 6 月，公司一次正常的體檢，對於很多同事來說，只是一個普通檢查，但對我而言，簡直就是晴天霹靂。當拿到檢查結果，看到確診為乳癌的時候，我整個人都傻了，情緒一度崩潰。因為我不相信，自己竟遺傳了媽媽的病（媽媽也是乳癌患者）。一向認為自己身體很健康，但命運就是這麼捉弄人。當我知道這是不爭的事實後，迅速採取住院就醫措施，從確診到動了根除手術，前後只經過一週的時間。

那時候，我的心態是低落的，自認為很健康的我變成了「殘疾」，手術的全切造成了身體的不平衡，有時甚至在走路的時候還會摔倒。同時化療帶來的病痛，讓我瞬間失去了自信和對未來生活美好的憧憬。尤其聽到有些病友，關於癌症復發率、存活期之類的言談，更是感覺生命彷彿離終點很近，心中充滿了恐懼，我一蹶不振。

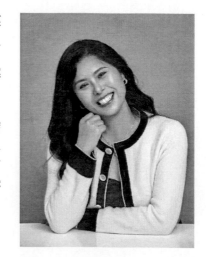

親情大愛讓我振作起來
—— 張曉芳

　　我把自己關在家裡，不見任何人，除了必須去醫院複檢外，其他時間都在床上躺著。很快，我的體重從 70 公斤飆升到了 90 多公斤，就像被吹起的氣球。這個時候，家人、朋友都鼓勵我要面對現實，拿出對待工作的負責態度，來對待未來的人生。姐姐是最懂我的，她深知我為什麼沒有自信，變得封閉。於是，她多方面、多管道為我了解各種品牌配套的義乳和內衣，並與另一半陪我一起外出旅遊，緩解心理壓力。旅遊的路上，看到美麗的風景，我慢慢敞開心扉，心情也漸漸好起來。我找到了滿意的義乳和內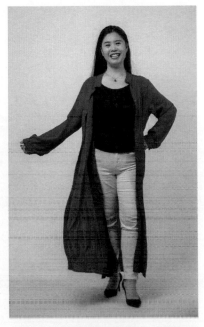衣。當戴上義乳的時候，我一下子覺得身體和心理上的缺陷都得到了修復與彌補，我又可以站直了，心情愉悅得不得了，心態的變化，使精神面貌也隨之改變。

　　旅遊路上走走停停，感嘆世界真的很大，我應該多去走走看看。一個多月後回到家，我的內心開始有了改變，心態也有了調整。我知道，只有積極面對人生，活著才有意義。我深知這些情緒的轉變都是我的家人、朋友、公司同事的親情大愛讓我振作起來的，他們的關心讓我備受溫暖，她們的鼓勵使我堅強起來。

　　大愛無疆，只有自己感覺到，才是最真實的體會。最令我感動的是我的同事，他們送我的禮物是一個鐵盒包裝，裡面是一張張手寫的祝福卡，每次打開看看，都會淚流滿面，被他們真摯和樸實的言語而感動，一直珍藏到現

在，至今，一直感受著他們帶給我的那份支持與動力。

這些年，有緣遇到這些溫暖的同事和知心的朋友，他們都成為我人生中，濃墨重彩的一筆，在我的抗癌路上給了我莫大的鼓舞。雖然因病失去了一個乳房，但我得到了更多的愛，也是這些愛給了我力量和信心，讓我越來越堅強。

癌症讓我的生命重啟，餘生讓快樂相伴，迎著陽光行走，把陰影拋在身後。

一次偶然的機會，我接觸到了「鏗鏘玫瑰戰友團」公益組織，在這個團體裡，姐妹們都是癌症患者，她們都是有故事的姐妹，戰友團就像一個大家庭，彼此溫暖，互相幫助，姐妹們分享著自己的親身經歷，勇敢面對生活中的每一天。她們還不顧自己身體的傷殘，經常對需要幫助的人耐心勸解、排憂解難，在她們身上，展現了對疾病和生活積極向上，樂觀開朗的態度。

戰友團姐妹們對美好生活的渴望，有著極大的感染力，很觸動我，為我樹立了信心。加入這個團隊後，我也積極參與各種活動，發現態度決定一切，過去我穿的衣服不是白色就是黑、灰色，看著她們穿著豔麗，充滿朝氣的勁頭，我就想，自己還年輕，大家說得對，生病就當提前退休了，可以去自己想去的地方，做自己想做的事。

如今，癌齡已有五年半的我，開朗樂觀，積極向上，淡定釋然。在所有家人的陪伴下，在朋友同事的大愛支持鼓勵下，面對疾病和未來，我一定會在所有人的關愛下有所改變。

心中充滿愛・癌跑玫瑰開

李敏

只要心中充滿愛，在人生的舞臺上，定能綻放出絢麗多姿的色彩。

癌症別名 —— 惡性腫瘤，相信大家或多或少都聽到過這個冰冷且又殘酷的詞語，談癌色變是每一名癌症患者及其家人的真實寫照，但作為一名乳癌親歷者，我要向大家說的是，只要心中充滿愛，癌症是可以戰勝的，你也可以像玫瑰一樣美麗綻放。

那是 2014 年 11 月的一天，我無意中發現自己的左側乳房有一個硬性的結節，當時並沒在意，但在家人的一再勸說下，才去醫院做了檢查，就是這次檢查的結果，讓我成為乳癌患者中的一員。當時我就像大家一樣，徬徨，絕望，迷茫，甚至懷疑人生，我不禁問自己：「這種事情怎麼會發生在自己身上呢？檢查結果一定是錯誤的！」但殘酷的事實擊碎了我的幻想，從這天開始，我的生活陷入了黑暗，我的心情也跌到了谷底。

2015 年元月，我的抗癌之路開始了。1 月 14 日，由某醫科大學附屬醫院，乳房外科主任李豔萍主刀，為我動了腫瘤切除手術。手術非常成功，但隨之而來的是化療帶來的不良反應讓我應接不暇，並且再次讓我內心崩潰。化療藥物帶來的消化系統反應是噁心、嘔吐，還有深入骨髓的疼痛，猶如萬蟻椎心，身體其他部位也有各種不良反應，時常會痛得我用頭撞牆，真是常人無法接受。

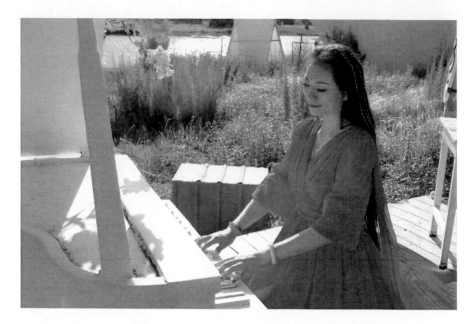

　　讓我更加難以接受的是，一頭烏黑秀麗的長髮因化療藥物的副作用，一夜之間全部掉光，我相信這是對每個女人最殘酷的打擊。身體和心理雙重的痛苦同時折磨著我，我真是動了輕生的念頭，我想與其這樣痛不欲生，不如一死百了來得痛快。

　　但就在這時，正逢第二天母親節，兒子跑過來對我說：「媽媽，我們幼兒園母親節有活動，邀請媽媽參加。」我看著兒子一雙水汪汪的大眼睛看著我，於是我就答應了。第二天精心打扮一番，為了擋住我的光頭，還特意戴上帽子。

　　在幼兒園的舞臺上，一群天真可愛的孩子在合唱一首歌。演唱完畢，孩子們對著臺下的媽媽們深情呼喊：「媽媽，我愛您！」然後像歡快的小鳥一樣，回到自己媽媽身邊。

心中充滿愛・癌跑玫瑰開
—— 李敏

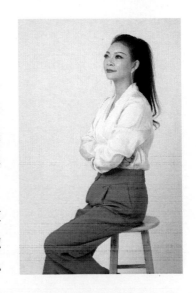

　　從始至終，我的目光一直追隨著兒子的身影，當他跑過來，把那柔嫩的小臉蛋貼在我的臉上撒嬌，接著又用他那雙小手幫我捏捏肩膀，捶捶後背的時候，我強烈感受到了兒子對我濃濃的依戀和愛，我心裡既感動又辛酸，抑制不住的眼淚一下子溢滿了眼眶。這一刻，兒子的深情呼喚重燃了我求生的慾望。

　　那時，我那可愛的兒子才 4 歲半，我這個做媽媽的卻不知能陪伴他多久，我的內心湧起了強烈的母愛，燃燒起了求生的烈火。為了他，我必須堅強起來，我一定能好起來。

　　心底有一個強烈的聲音在吶喊，我不能就這樣結束自己的生命，不能讓可愛的兒子缺失母愛。此時內心充滿的愛，讓我再次堅定了戰勝病痛的信心。

　　接下來進入了放療階段，放療使我手術一側的乳房皮膚像被燒焦了一樣，由於不懂得如何護理，皮膚起了水泡，我又一次陷入治療的痛苦之中，但這時有幸結識了「鏗鏘玫瑰戰友團」這個乳癌姐妹們互相取暖的大家庭。在「戰友們」的幫助和關愛下，我逐步掌握了術後護理知識，挺過了一次又一次的痛苦，逐步走出了病魔纏繞的陰霾。

　　在漫長的治療過程中，身心的痛苦都被幸福的時光所替代。記得有一天，當我治療剛結束，兒子跑過來一副很認真的表情說：「媽媽，我幫您做一個水果拼盤吧，吃了您就不難受了。」我欣喜地答應了，心裡暗想，他可能也就是說說而已，所以並沒在意。

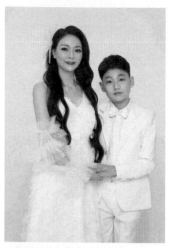

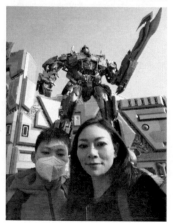

　　當兒子端著「造型各異」的水果擺在我面前的時候，我的內心一下子被融化了，感覺我的「小暖男」瞬間懂事了。在這一瞬間，我所有的病痛都感覺不到了，吃著比蜜甜的水果拼盤，我更加堅定了陪著兒子慢慢長大的信念。我一定牽著你的手，直到交到我兒媳婦接手的那天。

　　現在的我是一名守護天使志工，同時也是「鏗鏘玫瑰戰友團」的主要成員之一，和大家一起去關愛更多的姐妹，幫助她們盡快擺脫病痛的折磨。幫助他人，快樂自己。只要心中充滿愛，其他姐妹也能像我一樣，在人生的舞臺上，綻放出絢麗多姿的玫瑰色彩。最後以一首詩〈重生〉結尾：

　　一朝生死入迷茫，混沌終日累心傷。

　　噬心蝕骨都無懼，衝破黑暗現曙光。

　　嬌兒尚幼遇嚴霜，為母則剛再起航。

　　君伴大愛行路暢，鏗鏘玫瑰展芬芳。

我的生命之花

劉萬芬

用自己學到的知識傳遞正能量，幫助更多姐妹走出困境，讓生命之花開
得更加燦爛，更加鮮豔。

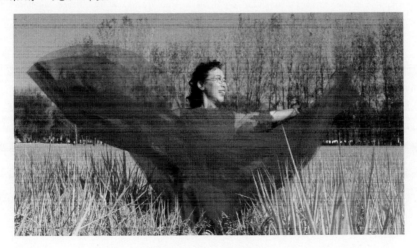

如果人生可以重來，你會從什麼時候開始？我相信每個人的答案都不
同。我的答案是，想從我失去健康的那天開始，什麼時候失去的我不知道，
也不敢想像，這惡魔就潛伏在我身體裡，摧殘著我的生命之花慢慢枯萎，直
到我退休那年，正在憧憬著退休生活的時候，它突然發難，阻礙了我對一切
美好的嚮往。

　　2015 年 3 月 23 日是我 55 歲的生日，也是我正式退休的日子，我以自己的 55 歲為新生活的起點，正式開始了我的退休生活。在兒子、兒媳的支持下，我跟家人、朋友規劃好了外出旅遊的路線，對我來說這一切都是嶄新的，看著天空都能用眼睛畫出幸福的笑臉。可是，老天總是愛開玩笑，一張通往新生活的票在突來的暴風驟雨中被收回。

　　那是 2015 年 9 月的一天，我無意摸到右側乳房有硬塊，不痛也不癢，所以也沒太在意。後來在家人的催促下，兒子帶我去醫院做了檢查，在路上，我還在和兒子說著出去旅遊要準備的東西，想第二天就出發，卻不想檢查結果竟然是乳癌末期，這突來的變故讓我不能相信。我反覆確認，一定是檢查錯了，我不知道說什麼，只有淚水，想不到！想不通！我沒有家族史，上班這幾十年幾乎全勤，很少請病假，退休生活也剛剛開始。為什麼？為什麼？兒子邊安慰我，邊向醫生詢問治療辦法，醫生的話更是讓我雪上加霜：一種是保乳。術後恢復快，傷口創傷小，患者痛苦小；另一種是做乳房根除手術，也就是切掉右側乳房。根除手術癌細胞清除得乾淨，但術後傷口創傷大，患者痛苦大，恢復慢……意想不到的結果讓我無法接受，大腦一片空白，我不相信這樣的事情會發生在我身上。不知道多久之後，恢復意識時，我已經在家裡，兒子、兒媳寸步不離地守著我，鼓勵我，一遍又一遍地講兩種治療方案的利弊，要我放棄一切雜念，接受做乳房根除手術。

　　面對家人和孩子們的不離不棄，苦心勸導，也為了我還沒有開始的新生活，即使知道切掉乳房就不再是健全的女人，最終我還是同意了手術。誰知，這一決定讓我經歷了不能想像的痛苦。

　　手術是順利的，做完手術，離不開人，家人、朋友輪流照料，兒子、兒媳更是親力親為地照顧我，兒子下了班直接到醫院陪護我。化療期間，兒媳

我的生命之花
—— 劉萬芬

婦還在哺乳期，每次去醫院照顧我，都是提前把母乳吸出來放到冰箱裡。我一人住院，全家都陪在身邊，是他們的愛給了我堅持下去的動力。術後開始做 25 次的放療，在這 25 天裡，不間斷地從家裡到腫瘤醫院往返，當時我身體還很虛弱，無法乘坐公車，為了不影響我按時放療，兒子在沒有和我商量的前提下把工作辭了，兒媳婦也沒有任何怨言。經過近一年的心理和身體的調理，我逐漸從痛苦中走了出來，生命之花重新綻放。2018 年 3 月，在家人陪伴下，我登上了西藏 5,013.25 公尺的米拉山口。

術後至今，已經是第八個年頭了，8 年的時間，家人朋友的照顧和陪伴，使我重獲信心。

某醫院的萬冬桂主任更是為我細心體貼地把脈開方，都說乳癌三陰患者無藥可吃，但是我堅持吃了 5 年中藥，使我的身體調理到最佳狀態。

期間我還加入了朗誦團，遇到了我的恩師 —— 王鳳江老師。學習朗誦對我而言，更多的變化是在心理上和意識上，朗誦猶如一劑心藥，對癌細胞有強大的殺傷力，是任何藥物所不能代替的。朗讀已不僅僅是一般意義上的誦讀，讀出了我們對生活的態度和對自己的要求，讀出了自己對信念的堅持，讀出了對美好生活的嚮往！

經過不懈努力，幾年來我多次在不同比賽中獲得好成績：在 2019 年獲得第二屆朗誦大會個人組金獎；在 2021 年誦讀大賽中獲得團體組一等獎。

當萬冬桂主任得知我喜歡朗誦時，推薦我在該醫院的粉紅絲帶俱樂部的病友群，每天為大家誦讀積極向上的文章，鼓勵病友們走出病痛，消解負面情緒。堅持了一年多後，在萬主任的支持和病友們的建議下，我們於 2019 年 11 月 11 日成立了「快樂姐妹朗誦群組」，有近七十位病友加入，至今已堅持誦讀快四年了，每天我都要提前準備好誦讀內容，並錄製好音訊檔案在早

上發送到「快樂姐妹誦讀群組」，每天誦讀不同的內容，其中有繞口令、古詩、聲律啟蒙、大學、中庸、論語、名家名篇等。同時我還要回聽姐妹們上傳誦讀的音訊檔案，對出現的一些小問題及時糾正、講解、鼓勵。

在疫情期間，朗誦團和粉紅絲帶俱樂部聯手舉辦了多次線上朗誦會，我就是要用自己所學到的知識來傳遞正能量，幫助更多姐妹走出困境，讓生命之花開得更加燦爛、更加鮮豔。

當命運沒有善待你，請善待自己

楊菁

每個人都將有生命的終點，這是自然規律。生命的長短是命數，而生命的精彩由你自己掌握。

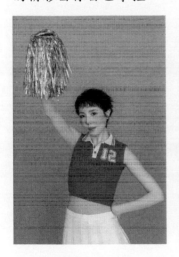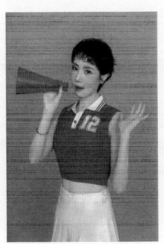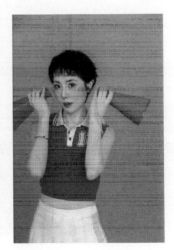

我真的很不幸？我真的很幸福！

為什麼是我？這是很多姐妹確診後都會自問的一個問題。是的，為什麼是我？我也同樣問過自己。

有的姐妹家庭美滿，有的姐妹事業有成，有的姐妹高學歷……至少在不長不短的人生中，都有自己幸福的那一刻。反觀自己，在我 39 年的光陰中經歷過什麼……12 歲蜘蛛網膜下腔出血經歷了開顱手術，終於轉危為安，也沒

留下任何後遺症。大人們都說，這個孩子大難不死必有後福。然而，之後的人生道路也並非一帆風順。離婚，成了單親媽媽。疫情，中年失業。

命運並沒有善待我，而我能做的就是善待自己，努力地向陽而生，期待自己收穫光明的那天。於是我帶著女兒去很多國家旅行，用心感悟世間的萬般美好。我實現了一直以來的夢想，去最愛的海洋自由徜徉，成為一名潛水員。在短短三年時間裡，我的足跡遍及各個知名與不知名的小島。

在我失業期間，乾脆玩起了自媒體。我想向別人證明，「網紅」這個字眼屬於每一個身處逆境，卻依然能量滿滿的人。

癌症的烏雲要靠自己去驅散。

2021 年，終於等到了我的愛情，因為共同的興趣愛好，認識了現在的外籍男友。正當我們的情感日趨穩定時，命運再次給了我當頭一棒，我被查出了身患乳癌三期。當醫生告訴我的那一刻，我哭了。為什麼又是我？

是我不夠努力嗎？是我做了什麼壞事嗎？為什麼要接二連三地擊垮我。女兒尚未成年，接下去我又要失業，我的生活如何保障，我的男友可能就是一句 I am sorry，然後就會離開。還有年邁的父母，我該怎麼開口去告訴他們。

這一系列的問題讓我意識到，患病真正的痛苦是你如何面對一系列的變故。我不想活在被癌症兩個字籠罩著的烏雲中。反覆去問為什麼是我，毫無用處，因為已經是我了。

癌症的厄運，從來不選人。如果想驅散烏雲，只有自己堅毅開朗 —— 就像以前我面對那些變故一樣。可能我比誰都更明白這個道理。

讓所有人忘記你是一個患者，或許內心充滿正能量的人，總能吸引和你同樣有正能量的朋友和家人。

當命運沒有善待你，請善待自己
—— 楊菁

我很坦然地告知了所有人。我的朋友說：「你這個女人命硬著呢。這次挺過去，你以後的人生就徹底開外掛了。」

媽媽說：「乳癌是最好治的癌。基本上就像個慢性病。」

女兒說：「如果連你都治不好，那別人都治不好了。」

男友說：「你的身體沒有你想像中的那麼堅強，也沒你想像中那麼脆弱。」

我的醫生說：「有藥就行，你還年輕，萬事皆有可能。」

在他們的鼓勵下，我似乎創造了一個奇蹟。我是在某腫瘤醫院就診的，那邊的醫生也算見多識廣，但她們直呼沒見過打著歐洲紫杉醇＋雙標靶的患者還正常上班的，更別說運動健身了。化療的副作用在我身上的反應微乎其微。最終經過 4 次術前新輔助化療，我就達到了手術標準。於是我把這段經歷在社群平臺上分享出來，希望告訴更多姐妹，癌症並不可怕，化療並不可怕。面對未知的一切，我們內心總是在製造恐懼。我希望自己能夠成為一個正面的例子，盡快盡可能地回歸到正常生活中去。忘卻它，才能從心理上開始治癒。

接納一個並不完美卻接近完美的結果，對於每個身患乳癌的姐妹來說，能夠保乳，術後 PCR 是最好的治療結果。然而這兩項我全都沒有，但我從沒因為身體的缺失而對自己喪失信心。我果斷選擇術後重建，可能是因為我長期健身的緣故，背闊肌狀態很好，這是醫生開玩笑說的。他們在手術時，一直在猜我平時做什麼運動，背闊肌很發達。

醫生和我都非常滿意重建效果。術後一個月，我就恢復了力量訓練和有氧 Zumba 舞的訓練。我還是那個沒有贅肉，擁有蜜桃臀和肌肉線條健康美的我。與其在意失去的那個胸，不如更好地去塑造整體。我依然是站在人群

中，閃亮自信的那個自己。

有人問過我，你怕死嗎？我說不怕死，但是我不捨得死。雖然身處逆境，但我始終心存美好，抬頭望一眼藍天都覺得那麼美。

治癒別人也是治癒自己。以前去潛水的時候，會痴痴望著折射進海面的陽光很久很久。此時的我放空自己，所有的陰霾都會驅散。它斑斕了整個海洋，也為我的內心點亮了一束光。每次回味此情此景，有個想法在我心中油然而生。我也可以成為這樣的一道光，為身患陰霾中的姐妹帶來樂觀與希望。很多姐妹透過我在自媒體的分享經歷認識了我，我幫助她們回答一些就醫問題，而更多時候是以我的切身經歷去開導她們。我時常和她們說，這也許是我們人生的至暗時刻，但我們不是一個人在戰鬥。你的家人，你的醫生，還有我們 —— 一起並肩作戰的姐妹們。

不要與過往過多糾纏，人總是在挫敗中才會有所反思，也許生病的契機只是讓自己更客觀地審視自己、改變自己，成為更優秀的自己。譬如我，學會了用更寬容的眼光看到別人的發光點，學會更包容的態度看待自己，對待別人。

未來對於每個人都有過多的不確定性，不管你是患病還是不患病。對於我們來說，喜歡做想做的事情就不要再有拖延症，可能我們會捨棄一些過去非常喜歡的東西，比如暫時我不能回到大海，但我也發現了新的樂趣，在熱情的森巴樂曲中釋放自我。過去的很多旅行專注於潛水，忽略了其他的諸多美景。

每個人都將有生命的終點，這是自然規律。生命的長短是命數，而生命的精彩由你自己掌握。

當命運沒有善待你，請善待自己
—— 楊菁

　　生性自由的我，歷經種種，如今徹底掙脫了世俗物質的束縛。人活一輩子或長或短，你背什麼名牌包，開什麼名貴車，有幾間房子真的不重要，疾病面前人人平等。健康快樂就是最大的財富。在往後的日子裡，若生，旅居世界各地看盡世間萬千；若往生，化作塵埃在人類最後的一片淨土帶著無盡的熱愛匯入洋流，繼續我的環球之旅。

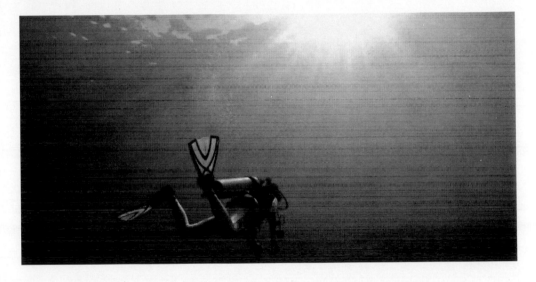

向陽而生

胡藝花

癌症康復是一場艱難而獨特的修行，路的盡頭一定有讓你滿意的禮物。

婚後我如願要了個寶貝兒子。1990年代後期，我閒暇時常外出旅遊，過著祥和平靜的生活。

天有不測風雲。原本安寧的日子，隨著2015年初秋檢查出自己罹患「乳癌」二期戛然而止。

當時只知道此病是絕症，治不好，全家人都恐慌失措，亂了方寸。老公幾次對我娘家人說如我有閃失，他絕不一人苟活。兒子當時剛上大四，他卻不去學校讀書，非要在家陪我，而且經常背著我偷偷地獨自垂淚。想到也許看不到他成家立業了，我更是心如刀絞。

我信命。在我精神幾近崩潰時，命運之神垂顧了我。患病半年後，一個春光明媚的早上，一位要好的病友帶我有幸參加了馬復榮大姐的一次公益講堂。在那裡，馬姐和幾位志工現身說法，向與會病友詳細解讀了「乳癌」發病、治療、康復等各方面的知識和必須注意事項，並耐心回覆了現場提問。我孩子他爸緊坐在那位尊敬的醫生身邊，提問最多。從那一天開始，我逐漸放下了沉重的心理包袱，走上積極樂觀的康復路，開始向陽而生。

沒過幾天，馬姐又帶著我加入了「抗癌協會」下屬的公益組織抗癌志工團隊。我應院方邀請，探訪醫院乳癌患者。以前不愛和陌生人說話的我，也慢慢學著像其他姐妹一樣，用自身經歷撫慰、開導初患病的姐妹們。

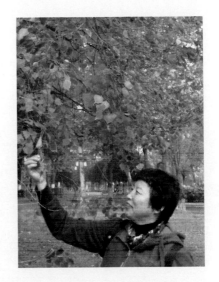

有好幾次，經我安慰的姐妹都是緊緊拉住我的手不放，有些還哭了……這樣的探訪病房、獻愛心公益活動，效果確實很好。俗話說：贈人玫瑰，手留餘香。探訪病房的公益活動，也使我的內心和康復生活更加充實。很快七年過去了，醫生認定我的康復狀況良好。

我的兒子經學校舉薦在政府部門工作，得了好幾次獎狀。2022 年 12 月 5 日，兒子結婚，不少姐妹前來祝賀。作為新郎的母親，我在婚禮上致賀詞。其間我忍不住熱淚盈眶……是的，我又活過來了，看著我的兒子結婚啦，我還要看孫子呢。

夢幻般的人生路，讓我真的理解了「人生如夢，活在當下」這句話的深刻內涵。

我是一名普通婦女，是一名母親，作為母親，我想說，癌症康復是一場艱難而獨特的修行，路的盡頭一定有讓你滿意的禮物。

有一種成長叫創傷後的成長

于蘭英

要活好當下，努力讓自己成為一束光，照亮自己，溫暖他人！要心存感恩！餘生用愛綻放！

俗話說：人生無常，無常人生！2013 年 8 月，48 歲的我被確診為乳癌，猶如晴空霹靂打在頭頂，精神狀態瞬間崩潰，止不住的眼淚像洪水一樣奪眶而出，哭得傷心委屈。

我很快便動了手術。術後清醒時，我無數次哭泣著問自己為什麼是我得了乳癌？為什麼老天對我這麼不公？一千個一萬個為什麼，湧入腦海！這是每個被確診的姐妹都會問的一個問題，我也不例外！

術後的疼痛讓我無法忍受，夜間難以入眠。每一次疼痛襲來，就像電刺一樣，瞬間傳遍全身，悲觀沮喪的情緒占據著我思想的制高點！那時唯一的想法是，如果一直這樣痛下去就算了，我不奉陪了！

接下來，是一個接一個的放化療和生物治療，這是一條轟轟烈烈的治療之路。第一次化療結束，我就嚴重脫髮，老公心疼地說：「我們剃光頭吧，不用怕，有我呢。剃了光頭你也是最漂亮的。」於是，這個世界又多了一個閃亮的光頭俠。之後的化療反應更是難忍難耐，食不下嚥，吃什麼吐什麼，即使這樣，每天還得填鴨式地重複著。

每次化療，我都發高燒39℃以上，要在無菌室隔離治療 10 天。化療還造成白血球直線下降，渾身軟弱無力到哭的力氣都沒有。第三次化療結束，我決定放棄治療。父母、老公、妹妹和妹夫得知我的決定，都傷心地哭了。其實我也不捨啊，捨不得丟下這條命，捨不得離開家人。但我實在是受不了了。

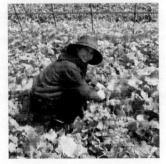

年邁父母、摯愛的家人，個個哭得肝腸寸斷，輪流開導我、勸解我。漸漸地我的心被融化了，咬著牙做了一個堅強的決定，為了我摯愛的親人，我要活著！我要努力配合醫生積極治療。再苦再難也要堅強！看到家人都破涕為笑，我也笑了！那天晚上，我跟媽媽睡在一張床上，聊了些心裡話。

老公、妹妹和妹夫輪流做我的陪護，直到全程治療結束。他們既是專職司機、按摩師、廚師，又是心理輔導師！開導我、鼓勵我、陪伴我、照顧我。兒子也是每天打電話詢問情況，有時他會講笑話給我聽！讓我暫時忘記了病痛。

治療全部結束後，開啟了我餘生的自救之路：①有氧運動。②改變飲食結構，兔子吃啥我吃啥。③改變自身土壤。

我在老公的陪伴下，每天迎著初升的太陽，開始大步行走，堅持走到一萬步。在行走的路上，我時不時會駐足看著匆匆忙忙的上班人群。回想當時

的我也是這匆忙人群中的一員，而今後的我，餘生之路該怎麼走？如何讓自己開心過好每一天，儼然成了重中之重。

老公幫我找了大量的抗癌專家講座，我受益匪淺。漸漸地，我對養生改變體質有了濃厚的興趣，直至今日，每天都在樂此不疲地學習著、實踐著，不斷充實自己，讓自己快些成長起來。兩年沒有照過鏡子的我，開始試著接納自己了。

2016 年 10 月 24 日，是「鏗鏘玫瑰戰友團」大型公益活動日，這天我有幸成為一名志工。首次參加活動，我被震撼到了。優美的環境、閃耀的舞臺，音樂渾然一體，現場布置得大氣磅礴，太美了，像個世外桃源。舞臺上的姐妹們生病後，依然載歌載舞，是那麼陽光樂觀，活潑可愛，充滿生命的活力。她們深深地感染了我，點燃了我對生命的熱愛，對好好活著的極度渴望。這一刻，我決心要像她們一樣成長，像她們一樣活出精彩，綻放自己。

回家後，我跟老公眉飛色舞地講了自己的見聞和感受。他聽後，高興得像孩子一樣說：「我第一個支持你，做你的堅強後盾。」還說這才是他真正想要看到的樣子，真希望這一天的到來越快越好。只要我不待在家裡，走出去參加各種活動，就是在自我成長，他就放心了！

2017 年，我如願加入了「鏗鏘玫瑰戰友團」，成為溫暖大家庭中的一員，結識了很多新朋友，並和姐妹們一起交流抗癌經驗；一起聆聽專家的防癌抗癌及術後飲食的知識講座；參加各種康樂活動，還一起結伴出遊，歡聲笑語無處不在。同年，我加入了「守護天使志願團隊」，成為一名志工，之後經常做病房探訪活動，盡我的一份力量，為正在治療中的姐妹們送上關心和鼓勵。

有一種成長叫創傷後的成長
—— 于蘭英

　　第一次和岳玉蘭姐姐做病房探訪時，當我知道岳姐已經是 13 年的抗癌英雄時，既羨慕又喜悅，迫不及待地問了很多關於如何調整飲食，如何鍛鍊保養自己等問題。岳姐真是個好大姐！她認真向我講解，還鼓勵我是最棒的！

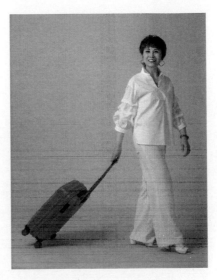

　　那次探訪我有點緊張，也有點激動，很快在自我介紹完之後，一下子就放鬆下來。得知被探訪的姐妹狀態不是很好，有些焦慮情緒，她老公也很著急。我試著把自己當時的狀態和心情跟她滔滔不絕地說出來，她驚訝地問：「真的嗎？」看著眼前的我，她說：「真不敢相信，我們同病相憐啊。」十分凝重的氣氛頓時變得溫暖起來了，順暢的交流讓她露出了笑容，我高興極了。愛的交流在相互之間傳遞著。最後她說會積極配合醫生治療，相信自己也會越來越好。我笑著跟她說：「要相信我們的今天是你的明天，你的今天是我們的昨天，更要相信自己是最棒的！」之後，她老公問了很多關於術後注意事項及飲食問題，看得出他是個很體貼的暖男。這期間，鄰床的姐妹也參與進來一起交流。探訪結束走出病房，我心裡滿滿的幸福感，喜形於色！探訪就是雙贏，既幫助了別人，也溫暖了自己。第一次探訪，就這樣愉快而開心地結束了。

　　我相信：一切都是最好的安排！時間飛逝，歷經了十年的打磨，讓我真正懂得了生病不可怕，疾病面前人人平等，要擺正好心態，勇敢面對。要活好當下，努力讓自己成為一束光，照亮自己，溫暖他人！要心存感恩！餘生用愛綻放！

再過十年依然相見

王蘭梅

要想讓自己從病痛中站起來，並且要涅槃重生，必須要有勇氣和對生活的美好嚮往。

我今年 57 歲。2014 年被診斷為乳癌。剛開始，說什麼都不敢相信自己會得癌症，認為是誤診。因為什麼感覺都沒有，而且外邊許多人都說，有的人得了癌症，被醫生判了死刑，索性不治了，放鬆自己改變了生活方式，最後癌症不治自癒了。反而是花了很多錢治療的，不但花錢受罪，最後，可能照樣保不住性命，既讓自己痛苦，也拖累家人。這種說法不少，我也很相信。所以，我想放棄治療。

一個偶然的機會，遇到一位女醫師，她看我情緒不高，就耐心地勸我，說她自己就是一個乳癌患者，因為發現得早，得到了及時治療。她還說，其實這種癌症並不可怕，只要早治療，不但恢復得很快，還會少受很多罪。

家裡人的態度很堅決，都鼓勵我得病不可怕，只要能樂觀地對待，就一定能戰勝病魔，而且家人離不開我，孩子更是需要有媽媽，沒有媽媽的孩子真的會很可憐。我被觸動了，眼淚奪眶而出，終於下定決心，接受治療。

首先遇到的問題是，在手術過程中，要是發現癌細胞擴散，可能會把乳房整個切除，我堅決不同意，一定要做保乳手術，不接受全切。看到同病房

那位大姐全切手術後那麼大的疤痕，我就止不住地戰慄，寧可不要命，也不能接受不完整的自己。現在回想起來，是有點偏執，但不會改變初衷。

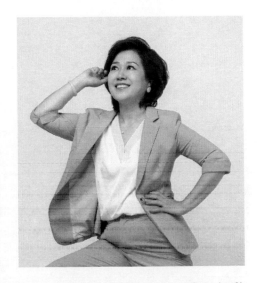

老天爺眷顧了我，手術進行得很順利，癌細胞沒有擴散，保住了完整的自己，我的心放下了。接下來的 8 次化療和 30 次的放療，儘管身體反應大，很不好受，但同病房的大姐姐們以自己切身經歷開導我，給了我戰勝病魔的力量。她們積極樂觀的心態和對美好生活的追求打動了我。我用行動證明了，自己也可以像她們一樣，克服困難，爭取恢復到以前最好的狀態，並成為別人的榜樣。

我相信，所有的病友都會有許多相同痛苦的經歷，包括身體和心理上的。但是，要想讓自己從病痛中站起來，並且要涅槃重生，必須要有勇氣和對生活的美好嚮往。

治療以後，為了更好地康復，我學習打太極拳，並在公司比賽中得了一等獎。退休後，第一年規劃了自駕遊。雖然沒有環球旅行，但也走遍了許多山山水水大街小巷。第二年開始進了健身房。在教練的指導下，我很快恢復了苗條身材，找回了自信。接下來遇到一些志趣相投的朋友，我開始騎自行車和滑雪兩項運動，這是我以前從沒有接觸過，但又特別喜歡的運動項目，一開始確實有點累，但一段時間下來，真的是愛了愛了，還填補了年輕時的缺憾。

人物故事篇

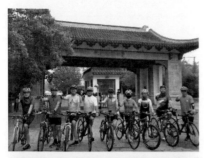

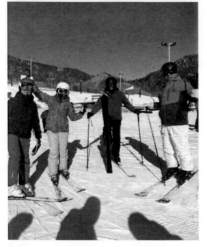

　　最後遇到的就是「鏗鏘玫瑰戰友團」的姐妹們，大家有共同和病痛抗爭的經歷，有彼此心疼理解的善良。從她們身上，我感覺到了前所未有的美好，真的讓我很溫暖。大家在一起展示美麗，一起互祝生日，一起郊遊賞花，像親姐妹一樣互訴衷腸，每年都為了週年慶典準備節目。我參加了模特兒走秀，還參加了呼拉漫舞舞蹈團，經常參加呼拉漫舞舞蹈表演，得到了許多鼓勵和讚揚，現在已經是堅持學習和表演的第三年。其中要感謝「鏗鏘玫瑰戰友團」的團長杜慶潔！她費盡心思找來這個能讓我們免費學習異國風情舞蹈的機會。也要感謝社會愛心人士！是她們給了我們機會，讓我們這些抗癌戰士，能夠續寫美麗人生。鏗鏘玫瑰戰友團像一個大家庭，他已走過了十年，希望下一個十年，下下個十年，我們依然相見。

感恩生命

吳春子

　　願母愛源源流入愛河裡，使愛循環起來，滋潤自己並滋潤他人，願愛的祝福瀰滿天下。

　　我今年 60 週歲，回顧過去的一生，特別是近 15 年，彷彿經歷過兩個不同的世界 —— 黑暗與光明。

　　1994 年，我這鄉下長大的醜小鴨帶著希望和夢想，隻身一人離開了養育我的家鄉，來到了三千里之外的大城。在舉目無親、完全陌生的環境下拚命工作，為的就是創下自己的一席之地。皇天不負苦心人，我逐步站穩腳跟，走進了嚮往的生活。但好景不長，2010 年開始，事業、家庭相繼出現變故，2012 年經濟受到重創，2014年婚姻破裂，到了 2015 年 4 月又雪上加霜，我被確診為乳癌。乳房是上天賜給女性特有的驕傲，是孕育和滋養新生命的寶貴存在。

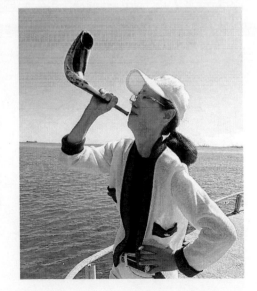

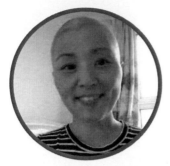

原本樂觀好勝的我，在接二連三的變故和打擊下麻木了，也許是老天爺看我太累了，想讓我休息一下，那就停下來好了。剛強的我瞞著所有家人、親戚和朋友，獨自面對手術和所有的檢查治療。術後不久，我加入了「鏗鏘玫瑰戰友團」。

團長杜慶潔發自內心的笑和捨己為人的精神，主治醫生和醫護團隊的悉心關愛照顧，給了我戰勝疾病的力量，我找回了自信。在商海裡只有利益沒有愛，但疾病患難讓我遇見了無疆大愛。

術後滿一個月，我不想接受傳統治療，經主治醫生同意，去了韓國尋求更好的康復之路，可笑的是命運又把我送回來，接受傳統治療，一切都是最好的安排吧！當我進出醫院時，發現無論韓國還是這裡，醫院都人滿為患。人們為了達到「高品質」生活的慾望拚命工作，換來的是疾病，又為了保命不惜代價治療，忍受痛苦，冒著人財兩空的危險，錢卻換不來命。那麼活著的目的和意義到底是什麼？反覆思考後，我決定在自然界尋找自由和醫治。所以 2015 年 11 月底，我最終還是放棄了餘下的兩次化療和標靶治療，去了一個長壽村。

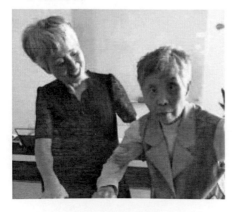

去那裡的路途遙遠，飛行三個半小時，遊覽車路程六小時，旅途中被鮮豔的花朵和美麗的景色吸引，我一度忘記疲憊。可到了目的地，下車的瞬間我有些失望，雨後泥濘的坡路，旅途的顛簸勞頓，剛做完化療虛弱的身體，加上沒有電梯的住所，讓我感到力不能及，雖然剛強樂觀，卻也幾乎落淚，有一種想

感恩生命
—— 吳春子

馬上回去的衝動。但又一想，這麼遠的路，來都來了，試兩天再說吧。我咬著牙幫自己打氣，途中休息幾次，終於爬到六樓，奇蹟在到達時發生了，居然感覺到身體很輕鬆。幾天後便能一口氣上到六樓，我的心得到了安慰，決定留下來，繼續體驗大自然的恩賜。放棄了所有工作，放下了虛榮和慾望，只想著健康生活，就這樣，我在那裡生活了近四年。

這期間，我開始真正欣賞起大自然，思索大自然對人類的意義。當我翻山越嶺時，觀察到大自然裡的花草樹木，沒有疾病，而且它們相輔相成，和諧共存；彼此襯托著，共同展示自然的魅力，那是人類無法用筆墨表達的美景，彷彿一草一木都在訴說著愛。

陽光，空氣，水，運動和休息，健康的飲食，生活的節制，還有因疾病從五湖四海相聚在一起的人們，彼此關愛和祝福，所有這些都在療癒著我的身心。

2016 年 10 月，我在當地參加了新起點健康療養班，在那裡我明白了得病的根源，是人類因貪慾而引起的錯誤的生活習慣和飲食方式，疾病是身體器官為脫離現狀而發出的警告和呼救訊號；懂得了我們身體各大系統在循環當中彼此相連、相輔相成和諧共存的原理，身體的每一個組織器官都極重無比，不可缺少；明白了生活中要遵守的原則；懂得了細胞在愛裡歡喜快樂，當懂得愛、接受愛、分享愛的時候，身體產生腦內啡，醫治並修復受損的細胞，人體自身有龐大的免疫系統和超強的自癒力。自然法則和健康法則是一致的，所以，配合醫生治療的同時，回歸自然，自然回饋和諧的身心靈，達到全人健康。我也認同「身體是小宇宙」的說法，驚嘆小小軀體的奧祕！人的生命遠勝於世間的榮華富貴，價值也不在乎長短，珍惜每一天，規劃好餘生。

　　之後我多次往返韓國，學習天然療法，在學習和實踐中成長，也認識到順自然健康長壽得生命，逆自然則疾病痛苦伴隨。我渴望有機會把我得到的分享給他人，因此，2020年年底我在依山傍水、民風樸實、美麗而富饒的一個地方建立了健康工作室，盡最大努力，把大自然賜給我的愛和領受分享給疾病痛苦中所需要的人，盡我的能力幫助需要幫助的人。

　　我的生活充實了，新的生命在滋潤著我，讓我歡喜快樂，給了我能戰勝所有障礙的動力，這個動力來自宇宙萬物和諧的愛，愛裡沒有懼怕，我已戰勝了疾病，得到康復。

　　目前，我大部分時間在陪伴母親。生病那年，母親身體不太好剛出院，兩年之後才知道我的病情。2022年春，媽媽又發生了嚴重的交通事故，導致開放性顱腦損傷（重型），多發性大腦挫裂傷，導致神志不清加上痴呆，還有多處肋骨骨折、多處盆骨骨折，80多歲的老人在這樣嚴重的事故中，奇蹟般得到修復，現在雖然仍神志不清，認不清家人，但能行走自如。在照顧母親的14個月裡，如果沒有愛的原動力，我無法支撐每一天的生活。在母親那裡，我每天都會充當多個角色：奶奶、媽媽、姐姐、妹妹。時常感覺到，我在養育白髮蒼蒼的孩子。從一開始的無奈到現在的憐憫，改變以往對母親的偏見，還感恩有機會回報母親的養育之恩，這些都是愛的力量。最近，我在母親身上發現了上天賜給女人的神聖而偉大的母愛！在她神志不清模糊的記憶裡，仍惦念著她年幼孩子們的溫飽和安全，仍想著為孩子們做點什麼，母愛捨己之愛，母愛是女人特有的恩賜。願母愛源源流入愛河裡，使愛循環起來，滋潤自己並滋潤他人，願愛的祝福灑滿天下。

　　萬事互相效力。疾病改變了我的人生觀，疾病不可怕，正確對待會變成祝福！感謝有機會能分享我的經歷，感謝所有在我生命中遇到的每一位！

因為有愛所以遇見

王健穎

　　癌症不再是絕症，找到正確的方法就能康復。你的生命不再只屬於自己，而是屬於所有愛你的人！

　　2015 年夏末，我罹患乳癌，8 次化療讓我倍受折磨。那時的我也和大家一樣，害怕恐慌、迷茫無助，看不到明天的希望，總覺得這是上天對我開的玩笑，一覺醒來也許一切就變好了。但現實總是殘酷的，我依舊要面對病魔帶來的痛苦，忍受化療帶來的一系列反應。家人的鼓勵是我那時的良藥，因為我相信，上帝為你關了一扇門，也會打開一扇窗。也是在這時，我有幸遇見了愛心天使馬復榮大姐。

　　馬姐她自己本身也是一位罹患乳癌 17 年的康復者，她誠信、謙遜、善良、博學，還有那麼一點老頑童的可愛勁。為了讓患病的姐妹們少走彎路，積極面對生活，她一直安慰、勸導著身邊的姐妹如何面對疾病。在我治療期還未結束時，馬姐就把我帶進了乳癌姐妹的課堂「開懷學苑」。在那裡，我認識了無數個美麗堅強的學姐們，在她們身上我學會了堅強勇敢地面對，積極坦然地生活，更學會了什麼是珍惜。從那一刻起，我看到了生如夏花的希望，從此跟著馬姐，主動為馬姐分擔工作，協助她推展多樣化、在地化的培訓。透過培訓，使志工在愛心、責任、奉獻、認知、服務、素養、團隊等綜合素養方面得到提升！

人物故事篇

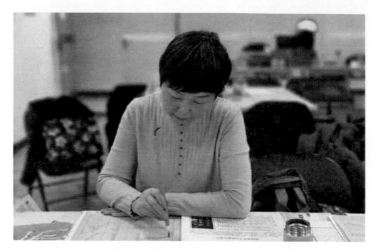

　　從康復者到學姐再到病房探訪志工，我的人生增加了一份履歷。曾經的經歷，使我在做志工時，對姐妹的病痛能理解，對她們的焦慮能包容，對她們的不安能看懂，我們一句暖心的話語，她們會滿足，一句寬慰的話，她們會感動！一個真誠的擁抱，她們會倍感溫暖！當我們精神煥發站在她們面前，彷彿有一種無形的力量告訴她們，癌症不再是絕症，而是慢性病，找到正確的方法就能康復！還有你的生命不再只屬於自己，而是屬於所有愛你的人！每一次的陪伴都特別的寶貴，都能讓我更加珍惜當下的美好，珍惜生活的每一分每一秒，渡人渡己，自利利他是這個世界上最快樂的事！

　　為了豐富自己的生活，我還認真學習中華通絡操、八段錦，並考取了指導員證照，每週一次帶領病友們在公園裡活動，一起將身體恢復到最佳狀態，一起奔向健康，一起享受運動的快樂。我還不斷培養自己新的愛好，學習新事物，學舞蹈，學國畫，從身體、精神和情感等各方面擴展自己，完善自己。

因為有愛所以遇見
—— 王健穎

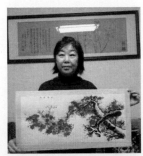

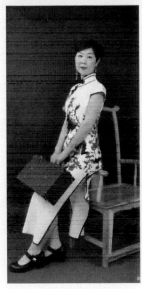

　　現在的我已成為志工探訪隊的主要成員，成為馬姐的得力助手之一，這離不開馬姐這些年來對我的鼓勵和諄諄教導，也離不開姐妹們的相互陪伴，讓我在這個年紀，重新遇見美麗的自己。

　　人們常說「送人玫瑰，手有餘香」。加入志工團隊 7 年多來，這條路也非常艱辛，但我享受這個過程，樂此不疲，生命中有這樣的心歷路程，非常珍惜這一份愛的事業！因為我喜歡做的事情，我願意帶著一份愛的付出，一路前行。

做最好的自己

李念藝

我們不能預知明天，但我們可以把握今天；不要輕易用過去來衡量生活的幸與不幸！

每個人的生命都可以綻放美麗，只要你珍惜。

患病 9 年來，我很少回憶那段讓人痛苦窒息的歲月，也從不主動跟人提起自己得病化療的過程，生怕別人知道後，對自己有異樣的眼神。住院化療期間，我結識了很多病友姐妹，從她們身上得到了很多的鼓勵。同時，我也得到了家人無微不至的照顧和關愛，所以有了走下去的勇氣和力量。

有些事情也許是冥冥之中該有的吧，2014 年 7 月，我忽然間想去做個體檢，然後就去了某婦幼醫院，做了一系列檢查。乳房科醫生建議做個乳房攝影，我就做了，說是要等 7 天才出報告，等到第 3 天時，醫生就打來電話，請我去醫院進一步檢查。當時，我心裡就有點害怕。醫生說：「你的檢測報告顯示不是太好，再做個穿刺吧。」

做完穿刺，又是第 3 天的時候，醫生打電話過來，又請我去醫院。這次我心裡沒底了，趕緊問先生該怎麼辦。先生安慰我說：「沒事的，我陪你去。」到了醫院醫生就說是癌症。猛一聽這話，我感覺腦袋嗡的一聲，一片空白，感覺自己被空氣隔絕了，只看到醫生和先生在那蠕動著嘴唇說著什麼，可我什麼也聽不到，懵懵懂懂的怎麼回的家也不記得了。我一腳邁進家門，看到剛剛四歲的女兒，抱著她就放聲大哭。

做最好的自己
—— 李念藝

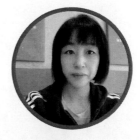

　　朋友介紹說，某醫院乳房科主任李豔萍經驗相當好，我就去了某醫院，結合婦幼的檢查結果，李主任果斷做了決定，要動手術治療。其實，那時我心裡還懷著一線希望，想著也許之前的診斷有誤，也許我不是癌症。但李主任的決定，讓我心裡的僥倖希望徹底破滅了，乖乖地接受了手術治療。

　　術後做了6次化療，由於化療造成的不良反應，頭髮掉光了；身體各個器官、各個部位有各式各樣的不適；白血球急遽下降，每個化療期間都要打4次升白針，那種加快骨髓造血的痛難以忍受，至今想起來仍心有餘悸。好在有家人陪伴在身邊，有他們無微不至的照顧，我咬緊牙關，堅持完成所有化療。那時家人的愛和理解真的很重要，感謝他們給我的愛和關懷！

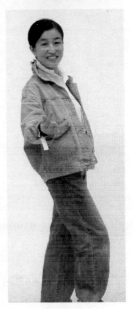

　　在第6次化療住院期間，我認識了「鏗鏘玫瑰戰友團」團長杜慶潔，她手裡拿著某樂團演唱會的票來到我們病房，跟我們親切熱情地聊天。在她的幫助下，我看了一場很震撼的演唱會，也是在那一天，我也成為戰友團的一員，之後有幸成為「鏗鏘玫瑰戰友團」的群組管理員。在這個友愛的家庭裡，同病相憐的姐妹們互相幫助，互相鼓勵。當我能為大家做點事的時候，心裡特別充實，也很快樂。

　　記得2017年10月，戰友團建團四週年慶典（每年10月也是粉紅月），有個病友姐姐來參加活動，抽到了獎，但她自己並沒注意到，後來我滿場去找這個姐姐。那時，她已經準備走了，我告訴她：「你中獎了，可以上臺領

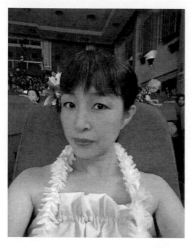

獎。」她很驚訝也很高興。領完獎過來跟我道謝，我被她開心的樣子感動得流下了眼淚。類似這樣的事情有很多，在鏗鏘玫瑰這個大家庭裡，時時刻刻都能感受到大家的愛和溫暖。

每當有活動報名的時候，也是我最忙的時候，因為要認真考核每一個報名的人員資訊，有時會弄到很晚，有時也會顧不上吃飯，但是這時候也是我最快樂最充實的時候，這就叫累並快樂著。我也是一名志工，同時也是「鏗鏘玫瑰戰友團」守護天使中的一員，當我用心去幫助別人的時候，同時也得到了別人的幫助。

當疾病來臨時，我們會慌亂會消極，也會有更多的措手不及。做了很多有意義的事情後，我明白了杜團長為什麼要建立這個戰友團，也了解了她的初衷，是讓那些新加入團隊的病友姐妹，不要像我們當初一樣的無助又無力，要用我們的親身經歷來幫助她們、鼓勵她們，讓她們盡快走出內心的陰霾，堅強地、好好地活下去。她們的今天是我們的昨天，我們的今天是她們的明天，我們要一直這樣，互幫互助，用積極樂觀的態度過好每一天。

從生病到逐漸走向康復的經歷中，我感悟到人只要活著就要有知足感，不要常常覺得自己很不幸，要知道這個世界上比我們痛苦的人還很多。我們是不幸的，但同時又是幸運的。因為每個痛苦的背後，都會有另外的禮物降臨。經歷是人生最寶貴的財富，只有經歷過歲月的洗禮、磨難的洗禮，才能沉澱出美好的芳華，做最好的自己。我們要相信自己的力量，想成為一個什麼樣的人，最終由自己決定。

生命禮讚

米霞

　　這世上沒有白受的苦，只要懂得熱愛生命，堅持不放棄，挺過了狂風驟雨，就能練就鋼筋鐵骨，使生命不斷得以昇華。

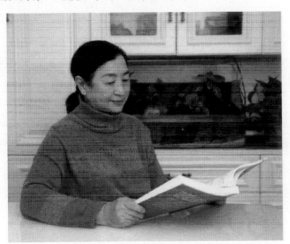

　　人生旅途中，自己也不知何時會被不幸的命運選中。2016 年 10 月 8 日早上，我忐忑不安地徘徊在某外科住院部的走廊上，等著我的主管醫生叫我去病房做化療。當時，對乳癌術後化療恐懼的情緒已控制了我的心，我渾身綿軟，倚牆而立，一臉的茫然無助。此時，主管醫生叫我：「米霞你進來。」醫生說，我的 FISH 報告檢測結果沒有擴增，所以標靶不用做，化療可做可不做，讓我自行選擇。

　　此時此刻，我雖然有抉擇的機會，但也陷入了兩難的境地，非常糾結。最後在進一步聽取了黎教授的意見，又和家人商議後，2016 年 10 月 31 日，我入院開始做第一次化療。主管醫生告訴我，替我按照本院腫瘤醫院張淑群教授制定的 EC 方案進行。

　　第二次化療結束後的第三天，我的白血球數一下子就掉到 1,800 以下，主管醫生按照張教授的醫囑，替我打了升白針，打了針白血球就升上去，停了針就下降，反反覆覆，總是呈起伏狀態，白血球指數總不能穩定地上去。升白針對人體傷害極大，打得我腰部疼痛，徹夜難眠，內心也極度痛苦焦慮。

　　面對此狀，主管醫生非常著急，擔心我會因白血球低下導致高燒，引起併發症感染，會有生命危險。這時我跟醫生提出放棄化療不做了。張教授剛下手術檯，聽聞後口罩都沒來得及摘下，就匆匆趕到我的病床前。她依舊笑容可掬，語氣卻非常堅定地對我說：「我一直都在關注你的化療過程，看了你術前、術後以及化療後的所有血液常規化驗單，發現你的骨髓細胞生長能力還是很強的，這十幾天不穩定，不用怕，我相信它很快就趨向穩定，你一定能如期做完四次化療，所以不要輕言放棄，化療會對你未來的癒後康復產生很好的治療作用。」張教授的話和呈現出的「凡大醫治病，必當安神定志」的氣度，無形中給了我力量、希望和信念。如她所言，第二天白血球果然就穩定了，在堅持了 18 天後，我如期完成四次化療。

　　總之，化療過程雖艱難曲折，但全程得到了具有高超醫術的張教授的精心指導和督戰，我才有幸闖過了難關，打贏了化療的這一仗。也許是化療的過程過於艱難，也許太勞神了，內分泌治療我卻輕視了，這種情況被志工探訪隊馬復榮大姐發現後，她馬上帶著我去找我的主管醫生，並且開出了內分泌用藥的處方和特殊藥品的申請表，馬姐還非常耐心跟我講了如何去辦理申請的程序，這樣讓中斷的後續治療又快速銜接上了。

　　在志工探訪隊領導馬復榮老師的影響和帶動下，我也成為一名志工。在已晉升為腫瘤醫院院長的張淑群的領導和支持下，院裡經常舉辦豐富多彩的公益活動。在「關愛病友」的患教會上，我作為本院一名康復者，與病友們分享了抗癌路上的心路歷程，用我的親身經歷去鼓勵病友們堅強勇敢地面對疾病，用我的一點微薄之力去驅散病友們心中的陰霾。

　　跟隨志工探訪隊的腳步，我又走進了某兒童醫院白血病患者中心，探望這裡特殊的兒童團體，望著一張張蒼白的小臉，看著他們纖細的小手臂、小手上布滿了針眼，孩子們太可憐，太不幸了，我強忍住眼中的淚水，俯身蹲下來和孩子們聊天，他們一個個圍著我，歡叫著「米奶奶，米奶奶」並問道：「奶奶你化療了幾次？我都五療了。」望著張張純真無畏的笑臉，我的心碎著，但更多的是被孩子們堅強樂觀的心態深深地打動了。

　　走出病區，我一邊暗暗落淚，一邊默默地為孩子們祈福，願醫療技術超速發達能治癒所有的白血病兒童。孩子是吾師，這次探訪在我心裡扎下了深根，每每遇到病痛，特別是這次遭遇新冠病毒感染時，我都從這群特殊孩子的身上，獲得了強大的精神力量去面對。

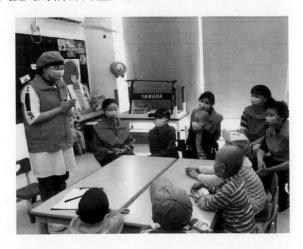

擁抱暖陽與愛同行

趙美俠

　　幫助別人，快樂自己，擁抱暖陽，與愛同行，今天的我這麼做了，明天的我依然會把愛心傳遞。

　　我叫趙美俠，今年 59 歲，2015 年 10 月確診為乳癌。記得做超音波時，醫生邊做邊說：「你去大醫院再看看。」當我起身走到門口時，那年輕的醫生又說：「阿姨，你一定要去大醫院再查一下。」第一次聽到醫生這麼語重心長地反覆叮囑，我馬上預感到病情可能會嚴重，煩躁焦慮了好幾天，一邊上網了解與疾病相關的知識，另一邊積極選擇合適的醫院。透過上網學習，知道自己的生活習慣不好，自我反省後，坦然接受現實，積極治療。

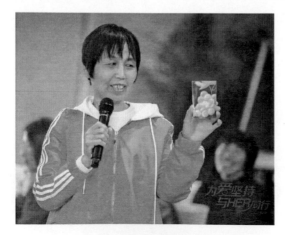

　　手術那天，家人、朋友去了七、八個人，怕他們過度擔心，我一直微笑著安慰他們，和女兒聊天，跟女兒說了提款卡的密碼，也提到萬一有特殊情況該如何善後。女兒說手術不會有事，要我不用交代，我說我想做到死而無憾。對家人想說的話說完了，我內心就輕鬆多了。

上了手術檯，主刀教授問我：「怕不怕？」我說：「選對了醫院，選對了醫生，什麼也不怕。」沒想到手術前的那一刻，內心反而很輕鬆。

術後初期，對治療用藥的副作用並不清楚，我就當一位聽話的患者，牢記醫護人員叮囑的注意事項，認真呵護自己的身體。

化療開始不久，頭髮開始脫落，手一抓就掉一撮，不剪髮不行，在理髮店時也心酸，但很快感覺光頭省事，洗頭容易，頭部按摩也容易，只不過出門要戴假髮，但動作嫻熟了，也沒多大麻煩。親戚朋友中，有人知道我生病，有些人還不知道，生病後第一個春節拜訪親戚時，有兩個親戚談論我的髮型，一個說是假髮，另一個人說不像，我聽到後回應一句「是假髮」，她們倆相視一笑，不爭辯了。我感覺只要不自卑，別人奈何不了你的情緒。後來快到夏天了，戴假髮頭有點熱，當時頭髮還有點短，在要不要繼續戴假髮的問題上糾結了好幾天。女兒對我說：「滿大街忙忙碌碌的那麼多人，誰會在乎你的髮型，只有你自己那麼想。」孩子這麼一說，我豁然開朗，心想也對，自己剃個光頭，又沒做什麼損人利己的虧心事，有什麼好怕的。觀念一變，隨即扔掉假髮，出門走起路來，真有種理直氣壯的感覺。一步邁過自己心裡那道檻，內心一下就變得輕鬆起來。

記得在第二次化療時，我見到了進病房探訪的馬復榮大姐，在她的鼓勵和幫助下，我走進癌症康復協會，聆聽知識講座，了解與疾病相關的各種知識，很快樹立起戰勝疾病的信心，改掉一切不利於健康的生活習慣，合理調整飲食結構，把粗細搭配、葷素搭配落實在一日三餐中，用心做飯，認真吃飯，堅持鍛鍊身體，培養良好習慣。

加入志工團隊後，我經常參加各種志工活動，協助團隊主管，多次組織志工的培訓工作，堅持做病房探訪工作，疫情期間進病房的次數少一些，但

電話助人的工作一直堅持做。

在複檢住院期間，我也力盡所能地做好愛心傳遞工作，幫助那些更需要幫助的姐妹們。有一次住院時得知一位病友妹妹身體虛弱，家人上班不能全天陪護，我就答應夜間做她的陪護人，白天自己吊完點滴就去陪她，把早餐和晚餐及時送到她的床前。

我經常去做病房探訪工作，護士們都認識我了。有一次複檢住院期間，一個護士告訴我，有個患者病情較重，情緒煩躁，嫌護士服務不到位，就大聲罵人，這個護士想請我過去安慰一下那位患者。我請護士先去告知她一下，等打完針後，我去到那位患者的床邊，先耐心聽她訴苦，然後順勢開導她幾句，說著說著，她竟然呼呼大睡起來，我當時還納悶，是不是自己講話無趣，她不想和我聊了。第二天早上，她跑到我跟前對我說：「妹妹，你能不能今天打完針後再陪我聊聊天，我血壓太高，好幾天睡不著覺，昨天和你聊一會，我睡得可香了。」我聽後開心地笑了，沒想到自己說話還有助眠的作用。

有位病友精神非常憂鬱，疑心很重，她打電話找想我聊聊，我們見面聊過一次，大道理對她講了不少，她也明白，可腦子就是轉不過彎來。後來她又打過兩次電話給我，每次都聊一個多小時，我都有點著急，可她總是快言快語的，有說不完的話，我很難插嘴。真心想幫她，我只有耐心聽她傾訴，等她語速慢了，我再插入講幾句，直到她情緒平穩，保證不做傻事。之後過了幾個月，她主動感謝我，告訴我她已走出精神谷底，請我放心，那一刻我能猜到，電話那邊的她一定笑容燦爛。

這裡的病友團體組織相當多，只要願意，大家都能找到各種病友組織，感受互相取暖的快樂。前些年我住的地方沒有病友社群，想參加其他病友團

體的活動不太方便，互相取暖在實際生活中有一定局限性，我就和認識的幾
個病友，先後建立了兩個病友聊天群組，倡導大家互相取暖，組織大家一起
鍛鍊，強身健體，定期相聚、聊天、郊遊，鼓勵大家互幫互助。對少數行動
不便的病友，我也會量力適時做家中探訪工作。我們社區有位家人不在身邊
的病友，住院次數多，只要我知道，只要我有空，我一定會送去關愛，或者
去醫院當陪護，或者幫她買菜，或者在家裡為她做好飯、煮好湯，等她回來
享口福。

　　幫助別人，快樂自己，擁抱暖陽，與愛同行，今天的我這麼做了，明天
的我依然會把愛心傳遞。

風雨過後生命更加美麗

文佳

當你用一顆熱愛的心，對待生活裡那些看似無趣的小事時，就會收穫一份份舒適而確定的幸福，從而覺得人間值得，未來可期。

人生是如此美麗，但美麗的人生不會一路坦途，有時會荊棘叢生，坎坷曲折。人這一輩子，誰也不會總是順風順水，不如意在所難免。當遇到陰霾時，也許轉個彎，眼前就會雲開霧散。有些傷痛放下，就是釋然；有些心結想開，心才能舒坦。

生病那段日子如同噩夢，是我人生旅程中煉獄般的生活，也是我最不想回憶的。但是，想到有那麼多的姐妹跟我一樣，遭受著同樣疾病的折磨，就不由得想伸出手去幫助她們，畢竟我是從那個沼澤中走出來的，希望我的經歷和經驗，能夠提供給更多的患友姐妹參考和借鑑。

有句玩笑話說，癌症患者三分之一是治死的，三分之一是嚇死的，只有三分之一能夠活下去，這也充分說明，正確的治療、良好的心態對於患者來說是極為重要的。

誰都不想生病，但人生在世，又有幾人能躲得過疾病？有人調侃說，乳癌是菁英女性的標準配置。為什麼會有這樣的說法呢？仔細想想，是不是姐妹們身上都有一種爭強好勝、力求完美的特質呢？其實人生哪有那麼多完美？事事追求完美，做事情達不到自己的預期目標時，就會導致情緒上的不

穩定，這就是造成疾病的心理因素。所以，生病之後我也在反思自己，做事不要那麼較真，要學會放棄，學會找樂子，懂得微笑，破除枷鎖，坦然面對塵世所有。其實不苛求自己，不生氣，不計較，能夠原諒別人，就是放過自己。

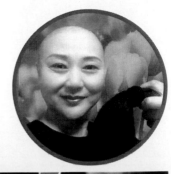

治療乳癌，主要方式就是手術切除，之後是放療、化療，根據每個人的不同情況，也有的先做放化療，後動手術。無論採取哪種方式，對於患者來說，首先要做到的是，必須面對現實，樹立戰勝疾病的信心和勇氣。在這方面，我感覺自己做得還算好。化療會造成大量脫髮，為避免由此產生的困擾，我在化療前一天就把自己的披肩長髮

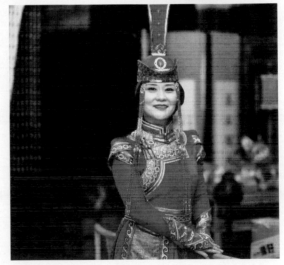

全部剃光，並把它編成一條大辮子留作紀念。

治療期間，身心上的煎熬是無比痛苦的，此處無路可逃，必須用堅強的毅力去戰勝。化療期間，我仍然堅持鍛鍊身體，每天繞著廣場走路，能達到 8,000 步到 10,000 步。

合理調整飲食，保證充足的睡眠，以及科學的營養，對治療是非常有幫助的。比如說白血球減少的情況，應該多吃能夠增加白血球的食物，像五紅湯、燉牛骨湯等，這些對升白血球都很有幫助。另外，還得注意，盡量吃少糖、少鹽的食物。

除此之外，要盡可能發現自己多方面的興趣，轉移注意力。不要總把焦點集中在自己生病的狀態上，要調整好心態，即使在治療期間，也要注重儀容儀表，把自己打扮得漂漂亮亮。畫個淡妝，繫一條漂亮的紗巾，或者戴一個漂亮的帽子遮擋一下光頭，這些小技巧，都會使心情變好。有能力的情況下，還要多參與一些有意義的活動，比如唱歌、舞蹈、朗誦等，當你沉浸在自己喜愛的活動中時，就會發現，你已經忘記了身體的不適，並且時間會過得很快。

焦慮憂鬱是大多姐妹患病治療期間會遇到的問題，這種情緒很折磨人，尤其在治療後期表現得更為嚴重。記得當時，由於服用抗憂鬱藥物，我的腦袋就像灌了鉛似的，每天昏昏沉沉。我感覺單純靠藥物不能從根本上治療心理障礙，就盡量去想一些開心的事，看一些搞笑的影片，有時也聽聽相聲小品。總之，那些能夠讓人開懷大笑的東西，真的可以緩解緊張情緒，使人心情慢慢變得明朗起來。

五年過去了，現在的我已經完全康復，經歷過這場疾病的磨礪，我的人生態度有了很大改變，內心充滿了感恩，感謝幫助過我的每一個人。我更加珍惜活著的每一天，每天做著自己喜歡的事情，唱歌、跳舞、走秀、朗誦。總之，日子過得充實而幸福。

我希望癌患姐妹們，學會經營自己的生活，學會享受生活，為美好而生，為幸福而做；把家裡整理乾淨，做自己喜歡的美食，養自己最愛的花；認真享受每一頓餐點，用心感悟每一個朝夕。當你用一顆熱愛的心，對待生活裡那些看似無趣的小事時，就會收穫一份份舒適而確定的幸福，從而覺得人間值得，未來可期。

生命也有四季輪迴，我已然度過了生命的寒冬。現在春光正好，處處生機勃勃，讓我們以全新的姿態擁抱繁花似錦的又一個豔陽天。

與自己和解

王丹

　　癌症並不可怕，因為它來自我們自身。我們要接受自己的不完美，與自己和解。

　　有人一想到當年生病住院就流淚；有人不敢回憶化療的情景；還有人整天憂心忡忡，擔心自己不能陪伴孩子長大；更有的人把生病的原因歸結為主管、老公和婆婆等外界因素。於是，她們繼續活在焦慮憂鬱的情緒裡，不能自拔。其實，癌症並不可怕，因為它來自我們自身。我們要接受自己的不完美，與自己和解。

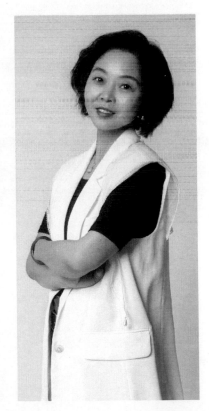

　　以前，從未想過自己會得這樣的病。曾經有過一個同事，乳癌手術後來上班，午休時間經常跟我一起去練瑜伽，但不足 3 年，她就因癌症突然復發離開了。我很震驚，很難過，但轉念一想，自己的性格比她開朗、樂觀、活潑，再怎麼倒楣，這樣的事也不會發生在自己身上。那年我生了第二胎，雖說

高齡產婦比較辛苦，但老公心疼我，支持我辭職在家，加之有公公、婆婆幫忙，我落得個兒女雙全，闔家幸福。

終於等到替女兒斷奶了，抽時間去做個超音波，天啊，這麼嚴重嗎？要去做穿刺？要準備住院？

住院兩週，做了無數的檢查，醫生的話卻少得可憐，只知道化療的我當時的腦子是傻的。於是在社群平臺上註冊了帳號，暱稱叫做「矯情的樂天派」，可能是我潛意識裡認為，生病還是跟自己的矯情脫離不了關係。於是，在社群平臺裡找到了跟自己同病相憐的姐妹，了解到癌症並不可怕，現代醫學發展迅速，有很多對抗乳癌的輔助方法和藥物。我積極配合治療，三次化療真的很痛苦，但沒有哭過一次，有說有笑地請老公幫我把頭髮剃光。因為我知道，再不能矯情了，這個世界是多元的，不能用自己的標準去要求別人，不要總跟自己較勁，是時候與自己和解了。如此，每一天都非常享受與自己和平相處的感覺。

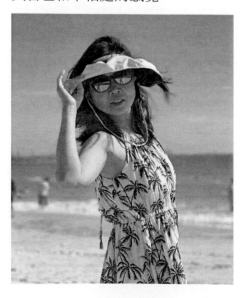

某個讀書 APP 裡講過一本書叫《正念 的 奇 蹟》（*The Miracle of Mindfulness*），一有時間，我就反覆聽書。所謂「正念」，其實就是專注於自己當下所做的事情和自己的感受，比如我們在吃飯，就要盡情享受每一口食物，品味不同的味道帶給我們不同的感覺，盡情享受食物帶給我們的幸福感，充滿感恩去接受它。

對待家人，我逐漸變得更加溫和；

與自己和解
—— 王丹

對於父母與自己不同的生活習慣，我也不再糾結和生氣；對於孩子的叛逆，我也不再跟他較勁，而是順其自然。有時，我也會控制不住發脾氣，但我會感知到自己在生氣，頓時就能把氣消下來。

正念帶給我最大的改變是一件小事。癌友們對於注射顯影劑電腦斷層一定不陌生，每次做電腦斷層我總是有熱熱麻麻的感覺，總感到噁心想吐，心裡煩躁，不想再做電腦斷層。但有兩年，因為領取公益贈藥，每隔兩個月要做一次電腦斷層。學習了正念之後，每當我躺在電腦斷層機器上，就告訴自己，我做過電腦斷層，了解它帶給我的感受，會十分噁心。當顯影劑進入身體裡時，我就做均勻的深呼吸，然後對自己說，好的沒錯，就是這種感覺，請接受它，與它合為一體。現在想想，如果做化療時也用正念的方法不是更好嗎。

正念帶給我的改變還有很多。我不再懊悔過去，也不再去奢望未來，而是盡情享受當下，因為只有當下的自己，才是最美的。

調養身體期間，我研究了最新的癌症相關的理論。了解到癌細胞人人都有，我們自身的白血球會與他們對抗，形成一道保護屏障。由於飲食、生活環境以及自身情緒的影響，白血球的戰鬥力會變弱，因此，癌細胞的攻擊性就會更強，會吞噬周圍的健康細胞，導致癌症的生成。但是，隨著自身抵抗力的恢復，癌細胞也會消失。美國一本關於癌症的新書《每個人的戰爭》（*Anticancer: A New Way of Life*）裡提到，作者親眼看到一個患者的腫瘤慢慢消失。於是，作者對比健康人群與癌症患者，做了大量研究，資料結果顯示，健康人普遍比癌症患者在營養、運動和心態方面表現得更加突出。

飲食方面，醫生通常會告訴我們，什麼都要吃，營養要均衡。但人的個體差異很大，一定要根據自身情況，合理調節飲食結構。我的做法是首先不

喝牛奶，包括所有乳製品。其次盡量減少糖的攝取量，因為糖會增強癌細胞的活性。我把蕃薯、南瓜、玉米、燕麥、豆類等作為主食。再次，盡量少吃豬肉和牛羊肉，每週兩次吃富含優質高蛋白的深海魚和雞肉。最後，有些水果對我們的身體不利。我會吃多汁的漿果，例如藍莓、草莓、黑棗、李子等。另外，盡量多吃橄欖油，少吃大豆油、花生油。因為橄欖油中的不飽和脂肪酸，有利於殺死癌細胞。還要注意，減少食物中食品添加劑的攝取。總之，我在飲食習慣方面改變很多，因此相當受益。

目前，我保持了自己 18 歲時的體重，同時擁有更加完美的線條。這也得益於我日常對身體鍛鍊的重視。每週 3～4 次、每次持續 40 分鐘左右的有氧運動，有利於自身抵抗力恢復。我經常游泳，游泳不僅令我食慾大增，還帶給我更加飽滿的精神狀態。每當我深深地呼氣，大大小小的泡泡就會咕嘟咕嘟地冒出來，彷彿世界安靜得只剩下自己在水裡自由自在地遨遊，游泳時我專注於自己的呼吸，每次吸氣都感覺到宇宙能量遍布全身。

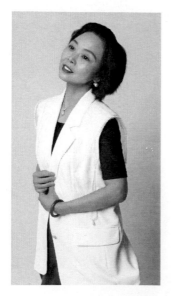

有時，我也會暫時放下日常瑣碎，來一場說走就走的旅行。曾帶父母去海邊享受陽光、沙灘和椰子樹；和閨密去了新疆，走一次終生難忘的英雄之路；和老公一起自駕遊，野營露宿 40 天；跟兒子體驗了一把搖滾樂現場。所有的旅行都帶給我無限的美好，我願意把這份美好，分享給所有人。

生病不可怕，生病反而使我變得更加成熟、更加美麗、更加幸福！

因此，請姐妹們和我一樣，與自己和解。

相信相信的力量

沐熙

　　簡單點，糊塗點，開心點。風雨裡做個大人，陽光下做個小孩。生活每天都是限量版，要努力讓自己開心。

　　日子在清淡中飛逝，轉眼，我的人生已經開啟第 45 個春秋，抗癌征程也已滿了 9 年。曾經聽過一首歌，「佛說生命的第一聲啼哭，就注定是來人間受苦的……」有喜有悲才是人生，有苦有甜才是生活。每個人的一生，都不可能一帆風順，更像是一部沒有彩排的劇作。時間撲面而來，我們終將釋懷，健康地活著，平靜地過著，開心地笑著，適當地忙著，就很好。

　　人的一生，喜樂參半，有很多考驗，願我們都「逢考必過」！

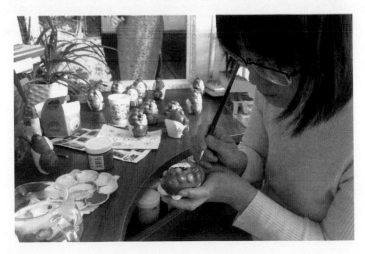

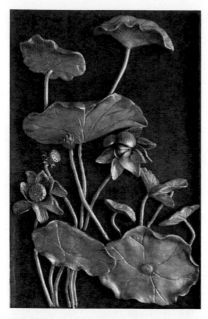

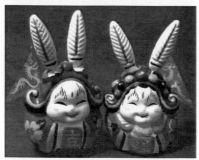

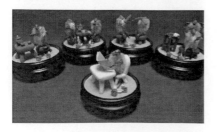

　　我很滿意自己現在的樣子和心態，這麼多年戰戰兢兢地磨礪，修練成現在淡然恬靜的我。我感恩發生的所有大情小事，感恩遇到的每一個人，苦盡甘來，終見盼頭。每個人都有光，我這個老實人靠著「外柔內剛，超人耐力」之光，撐了過來。

　　生活固然有些波折，單調簡單。大病大災、大起大落都經歷過。體驗過積蓄虛空的悽苦，感受過病災當下的無助，承受過不能承受之勞心，也感受過世態炎涼的冷漠。人生海海，山山而川，唯願「此生盡興，赤誠善良」。

　　人生的苦，需要我們不斷地熬各種雞湯，「微笑著去面對挫折，去接受幸福，去品味孤獨，去戰勝憂傷，去面對生活帶給我們的一切！」

　　「有的人居無定所過著安寧的日子，有的人在豪華住宅裡一輩子逃亡」──《次第花開》。活到老學到老，聽人說書成了我生活的一部分。我覺得，學習真的可以讓人有更高的格局。我學會了感受愛和幸福，心情也豁達很多。

相信相信的力量
—— 沐熙

人生苦短，無須抱怨，不要浪費時間和生命。每個人的出現都是應該出現的，是我們自己的能量吸引來的同頻人，用心珍惜，互助互愛，是最好的相處模式。

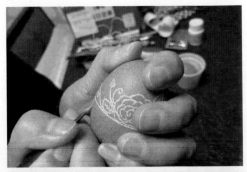

感受幸福是一種能力。要開心，要快樂，要幸福，需要自己轉變觀念，這個世上沒有人必須對我們好，沒有誰是欠我們的，別把自己看得太重要。那就接納現在的自己，接納自己做到的，接納自己還沒做到的。自己想開了萬事都如意，無論甘苦，人生種種都只是經歷和體驗。接納自己

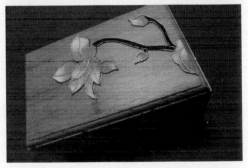

更要接納別人，別人看起來更幸福快樂，不是人家真的一帆風順，而是人家更想得開，更樂觀，更會換位思考，更能體諒他人，更有感受愛的能力。感恩天地萬物，感恩一切遇見，感恩每一個擦肩而過的人和事！

「請不要愛我，如果你不愛自己的話，因為你沒法給我你自己沒有擁有的東西」 —— 薩提爾（Satir）

學會愛自己，是我生病之後的必修課。小時候的乖乖女，長大後的善解人意，當我把所有鋒芒收斂起來時，就意味著所有的刺痛都扎向了自己，所以出內傷是必然的。自我犧牲式的付出和愛，並不完美，甚至給別人帶來負擔。像個重生的孩子一般，我要學會愛自己，取悅自己，聽從本心，學會拒絕，學會無所謂，學會做自己。

　　我從小就熱愛手工，無奈受很多因素的牽絆，都不得暢然發揮，自知心雖不靈，手還算巧，正所謂「上帝給你關上一扇門的同時，也會為你開啟一扇窗」。機緣巧合，偶然的機會我在康復期間，接觸並學習了非物質文化遺產，獲得了非物質文化遺產志願傳承人的殊榮，漸漸地，由個人愛好走上了非物質文化遺產傳承的道路。自從接觸非物質文化遺產傳承以來，對華夏五千年的文化更是嚮往，也更加明確了身上擔負的責任以及要做的事，為自己能在傳承傳統文化中，盡一份微薄之力而感到無比驕傲。

　　這幾年的歷練，把我從一個和陌生人說話都臉紅的人，變成一名手工藝老師，克服了很大的心理壓力。我積極參與到社群工作中，用自己的技藝服務社群的居民，我的「學生」，有幼兒園的小朋友，有中小學生，還有不同年齡的居民朋友。幫助他人的同時也成長了自己，實現了自己的人生價值，我的內心充滿幸福感。

　　「生活沒有絕望，只有想不通，人生沒有盡頭，只有看不透。」相信相信的力量！相信是動力，是能量，只要有能量，有動力，一切都該是最好的安排。

　　我想，偉大的人之所以偉大，不是他的生活沒有困難，不是他的身體多麼強壯，更不是他的家庭環境多殷實，只是他的心裡沒有了自己，裝滿了信仰和更大的志向，大愛無我。

　　對於普通的我來說，學識和能力以及格局都沒有機會和實力去做驚天動地的大事，但我至少可以做到不矯情，簡單點，糊塗點，開心點，風雨裡做個大人，陽光下做個小孩。

　　生活每天都是限量版，要努力讓自己開心。

　　只願有一顆感恩的心，相信一切都是最好的安排。

生病治療不是孤單的旅程

鄔國萍

　　生病治療不是孤單的旅程，抗癌路上也不是單打獨鬥，我要更加熱愛生命，繼續享受生活，讓自己的生命綻放出活力和精彩！

　　我是鄔國萍，今年 65 歲，一名乳癌患者，抗癌路上走過 11 年。54 歲時被確診癌症，對我來說如同一場噩夢，所幸生命自有韌性，家人亦傾盡全力救治，更有抗癌戰友互相扶持，對人間煙火的牽掛，讓我重新打起精神面對生活，這些年，身體恢復得不錯。

　　健康無小事，這個道理在我付出了很大代價後才真正領悟。起初身體不適，我自以為不過是工作繁忙、生活緊張，加上進入更年期，難免頭痛腦熱罷了。經歷了癌症洗禮，被迫接受了很多醫學保健知識，回想當時，我真是後悔莫及，希望姐妹們以我為鑑，愛惜身體，不要走我的老路。

　　以下是幾個可以避免的問題：其一，我對更年期這一特殊時期重視不足。身體不適時，沒有及時察覺並作出適當的調整，導致自己持續暴露在高強度的壓力下，最終情緒和身體不堪重負。其二，心

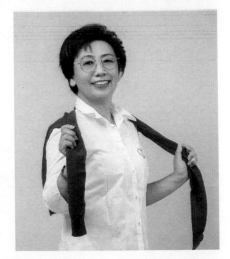

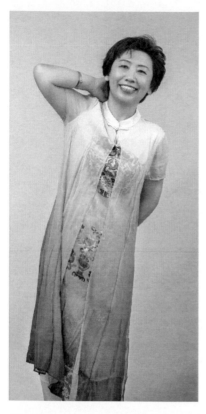

理上過分依賴藥物，認為喝了藥就萬事大吉，忽視了藥物的副作用，也對後續的身體狀況疏於關注。47 歲時，我的內分泌系統出現紊亂，採用了雌性激素療法。當時，我以為看了醫生開了藥自然就會藥到病除。現在想來，如果當時就有這麼發達的網路，我一定會上網了解一下藥物的副作用，然後對比選擇療法。如果知道這類藥物可能有提高乳癌發病率的風險，也許當時就會改用中醫。總之，醫生提供的治療方案可以快速緩解症狀。但，是藥三分毒，一定要了解清楚藥物的副作用，並明白該如何規避風險。更重要的是，要想根治，一定要改變不良的生活習慣。病友中有些已去世，她們的離開讓我越發體會到生命的珍貴和脆弱。對我們這些經歷過重大疾病的人而言，更要時刻保持警覺，不能因為病情好轉就放鬆警惕，相反，我們要小心謹慎地照顧自己，時刻注意身體的變化和需求，對好不容易搶回來的生命負責。

和癌症做抗爭是場持久戰、消耗戰，這個過程裡，家人的支持非常重要。經多年治療，我的身體狀況大不如前。此外，由於中西醫療法都嘗試了不少，消耗了許多精力和錢財。醫生告訴我，有一種非常昂貴的藥物，費用高達 200 萬元，對我的病情有益，但效果並不穩定。

生病治療不是孤單的旅程
—— 鄔國萍

　　仔細考慮家裡的經濟狀況，我決定放棄注射，但家人並不願意放棄任何一線希望，哪怕賣房賣地，也要盡最大努力支付這筆費用，即使復發的可能性仍然存在。孩子也表示，就算借錢也要幫我承擔。我深感溫暖，何其幸運有這樣的家人。我是幸運的，家裡條件尚可，家人又齊心協力，然而又有多少家庭由於經濟原因根本無法治療，又有多少家庭不堪重負，分崩離析？於是我越發感激。自生病以來，老公一直無怨無悔，把我照顧得很好。康復期間，特別是需要家人長期陪伴照顧的時候，他們也給予我很多的支持和幫助，讓我更加堅強。一家三口從剛開始的如臨大敵，到相互支持、共度難關，終於扛下了這個挑戰。

　　除了家人的陪伴外，良好的心態對病情的恢復也至關重要。剛確診時，我很難接受現實，但我經常幫自己打氣，告訴自己，我是很幸運的，乳癌畢竟不是特別難治的癌症，現代醫學這麼發達，小小的乳癌還對付不了嗎？

　　患癌之後，我喜歡上了參加公益活動，比如參加「鏗鏘玫瑰戰友團」，參加一些公益性活動，這些不但幫我分散注意力，不用總想著癌症的可怕和自己的境遇，還能用自己的能力為他人帶來幫助。我還參加了老人大學，不但學到新知識，培養了興趣愛好，還擴大了社交圈。雖然我的身體狀況並不是很好，但我從來沒有放棄過自己，相信只要我好好調養，努力鍛鍊自己，就能繼續保持對生活的熱愛和希望。

　　我會繼續嘗試並尋找適合自己的康復方式和機會，繼續保持積極的心態和行動，讓我的生活更加充實有意義。生病治療不是孤單的旅程，抗癌路上也不是單打獨鬥，為了我自己，為了家人，還有戰友，我要更加熱愛生命，繼續享受生活，讓自己的生命綻放出活力和精彩！

人物故事篇

做不被定義的自己

鄭雪瑩

做不被定義的自己，愛真實從容的自己，生命中點點滴滴的美好，我們都值得擁有。

我的抗癌故事是從 2020 年 9 月，一場手術後開始的。

記得帶齊所有檢查結果，看醫生的那天是個週一，醫生說良惡性的機率是五五分，盡快來住院吧。因為術前穿刺沒有檢查到癌細胞，當時一點沒當回事，我輕鬆地回覆他，給我一週時間交接工作，我們下週一見。然而當我從術後醒來，看著胸前緊緊纏著的紗布，沒有任何心理上的緩衝時間，就這樣和癌症君相遇了。

自此，人生的種種規畫被推翻。一開始，我還樂觀地認為治療結束了，生活還是「濤聲依舊」。然而暫時擱置的生育計畫，公婆的擔心和不理解，讓家庭關係面臨了嚴峻挑戰，我的情緒崩潰了，變得自卑、敏感和焦慮，不知道未來何去何從。

個性要強的我，內心深處就是不服氣，想要在各個方面證明自己還是一個正常人。

於是在手術後一個月，身體還沒恢復好的情況下，我就急匆匆地返回工作職位，重新投入高強度的工作中。那個階段的我其實是為了忙而忙，在某種意義上說，那是一種不敢正視人生課題的生活方式，是逃避，是躲避。

做不被定義的自己
—— 鄭雪瑩

實際上，我是在催眠自己，相信自己有強烈的事業心和責任感。同時，相信他人對自己的期望也是如此，彷彿只有全心投入工作，才能找到自己存在的意義，把工作視為人生價值的唯一表現。每當內心的焦慮，一鞭鞭抽打我的時候，我像一隻掙扎的狗，在最疲憊最勞碌的時候，仍然拉著沉重的雪橇前行，忘了怎樣去愛自己。

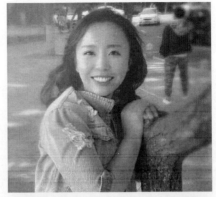

種種因素的疊加下，手術後 1 年零 5 個月，我復發了。不幸中的幸運是發現得很及時，只是局部復發，我想這是老天給我的又一次機會，我必須做出選擇。這一次，我選擇不再逃避，接納自己的焦慮；這一次，我選擇真正接受自己癌症患者的身分，重視自己的身體健康；這一次，我選擇尋找生活中更多的熱愛，平衡好工作和生活的關係。

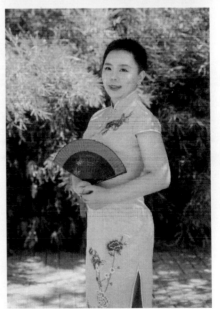

人生越難，越是要及時止損，於是我整理好心情，乘風破浪，一個人再次踏上打癌症小怪獸的道路。在涅槃重生的日子裡，除了聽醫生的話，完成常規治療，我求助了某醫療團隊。同時，我參加了某醫大陳璐博士的骨安全健康管理課題，依靠專業人士的力量，從飲食、運動和心理減壓三方面入手，重新規劃我的生活。

　　我回看化療那段時光，痛苦的感受都忘記了，留在記憶深處的都是充實生活的滿足感。慢悠悠地為自己準備營養均衡的三餐，每天換著方式進行安全有效的拉伸、力量和有氧運動訓練，逛公園晒太陽促進鈣吸收，練習正念減壓，追劇看書，享受一個人悠閒的下午茶時光。我漸漸把「這種事為什麼會發生在我身上」的想法替換成「這種事想教會我做什麼」。不再自我懷疑，如實地尊重自己，全然接納自己，原諒包容自己。

　　化療初期階段，我也很怕光頭，還把大家推薦的吃黑芝麻、戴冰帽等方法一個個嘗試了一遍，很可惜，頭髮還是一掉一大把。於是我轉變了想法，決定觀察並記錄頭髮是怎麼掉光，又是怎麼長起來的，這可是太難得的體驗了。巧的是，化療結束的時候，我也由裘千尺造型變成了三毛造型，替自己剃了一個光頭，然後和我的頭髮一起，涅槃重生啦。有了這種體驗，我就不在意別人的看法了，就這樣以平頭外出、工作和參加活動，還和姐妹們一起，拍攝了平頭的旗袍藝術寫真，我變得更加自信，更加樂觀，更加充滿力量。

　　回望從確診到目前這段時光，我經歷了很多的第一次，挑戰了很多的不可能，現在的我很想說作為一個女孩，我們似乎總是被別人定義，被別人定義美是什麼，被別人定義什麼年齡應該要做什麼，被別人定義必須當媽媽……作為一個癌症患者，我們似乎總是被自己定義，被自己定義我們不會再被人愛，被自己定義我們身體不再完美，被自己定義我們是家人的拖累……面對世俗定義的這一堆堆標籤，勇敢撕掉它，並且我想說：我們都有值得被愛的地方，要知道，這世界上只有一個你，沒人能替代。生活雖然磨掉了我們的一部分勇氣，帶給我們很大的磨礪和考驗，但我們依然是我們人生的最佳女主角。做不被定義的自己，愛真實從容的自己，生命中點點滴滴的美好，我們都值得擁有。

你當像鳥飛往你的山

小晴天

最好的人生，往往不是有多少閃亮時刻，而是努力讓自己開心，讓愛你的人安心，將平凡甚至坎坷的日子過得溫暖。

曾無數次幻想過未來生活的樣子，憧憬過努力奮鬥後可以提前退休，攜三兩好友舉杯邀月環遊世界。

承蒙幸運之神眷顧，一場疾病替我忙碌的工作和生活按下隨機重啟鍵。用坎坷和艱難驗證了我曾經選擇的伴侶，在人生的至暗時刻的真誠擔當和勇敢。在家人的強烈要求和支持下，我提前退休了。

還記得，在手機上退出工作群組時的失落；整理行李時把高跟鞋和裙子（套裝）扔了又撿回來，撿回來再要扔出去的無奈和不捨，終於不再被資本主義奴役了，把努力的對象從工作換成自己的小家，依然百感交集。

在疫情緩下來的時候，我去看草原上粗獷濃郁的夏天；去額濟納的胡楊林看金黃的寧靜的秋天；去喀納斯看滴水成冰攝氏零下 20 度的日出和紅杉雪松陽光湖面組合的童話世界的冬天……用一年走遍了為自己列出的 5 年的旅行清單。

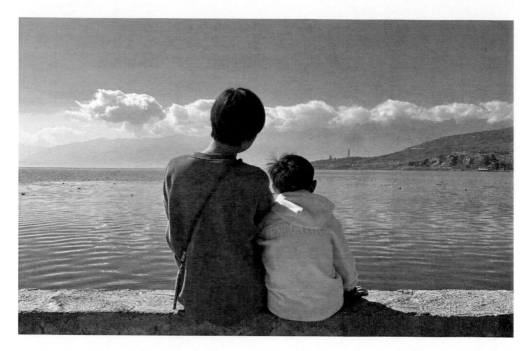

　　或者，你會說這就是理想的生活⋯⋯但其實，它只能作為突如其來的新生活裡的出走和逃避，是不敢也不能停下來的身心治癒的插曲。是的，儘管突如其來，生活還是要繼續。沒有工作不可怕，生病也不可怕，從此要你徹底放下曾嚮往的目標，你還是會時常感到惶恐和不安。

　　「如果你把全部的注意力放在一件事上，那件事就會變成天大的事」，就像我曾經和正在經歷的，如果你恰好也是，一起學著調轉視線吧，比如可以早上八點去公園看爺爺、阿姨優雅的晨練，抑或去熱鬧擁擠的早市感受煙火氣；可以在上午十點半的街道上穿梭騎行，也可以在工作日下午兩點去健身房，享受空曠的泳池；甚至人間百態，歷史變遷，宇宙廣袤⋯⋯看世界，看眾生，不斷地發現自己的世面和嚮往的目標，是原諒是面對是熱愛是勇敢。

你當像鳥飛往你的山
—— 小晴天

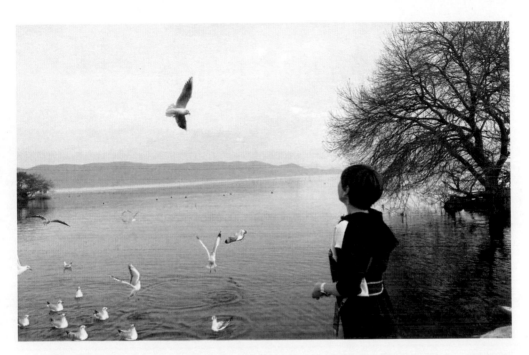

　　最好的人生，往往不是有多少閃亮時刻，而是努力讓自己開心，讓愛你的人安心，將平凡甚至坎坷的日子過得溫暖。往後餘生，願你依然擁有堅韌的力量，飛往你的山。

　　感謝讓我無後顧之憂的先生，給我自由和時間；感謝自己在生命的前三十幾年，雖然偶爾偷懶，但認真學習努力工作不間斷；感謝晴天的戰爭的夥伴，在人生至暗時刻給予我的鼓勵和陪伴；忐忑地走過第一個兩年，慢慢放下惶恐和不安，跟晴天的戰爭說再見，開始碎碎念。

前方有路，未來可期

肖妍

　　每個人都會有一段灰暗的時光，請心懷微光，默默蓄力，學會自我拯救，要堅信，那些你咬牙熬過去的辛酸歲月，終將帶你走向更廣闊的明天。

　　人這一生，終究要經歷一些事情，才能明白生活的真諦。人這一生，總會經歷一些挫折，經歷人生谷底，能將你從谷底裡拖出來的，從來不是時間，而是你內心的覺醒和發自內心的自我拯救，以及周圍力量的鼓舞。一切都可以重來，前方有路，未來可期。

　　2020 年 2 月，疫情開始爆發。還在哺乳期的我，發現右乳出現了硬塊，然而這個硬塊卻不痛。那時候，孩子剛一歲多一點，我跟往常一樣以為是乳腺阻塞造成的。帶著點疑惑，做好了外出防護，我就去醫院做了超音波，檢查結果為良性，家人鬆了口氣。但是我覺得不放心。在接下來的 4 個月時間裡，我輾轉於 3 個大型醫院請醫生檢查，做了好幾次超音波，始終沒有檢查出來有什麼問題。於是我一邊貼活血化瘀的藥膏，一邊做了多次疏通，依舊沒有效果。

　　直到 6 月，右乳開始疼痛，但是我還是不敢去亂想，還幻想著某天硬塊能夠消失。6 月底的一天，有次擠奶，竟然噴出了暗紅色的血水，並沒有感到疼痛。這次我是真的慌了，於是趕緊去醫院檢查，做了核磁共振、乳房攝影，依舊沒有查出什麼問題，直到做了穿刺才確診是癌症。當時我覺得天都

塌了，瞬間淚奔。孩子還在哺乳期，正是需要媽媽的時候，我不敢再想下去。

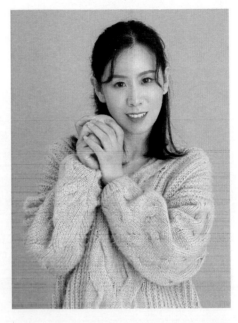

術後，我身體出現了嚴重的不適感，很長時間沒有食慾，腹瀉、腰痛，腰痛到每天晚上只能坐著睡覺。每個睡不著的夜裡，伴隨著身體的不適感，心情灰暗到了極點。細數身上的毛病，（右腎積水、心臟期前收縮等），恨老天為什麼要這麼對我，每天都不想見人，動不動就想哭，於是我憂鬱了。

一個偶然的機會，我參加了團體活動，認識了杜慶潔以及一群可愛的姐妹。直到現在我還記得杜姐的發言：「保持好心態，多笑笑，你的笑容價值百萬。」我備受鼓舞。

後來，我開始聽書、看書，我先後看了《每個人的戰爭》、《身體知道答案》、《免疫力》等相關書籍。我開始頓悟，以前對待自己的態度和方式是飲食不規律、營養不均衡、熬夜、睡眠時間嚴重不足等，讓身體跟著受委屈了。而現在知道這些並不晚。我跟過去的自己道歉，然後告訴自己，一定要學會愛自己，愛自己的身體，愛自己的一切。

行動起來！一切改變都不晚，只有改變不良的生活方式，照顧好自己的起居飲食，才能增強自身免疫力；只有自己堅強地站起來，保持良好的好心態，才能帶動身體的每一個細胞與疾病對抗。

飲食上，力所能及的時候，動手做喜歡的美食，滿足自己的味蕾，愉悅自己。

　　生活上，我開始注重睡眠，充足的睡眠讓我精神飽滿，心情舒暢。

　　空閒時間，替花澆水，每天都看著花一點點長大、開花，心情也是美美的。

　　每天遛遛小孩，看著小孩一點點長大，牙牙學語，用稚嫩的聲音對自己唱歌，無時無刻不溫暖著我的心窩。

　　社交上，我也開始與姐妹們相互取暖，相互傾訴，收穫了很多溫暖的夥伴。

　　就這樣，我身體的不適感一點點消失了。感恩！

　　休養了一段時間後，我回到了工作職位上。畢竟孩子還小，我還需要為了他而奮鬥。返職後，我也遇到了異樣的目光，心裡也難受過。但我告訴自己，做好自己，其餘的一切與自己無關，於是就釋然了。工作上我不再追求完美，不再加班到深夜，而是學會了首先要照顧自己的身體，然後做力所能及的事情，一切都慢慢地好起來。

　　回望過去的泥潭，我還是心有餘悸。慶幸的是，我遇到了一群志同道合的姐妹們，在康復的路上，我們相互攙扶，相互傾訴，相互鼓舞，一起堅強而又勇敢地向前走。感恩姐妹們！

　　最後想說的是，在人生中，每個人都會有一段灰暗的時光，度日如年，備受煎熬。但是，不要怕！請心懷微光，默默蓄力，學會自我拯救，學會互相取暖，困難都會被克服。

　　要堅信，那些你咬牙熬過去的辛酸歲月，終將帶你走向更廣闊的明天。

　　願我們都要學會自我拯救，互相取暖。一切都可以重來，前方有路，未來可期！

千淘萬漉雖辛苦，千錘百鍊始成金

畢承紅

你若光明，世界不會黑暗；你若心懷希望，世界就不會徹底絕望；你若從不屈服，這世界又能把你怎樣？

我，就是那個「八年級生」，開朗漂亮的女孩，在花一樣的年紀，卻被確診乳癌。可那又怎樣，我從不屈服，依然在綻放，我相信未來，我會為現在的自己感到驕傲！

2022 年一月末，新年即將到來，在抱怨疫情帶來的種種困難時，卻迎來了新的挑戰，我也罹患乳癌，並動了手術。

兩年前，母親被確診為乳癌中晚期，已無法手術，採取了保守治療的方法。當時，我陪母親跑了無數次醫院，埋怨過，也心疼過，疲憊不堪的身心，也對自己帶來了負能量。兩年裡，母親的病情一直波折，告一段落後，母親的情緒、身體狀態都比較穩定了，我總算鬆口氣了，抽空幫自己做了體檢，幾天後，體檢結果出來了，乳腺結節隨訪。因為母親的病史，我更加謹慎，立即預約某腫瘤醫院複診，最後的結果，確診為右

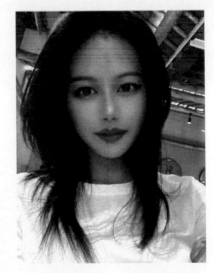

乳浸潤性乳癌。

　　一時間的情緒，除了難過、害怕、無助，沒有其他，我不敢相信這個事實，也抱怨過老天不公。客觀存在的感受，當時是無法控制的，但好在我很堅強，也很獨立，來不及釋放過多的傷心，趕緊整理好所有的情緒，準備打敗腫瘤君。在經歷了手術、化療這些治療後，回頭再想想，其實也沒什麼。

　　化療期間，剛好是疫情封城的時候，自己照顧自己，最難的時候站都站不起來。化療期間最怕白血球降低，要讓身體補充足夠的營養，所以，我會扶著廚房流理臺做飯給自己吃。疫情封城期間是我最難的時候，可世間並不缺乏溫暖，身邊有很多幫助過我的人，鄰居、朋友都送吃的給我，幫我搬物資。以前，我是個性子急，容易暴躁的人，生病以後，也能讓自己性子慢下來，也在努力不斷學習，老天爺對我關上一扇窗，也為我開啟了另一扇窗。以前，自身有很多缺點我沒有意識到，生病中多加反思，覺得應該改改了，要讓自己更優秀，更愛自己！

　　大量脫髮，對於愛美的我來說，無疑是一種身體和心靈的重大打擊，因為疫情，不能去美髮店理髮，只好自己對著鏡子剃光了頭髮。那一次，我嚎啕大哭了，所有的委屈難過在那一刻得到了釋放。隨著時間的推移，我終於完成了第四次，也是最後一次化療。兩週後剛好疫情解封了，我心裡有些小確幸，有全城市的人陪我居家，也挺榮幸！所有的不好都過去了！一切都將有新的、美好的開始。

　　話說再堅強的人，也會有脆弱的時候。我本堅強，可有時候也在想，為什麼自己的命運這麼坎坷，沒有家庭的溫暖，也沒有好好談個戀愛成個家，沒有最起碼的依靠，或者說人生沒有最起碼的完整。每當一個人去醫院的時候，看到有家屬陪同的病友，我也是很羨慕。一個人經歷了這麼多磨難，老

千淘萬漉雖辛苦，千錘百鍊始成金
—— 畢承紅

天爺會不會也不忍心讓我繼續歷劫了？

　　新冠疫情大爆發時，奪走了爺爺的生命。當時，因為自己也確診，身體非常虛弱，沒能送爺爺最後一程，心裡很不是滋味。這幾年，我真是經歷了太多，從母親確診癌症再到自己也患癌症，再到親人的離世……正如唐代詩人劉禹錫在他的那首長詩〈浪淘沙〉裡的描述「千淘萬漉雖辛苦，吹盡狂沙始到金。」

　　風雨過後是彩虹，我要活好當下，做個精緻快樂的女人！等到 80 歲的時候，我或許可以驕傲地跟身邊人說：「我老太婆什麼都不怕，怪獸都被我打敗了。」

　　時間過得很快。今年，術後一年複檢已順利通過。我相信今後每一年的複檢，我都會順順利利。我還有很多事情沒有做，還有很多地方沒去過。我做好了計畫每年要去三個地方，化療結束至今，已經跑了三個地方，體力還不錯。自己還年輕，也喜歡活動，一定要讓今後的生活更加精彩。

　　我相信，幸運之神會慢慢向自己靠近，要做的就是好好愛自己，好好生活。如今的我很會照顧自己，每天都會吃很多美食，也會經常做運動。人人皆知，生命在於運動；人活著就是為了一張嘴，這兩個人生定義我做得很到位。

　　2023 年，疫情結束了。陽光還是那麼溫暖，公園裡的花開得還是那麼燦爛，路上的行人還在忙忙碌碌，而我還是那麼的健康美麗。

生命至上不離不棄

小冰晶

生命至上，在生命面前，所有事情都是小事。

「醫生，我是不是馬上就要死了？」這是我手拿著檢查報告，坐在病床上，哭著問醫生的一句話。醫生安慰我說：「不會的，乳癌是可以治好的。」

最早發現的時候，是晚上睡覺脫衣服時不小心碰到了左側乳房，發現上面有一個挺大的硬疙瘩，當時也沒有往生病這方面想。那時我正處於哺乳期乳水不好，長輩們說可能是乳腺不通，堵成奶塊了。隔了幾天，正好弟媳來我家，她是婦產科醫生，懂得比我們多，她也說猜想是堵的奶塊，於是我也沒放在心上。大約兩週後，正趕上公司體檢，體檢報告上沒有顯示任何異常。於是我把心放在肚子裡了，認定這就是堵住的奶塊。

日子一天天過去，慢慢發現奶塊好像有點長大，兩個月後我還是不放心，又去醫院做了超音波，醫生跟我說：「看樣子是不好，需要馬上聯絡醫生進行穿刺，有問題的話得趕緊動手術。」聽到「穿刺、手術」這樣的詞，嚇得我哇哇大哭。等我哭夠了，緩過神來想，自己這麼年輕，不就是長了個疙瘩，有這麼嚴重嗎？是不是這裡的檢查裝置不佳？第二天，我又換了另一家醫院，這次把所有能查的項目都檢查了個遍，結果跟第一家醫院差不多，醫生也是說需要盡快手術。自始至終，醫生也沒告訴我具體是什麼病。

我這個人還是十分樂觀的，從來沒有往癌症那方面想。現在回想起來，

生命至上不離不棄
—— 小冰晶

醫生也許是怕嚇著我，沒跟我細說，只是跟我丈夫說了很久。晚上回家後，丈夫跟我說，想帶我去大城市動手術治療，說那裡的醫療水準高，我們都放心。於是我們連夜去了。也許是丈夫事事都替我想好了，去哪個醫院，找哪個醫生，提前掛號，安排住處，都安排得妥妥當當。正是丈夫的細心，節省了不少時間。

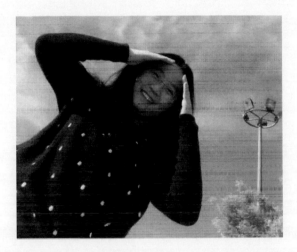

經過五天的檢查，大部分報告出來後，我終於住進了醫院，那正是新冠疫情嚴重的時候，不讓家屬陪床。住院當天，穿刺報告出來，我被確診為乳癌。從發現乳房上有個疙瘩到住院，整整三個月的時間裡，我第一次真正感到了害怕。在我的認知裡，得了癌症很快就會死了。我才 31 歲，美好生活還沒開始就要結束了嗎？孩子才一歲半，那麼小，要沒了媽媽該多可憐。這就有了開頭我哭著問醫生的那句話。醫生的安慰讓我慢慢平靜下來。我一定要好好活著，為了自己，為了孩子，為了父母，還有我的丈夫。

手術前，面對全切和重建的問題，我和家人商量了很久，首先想到保命要緊，乳房切就切了吧。可醫生建議說：「你還年輕，做重建是為了提高生

活品質，可是重建的話，可能要面臨排斥反應。」最終我選擇全切。也許是我後知後覺，也許是我無所謂，當時就想著只要能活命就行，重建不重建無所謂。當晚發訊息給丈夫問他：「我全切了後，你不會嫌棄我吧，會不會跟我離婚？」丈夫的回答：「生命至上，必須好好治療，我會不離不棄。你好好休息，別胡思亂想。」女人本就愛胡思亂想，遇到這樣的病，更會亂想。不過，我相信丈夫是個說到做到的人。手術之後，我沒有因為缺失乳房而哭泣，在生命面前，乳房是那麼微小，而且有義乳。相比斷手斷腳，沒有乳房也不是什麼大事。

「順利健康，往後餘生不能沒有你，你是我生命裡不可缺失的，一定要好起來」、「春水初生，春林初盛，春風十里，不如你。願有歲月可回首，且以深情共白頭。」這是我動手術時，丈夫發的文字，一個從來不在社群平臺發文的人，接連發了兩次。我懂他，理解他，他肯定比我還難受。等我手術好了，一定好好陪伴在家人的身邊。

術後，我很快出院回家。為了讓我靜養，晚上都是丈夫帶孩子睡。白天，母親、婆婆兩個媽媽看孩子，做飯做家務。平淡安心的日子是那麼短暫，原以為，做完手術好好調養身體就行。可去看病理結果時，才知道自己是多麼不幸，又是多麼的幸運。幸運的是我的分型是三陽，有很多的治療方法，化療、放療、標靶都可以用，有治療方法總比沒有方法的強。不幸的是，這種分型雖然治療方法多，花費卻很大，而我薪資收入才三萬多，家裡沒什麼積蓄。丈夫很堅定地說，就是賣房子，也要堅持讓我看病。

手術不是結束，僅僅是開始。我開啟了獨自去醫院的看病之旅，因為疫情，不能有人陪護，只能獨自一人跑醫院。一年多的時間裡一直堅持化療、放療。待放化療結束後，回老家繼續標靶治療。之後口服標靶藥一年整。而

內分泌藥和肚皮針治療至少要堅持十年。

治療過程的艱辛只有自己知道，所有病患姐妹都是這樣挺過來的。治療結束後，心態很好，不會患得患失，可治療的過程實在太難熬。記得第一次化療結束後，頭髮大把大把地掉，反正遲早是光頭，我果斷地把頭髮全部剃光。不得不說，我的心真是很大，面對光光的頭，居然不難過。因為我知道，光頭只是暫時的，頭髮遲早會長出來。只要能治好病，比什麼都重要。

化療對身體影響很大，我睡眠非常不好，睡不著就胡思亂想。想怎麼會得了這麼嚴重的病，為什麼偏偏是我，如果治不好怎麼辦，好好的人生就毀了，害怕復發，害怕轉移。丈夫知道我害怕，常安慰我說，乳癌是所有癌症中最友善的，不會危及生命，這只是一種慢性病，就像糖尿病、高血壓一樣。相比新冠疫情、意外車禍，還有突發猝死什麼的，我們算很幸運了。時間就是最好的良藥，慢慢地我也放開了，現在過著跟正常人一樣的生活。

風雨過後有彩虹，經歷了這麼大的磨難，願一家人永遠不離不棄！願今後的生活更加開心快樂！

我生命中的奇蹟

幸福樹

生活充滿了變數和不確定性，但只要我們勇敢地面對，並相信自己，就能在意想不到的時刻，迎接美好的驚喜。

回首過往，感恩病後十年，主所賜予的一切。2011 年，我胸部乳腺出現血性溢液。2012 年年底，確診為乳癌。隨後，在 2013 年年初，我接受了雙側乳房切除手術治療，並同時進行雙側乳房重建。經歷了那些最艱難黑暗的日子，我的工作、生活慢慢地步入正軌，把自己調整到最佳狀態。

生病之前，我對自己關心較少，一直忙於工作，18 歲來到城市，至今已在城市生活了 25 年。2010 年，我的第一段婚姻沒能抵得住七年之癢的考驗，和前任離婚了。那時我 30 歲，獨自一人，在城市一無所有。所以在剛離婚的那段時間，憂鬱加失眠導致身體免疫力急速下降，後來便得了這個病。患病時，我跟現任丈夫剛認識半年多，還沒結婚，但他一直特別用心照顧我。手術住院 16 天，他每天下班替我換著口味做各種好吃的送到醫院。回想當年，化療後渾身疼痛，他每天幫我做按摩，可我有時還會發洩壞情緒給他，人生中最艱難的日子是他陪我走過的，一起經歷風雨，終見彩虹。

這場病，讓我對待生活的態度有所改變，工作上也盡量不跟自己較勁，學會慢下來。隨著年齡的增長和經歷，現在更是逐漸了解到，工作和生活的平衡的重要性。

我生命中的奇蹟
── 幸福樹

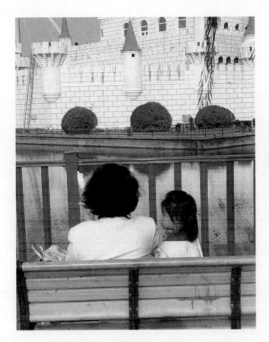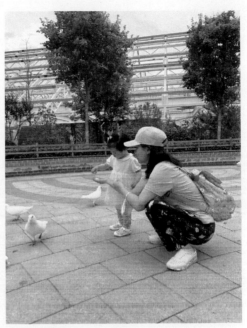

　　手術後，我接受了四次化療，持續藥物治療五年，停藥半年後，我意外懷孕了。當時，我和丈夫是既興奮又擔心，擔心孩子出生後會影響到我的病情。但我們想，我們一定會有一個健康可愛的寶寶。現在，孩子三歲半了，特別可愛。說到這裡，感覺自己真的好幸運，一場病讓我收穫了愛情、親情和友情。也真心地感謝醫院的李豔萍主任！她不僅醫治了我的病，還讓我感覺自己是最幸運、最幸福的人！

　　現在，我們一家三口的生活充滿了溫馨和快樂，每天都充滿了對孩子的關愛與呵護。回想起當初的病痛和手術，我深知，生活中的每一次經歷都是一次考驗和歷練。雖然我曾一度對生育感到擔憂，但我現在明白，有時候生活會給我們一些出乎意料的驚喜，我們需要學會珍惜和感恩。

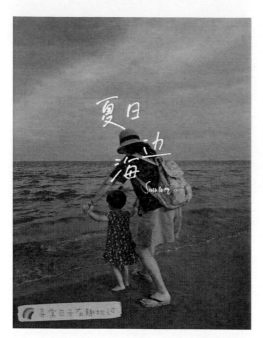 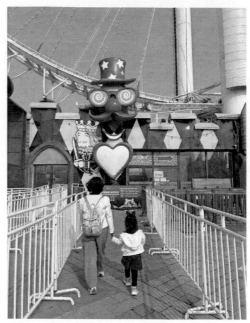

　　儘管之前，我對於在公益方面公開展示和宣傳自己有些猶豫，但我也意識到，分享自己的經歷和故事，可以給想要做媽媽的其他姐妹帶來正能量，這是一件很值得做的事。

　　生活充滿了變數和不確定性，但只要我們勇敢地面對，並相信自己，就能在意想不到的時刻，迎接美好的驚喜。我深信這個孩子的出生，是上天賜予我的一份珍貴的禮物，也是我生命中的一次奇蹟。

坦然面對癌症

魯大海

把現在的每一天，當作生命的最後一天去過，做想做的事，見想見的人，去想去的地方，吃想吃的美食，開心地過好每一天，人生才不會有遺憾……

2022 年 10 月的最後一天，我去醫院做了胸部超音波，醫生說不太好，需要進一步檢查，就接著做了乳房攝影。醫生說，需要進一步穿刺才能確診，我便去了某醫院做穿刺，穿刺結果顯示乳腺中外象限惡性腫瘤。

說起乳癌，相信很多女性朋友都會覺得十分害怕。因為，乳癌是一種對女性健康危害非常大的疾病，甚至會造成死亡。當時我沒有太驚訝，因為不太了解就問了醫生，可以治癒嗎？還諮詢了治療方案等。隨即，我又去了 A 醫院和 B 腫瘤醫院諮詢其他醫生，了解一下醫生給出的治療方案有沒有不同。

醫生們給的建議無非就是先手術還是先化療，不過有一點是統一的，那就是確診了要抓緊時間治療，不要拖延。隨之而來的是疫情的影響，醫護人員相繼病倒，醫院不接收住院患者。我在三個醫院辦理了住院預約，哪家醫院先通知，我就去哪家醫院，隨後就是二十多天的等待。在這期間，我查閱很多關於乳癌方面的資料，每天心情倒還好，沒有消沉，我的心態一直就很陽光，生病了就積極配合治療。

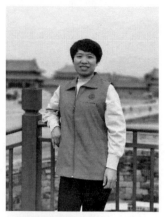

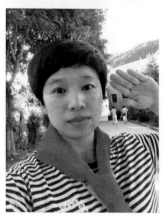

　　2022 年 12 月 22 日，我住進某醫院，進行第一次化療，做了才知道這是怎樣的過程。因為疫情的原因，化療患者都是每人單獨一間病房。四天後我出院了，人有點虛弱，嘔吐和掉髮問題還沒有，難受兩、三天就過去了。

　　因為我生病了，10 歲的女兒成長了很多，不再需要我催她寫作業、睡覺、洗澡……吃完飯還會主動洗碗，做些家務。老公負責做我愛吃的飯菜。身邊的朋友也經常聚會。我的狀態和生病前沒太多變化，每天都很開心。我很喜歡做志工，只要有時間，就會參加各種活動。生病後，在身體狀況允許的情況下，像以往一樣去做些自己能力範圍內的活動，讓每一天都很充實。

　　最近這次住院，進了 6 個床位的大病房，鄰床是個來自其他縣市的病友，透過聊天，知道她狀態不好，一週的時間裡，她每天以淚洗面，吃不好睡不好。有空我就跟她聊天勸導她。她的心結不少，以為這個病不好治療，害怕手術風險，家裡上有老下有等好多問題。我請她正視乳癌，積極配合醫生，這個病不是無藥可治，並且現身說法，告訴她怎樣應對化療出現的不適反應。

　　她是先動手術後化療，沒住院前聽說化療多難受，好多人受不了，我讓她看看我們正在化療中的病友狀態，跟聽說的完全不同。她一下子就有了信心，當天晚上睡得很香，第二天的狀態就很好，對治療也有了足夠的信心，

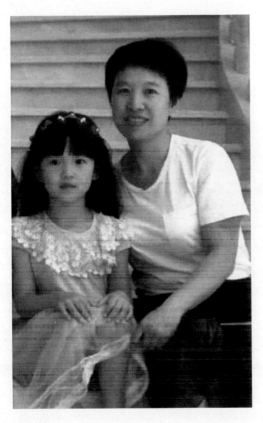

不再害怕動手術。同樣都是病友,看你遇到的是正能量還是負能量,這個真的很重要,我能做到坦然面對疾病,我也希望幫助更多的患者,用我積極而陽光的心態去感染她們。

我認為,癌症是人生道路上的一個重大障礙,我設法克服了它,並保持相對完整地走下去。

乳癌讓我重生

晨宇

生死有命，富貴在天，生死不是我們可以掌控的，活在當下，就是對生命最大的回饋！

忐忑不安的心，隨著第五年複檢結果逐漸平息，其實每次複檢，心中都會默默禱告，擔驚受怕。五年間，當聽到病友出現轉移復發時，我也都會擔驚受怕，甚至失眠。

那一段以淚洗面的日子，只有經歷過的人才能理解，我曾經憎恨上天，未曾許我榮華富貴、美麗智慧，連最後的健康都要剝奪我的。但是面對親人的關心，面對 4 歲的孩子，我選擇了默默忍受。化療期間噁心嘔吐，渾身無力，手腳發麻……在我人生最陰暗的時候，我甚至想過從樓上跳下，把所有的痛苦淹沒在眼淚中。但是當 4 歲的兒子問我：「媽媽，你生了什麼病？怎麼老去醫院？」、「以後我長大了，要當一名醫生，把媽媽的病給治好。」聽了這些，我暗自發誓，我一定要好好活著，為了孩子，為了愛我的人。

五年前，我 32 歲。當我發現左側乳房有腫塊時，起初並沒有在意，以為女人十有八九都會有乳腺增生，對生活應該沒有什麼影響。後來，隨著腫塊突然增大，心裡有些不淡定了，但不敢去醫院檢查，因為害怕看到不好的確診單。直到後來，無意間在左側腋下摸到了圓圓的小疙瘩，心裡咯噔了一下，趕緊去醫院。

乳癌讓我重生
—— 晨宇

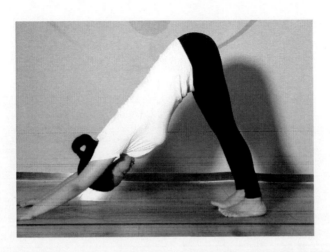

　　醫生觸診檢查後說，很大可能是不好的東西，開了乳房攝影單，當看到乳房攝影單子那一刻，我的心極度平靜。接診我的醫生很嚴厲地問我：「都這麼大的人了，為什麼不早點來醫院看呢？」看得出，他也替我著急，替我惋惜……就這樣，從檢查到手術用了 8 天時間，做的是左側乳房全切術。

　　病理結果顯示，是浸潤性乳癌 II B 期，腋下淋巴結轉移 3 個。術後，開始了我的漫漫抗癌路，做了 8 次化療，25 次放療，1 年的標靶治療，其他還有內分泌治療＋戈舍瑞林注射劑（俗稱「肚皮針」）。

　　跟手術後的疼痛比起來，陪伴更能擊潰一個人的內心防線，會覺得這遙遙無期，看不到希望的終結在哪。所以，那些日子心情莫名的煩躁，忍不住地落淚，甚至對家人大發脾氣。人這一輩子，或許能隨意傷害的真的就是最親的人了。

　　讓人欣慰的是，這一切都是我多慮了。是他們一直在默默地陪伴著我、鼓勵著我，他們很能理解我當時的心情，我不想見人，也怕他們見到我最不堪的樣子，怕他們眼中流露出來的那份憐憫。但他們給我的鼓勵和陪伴，未曾中斷過。

很多病友說，我十分積極樂觀，其實低落情緒還是有的，有治療的痛苦，有對疾病的恐懼，只是我努力把最樂觀的一面表現了出來。第一次化療時，同房一位姐姐自己一個人來住院，沒有見到家人，甚至我一度認為她是家屬。姐姐有一顆無比樂觀的心，像她說的，越緊張越不好，還不如安安心心聽醫生的安排，該來的遲早會來。或許人生該有幾分這樣的豁達，我的人生注定要過得更加與眾不同一些，每個生命都有屬於自己盛放的姿態。

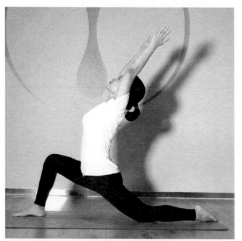

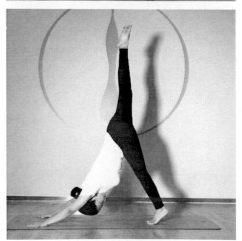

乳癌讓我重生，藉助外力和改變認知，我嘗試練習瑜伽，練習冥想，開始跑步（長這麼大，以前體育課從來沒有及格過，跑 50 公尺都氣喘吁吁）。

一晃五年過去了，以前覺得很痛苦很煎熬的日子，現在想想好像都不是什麼大不了的事了。跟朋友聊天說起，我也是個癌症患者，他們都無法相信。因為他們看到的，都是我臉上的陽光跟笑容。而我，彷彿經歷了九死一生後，對待事情有絲絲釋然。

生死有命，富貴在天，生死不是我們可以掌控的。電影《哪吒》有個鏡頭我印象特別深刻，哪吒在接受「天劫咒」時說「我命由我不由天」，英氣逼人的話語，讓所有在場的觀眾熱血沸騰。活在當下，就是對生命最大的回饋！

攻克癌症不是個人的單打獨鬥

惠子

未來的日子很長，腳下的路很難，無論歷經多少變數和磨難，希望多年後的自己，仍然能做個堅韌的女子，常懷一顆感恩之心，笑看世間百態，細品人間滄桑。

癌症，一個號稱「人類第一殺手」的惡魔，來臨時卻悄然無息。經常聽人說起，身邊的家人和朋友身患癌症的事情，癌症可能離我們很遠，也可能離我們很近。輪到自己了，生命就像坐了一趟雲霄飛車。

在最近一次複檢中，我的各項檢查順利通關。面對癌症，我一直覺得自己是個「幸運」的人。我想把自己的經歷分享給姐妹們，希望可以為你們帶來一些力量。在未來的日子裡你並不孤單，你有我們！

2021 年是我人生中最灰暗的一段時光。這一年我被確診為乳癌，這就意味著，從確診這一刻開始，癌症將成為陪伴我終生的一位「對手」。

在確診後的兩天，自己也經歷過否定、沮喪，以及在自我調節後接受現實，接受從一位「社會人」，向一位患者身分的角色轉變，只有身在其中，才感受到那兩天灰暗的時光。帶著問號，我的抗癌日子就開始了。幸運的是，我的癌細胞特別「聽話」，當時經歷了手術、放療，現在還在長達五年的內分泌治療期，與我身邊一波一波「更新」的病友相比，我非常幸運。

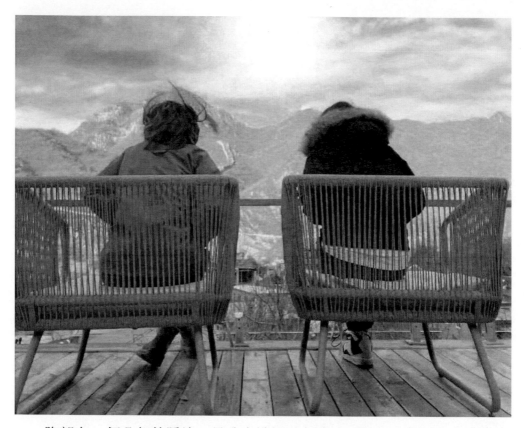

　　胸部有一個凸起的腫塊，是我在洗澡時無意中發現的。當時以為是內衣太緊，趕緊和老公說了這個不經意，老公也是和我同樣的想法。第二天我越想越覺得不對勁，就把這個事情告訴了婆婆。我婆婆這個人對生病有著特別執念的想法，只要醫生說了沒問題才算踏實，秉著「有問題就找醫生」的觀念，要我趕緊掛號。跟婆婆在一起生活了十多年，經歷了很多，彼此非常了解，我們從最早的婆媳關係到後來更像是「母女關係」。我們一致的想法就是將心比心，是一種你真心對我好，我一定也會對你好的相處模式。

攻克癌症不是個人的單打獨鬥
—— 惠子

從開始掛號到具體檢查，每一次去醫院，每一項檢查都有婆婆的陪伴。雖然她不懂這個病情，但只要她在，我心裡便有一顆定心丸。每次去醫院，婆婆跟上班打卡似的，絕不遲到早退。因為疫情原因，門診只讓一名患者和一名家屬進入，老公每次都陪我進去看醫生，認真學習傾聽，婆婆明知進不去，也要在門口等著我們出來。她說在家等著也不踏實，至少你們出來我能馬上知道你的情況。看著他母子倆忙碌的背影，跑前跑後地

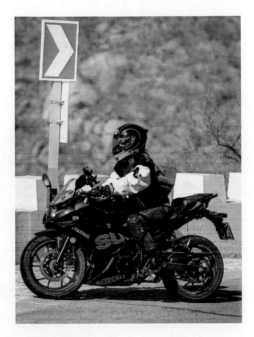

幫我預約檢查項目，我卻跟大爺似的，進去出來就可以了。

放療期間，婆婆每天幫我洗衣做飯、洗水果，變著花樣替我做好吃的，那時的我，是一名「喪失」勞動能力的人。

平時我工作相當忙碌，做不到隨時請假去拿藥，每次都是婆婆主動去醫院幫我拿藥。後續治療期間，每次打針和複檢，也都是婆婆陪我去。可能我和婆婆都是女人，相對好相處，我公公作為男人，由於角色不便，很少直接關心我，但他對我的愛不亞於婆婆。他是個頭腦非常冷靜的人，每次我們從醫院回來，都會第一時間詢問細節，也能在關鍵時候做出決定。我很愛吃公公做的「病號麵」，其實就是普通的麵條，但在他手上做出來的味道就是不同，那是他的招牌菜。公公婆婆對我的愛真的是太多了，如果還有下輩子，我還要做他們的兒媳婦。

　　我的老公是個被愛包圍著的男人，他有爸媽的愛，有爺爺奶奶的愛。在愛的環境中長大的他，也擁有一顆真誠的愛心，他用自己的行動關愛著我。我們的戀愛婚姻並沒有大風大浪，跌宕起伏，十多年平平淡淡地生活著。在我們結婚誓詞裡「無論生老病死都要不離不棄」，他真的做到了，不是嘴上說說而已。現在，我覺得他比原來更加愛我。每一次檢查和複檢，他都會詢問醫生結果，並記住醫生的醫囑。每一次換藥，或去醫院放療都會陪著我。在我術後幫我洗腳、擦身體，相當仔細耐心，作為女人的我都自愧不如。老公還跟我講一些道理，當遇到磨難時要勇敢堅強，擁有一顆感恩的心，對生活永遠充滿希望和熱情。

　　也許老公在生活中很平凡，甚至渺小，不過對我而言，他是這個世上最偉大的人，是我最溫暖的港灣、最堅實的依靠。他是我生活中的導演、編輯、製片人。感謝老公，一直陪伴我，鼓勵我，很幸運我們能成為一家人。有一個小彩蛋就是分享關於老公的一點一滴，我總共寫了 521 個字。

　　總是想再玩幾年，我們並不是到了年齡就應該結婚生子。長時間的內分泌治療，可能會有生育風險，老公每一次都會給我信心，不是生不了，只是早晚的問題，婆婆公公也沒有「嫌棄」我，催促我。不管生與不生，我的身體健康第一。我會愛惜自己的身體，愛自己，也愛家人。

　　在把自己的故事分享給姐妹的同時，醫生已經通知我，可以停藥備孕了。我現在最大的心願，就是生一個健健康康的寶寶陪著老公一起變老，願公公婆婆身體健康，願我們這一家人平安幸福！

　　未來的日子很長，腳下的路很難，無論歷經多少變數和磨難，希望多年後的自己仍然能做個堅韌的女子，常懷一顆感恩之心，笑看世間百態，細品人間滄桑。

致我不平凡的餘生

聶彬彬

今天我們扮演「癌症患者」的角色，但這僅僅是一場「體驗」戲而已，我們並沒有因此而結束此生的演藝生涯，還有更多的角色有待我們去嘗試和探索！

「人的一生中，最光輝的一天，並非功成名就那天，而是從悲嘆與絕望中帶來對人生的挑戰、以勇敢邁向意志的那天。」

—— 福樓拜（Gustave Flaubert）

從小我們的人生就被教導要聽話，按照既定的軌跡讀書、戀愛、結婚、生子，找一份穩定的工作，找一個安穩的人，平平凡凡地過日子。日子平淡無奇，卻也波瀾不驚。在確診乳癌之前，我一直默許這就是我的人生，然而癌症這個字眼的到來，徹底打破了一切的平靜。一開始我無法接受，我一直為了這份普普通通的平凡人的小日子而努力，為何上天連這麼一個小小的要求都不能滿足我？40 歲本應是一切生活都步入正軌的年紀，我卻開始了不平凡的抗癌之路。化療的副作用，一次次的毒性累積，讓我越發感到身體的疲憊和虛弱，但這個過程也讓我重新審視了自己，原來平凡的我如此強大。很清楚地記得，化療第 11 天，我開始掉頭髮，看著水盆、地面上的頭髮，我沒有眼淚。相反，我看著鏡子裡那個光頭的自己感嘆，原來我那麼酷，目光裡透著堅定，從來都不是個弱者。

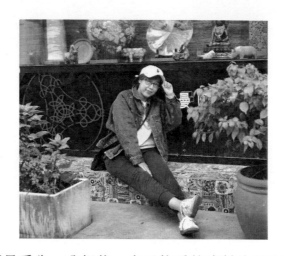

　　涅槃之後即是重生。我相信，自己飽受的痛苦也是有價值的。面對癌症，我沒有躲在陰暗的角落，而是徹底打開自己的心扉去接納它。於是，我將在某醫院治療的過程，透過社群平臺分享出來，力圖幫助更多的乳癌姐妹勇敢地面對疾病。也正因如此，透過網路我認識了很多姐妹，她們來自各地，有不同的身分背景，有不同的人生經歷。抗癌的歷程從來不是一個人在戰鬥，我們彼此分享，互相取暖，共度難關。就這樣，我度過了艱難的 6 次化療，從嚴寒的冬天一路走到萬物生發的春天，直到迎來了熱情而奔放的夏日，盼望已久的手術日到了。雖然我很捨不得與自己的右側乳房說再見，但又何妨？萬物皆非完美，斷臂維納斯也是一種殘缺之美。隨著身體的毒瘤被取出，人也變得如釋重負，留下漫漫生命長河的一道疤痕，它就像樹木的年輪，那是成長的紀錄，更是時光的印記。

　　手術很成功，雖然術後病理腋下還有兩個淋巴結轉移，但醫生說：「你的分型對內分泌藥很敏感，接下來你要吃 5 年的內分泌藥，用 2 年的標靶藥，之後半年複檢一次。」自此我的人生不再平凡，我是一條逆流而上的魚，在遭遇不期而至的風浪後，依然能夠笑對未來，溫柔而堅定地活著！

致我不平凡的餘生
—— 聶彬彬

「即便明天是世界末日，今夜我也要在園中種滿蓮花。」

—— 佛語

在生活的瑣碎中，我選擇掩蓋自己的鋒芒，平凡地活著。然而這次經歷讓我覺得，我注定是不平凡的，那麼今後就徹底綻放吧。我愛音樂，也愛鋼琴，在手術前我學會了一支非常喜歡的鋼琴曲〈你的心河〉（*River Flows In You*）。我沒有天生修長的手指，彈奏不出專業水準，但是彈奏過程很開心，我得到了心靈的療癒。再好的曲子也需要演奏者用心演繹，就像漫漫人生路，你我都在演繹不同的故事，如果用跳脫的心態去面對種種艱難險阻，在不同的階段我們只是在扮演不同的角色，今天我們扮演「癌症患者」的角色，但這僅僅是一場「體驗」戲而已，我們並沒有因此而結束此生的演藝生涯，還有更多的角色有待我們去嘗試和探索！

過去平淡的日子總少了徐徐熱情，固化的圈子也讓我接觸的事物有限。然而，在社群媒體上的彼此分享，我認識了更多姐妹，她們為我的生活帶來全新的靈感。透過自媒體認識的菁帶動我嘗試 Zumba，一股南美的熱情讓我體會到舞者的愉悅，我倆雖遠隔兩地，但她的影片一直鼓舞著我，讓我有了對康復的信心，有了對恢復往日生活的動力！我開始學習 Zumba，我從跳舞和節奏中找到了久違的快樂，過去我平淡的生活也燃起了森巴熱情的朝陽。

「你無法延長生命的長度，卻可以掌握它的寬度。」

—— 托馬斯・布朗（Thomas Brown）

另一位透過自媒體認識的姐妹清風，帶我找到了鏗鏘玫瑰戰友團。起初，我被她的勇氣感染，她勇敢地在那麼多人面前分享了自己的患病經歷和心得。她那麼年輕，但舉手投足之間沒有絲毫焦慮與負能量，而她只是戰友

團眾多姐妹中的一員,面對癌症,她們不再憂傷,不再徬徨,浴火重生之後,每個人眼中都自帶光芒。她們的故事、我的經歷是一股強大的能量。我覺得,我想傳遞這樣的能量,給予更多姐妹抗癌的勇氣和力量,告訴她們,你們一定可以。於是,我開始開導和關懷具有相同經歷的姐妹,並提供一些就醫上的資訊,方便她們就診。我希望能為她們在黑暗中點一束希望的光!而我也注定不再是過去那個平凡的我。

如今,我已回歸正常的工作和生活,除了日常吃藥打針、定期複檢以外,我已與常人的生活並無兩樣!但是和之前不同的是,我更愛自己了,不再爭強好勝,不再踮著腳尖去搆我根本拿不到的東西;我越來越關注自己的身心,更加關注每日的健康作息,關注每頓飯是否營養均衡;工作中學會了勞逸結合;週末和家人一起享受戶外的空氣、陽光;閒暇時光讀一本書,豐富自己的精神世界。我要把餘生傾注在自己真正愛的人、事、物上,用平淡之心去面對未來的生活!

親愛的姐妹們,雖然人生的長度你我不能決定,但是,我們可以活出寬度,活出精彩人生!一起加油吧!

產後復發為愛活出精彩

張美玲

　　癌症不等於死亡，我們把它當作是慢性病，心理上輕視它，戰術上要重視它，保護好我們自己的主要臟器，延長存活期，享受每一天才更重要。

　　2013 年那個暑假，我風華正茂，在大學畢業典禮結束後，去醫院檢查了一下生理期痛經和乳腺增生，就在這短短的一天內，被確診為乳癌，需要手術治療。那一刻，要讓一個 24 歲的女孩做出「生」與「死」的抉擇，這無疑對我和家人來說，都毫無心理準備，更何況在冰冷的手術室門口等不及家人去好好籌劃，細細思考再做決定，只能堅定不移地選擇「生」。那天下午，為了「生」，我毫不猶豫地接受了乳癌根治手術。

　　如今回想起來，當第一次面對自己傷殘的軀體時，胸部一條長約 20 公分的傷疤，心臟隔著薄薄的皮膚在怦怦跳動，肋骨突起，鏡子裡那個年幼的小女生，滿臉的驚恐、震顫、痛不欲生。我奔出室外，任雨水沖刷我的傷痛，沖掉了眼淚卻沖不掉我心上的淚，心上的血在不停地流淌。這種痛苦比化療後光頭帶來的外貌焦慮，還要摧殘人心，它不能透過無名發洩而減輕，也不能透過沉默不語而消亡，每每想到那個場景，至今我仍會淚流滿面。

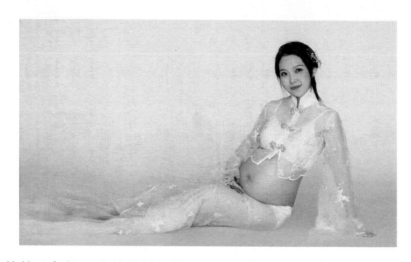

　　之後的八年裡，我曾戴著假髮，我曾質疑醫院，我曾拒絕服藥，也曾把自己當作一個健康人，重新在這個溫暖而殘酷的世界裡奮鬥。第四個化療結束後，我就戴著黑色長直的假髮，開始白天上班，當作職場裡的新人努力工作，下班後，就去醫院做化療，第二天早上再去上班。在家人和朋友眼裡，我一直很優秀，大學四年裡堪稱學霸，學業成績幾乎年年都是年級第一。各種獎學金，幾乎學生時期能拿的都拿了。同時也是優秀畢業生、合格心理諮商師。畢業開始工作後，我更加努力，不把自己當作癌症患者，只認為當初是「誤診」。那時候，我是公司裡最年輕的主力，經常參加比賽並獲獎。30歲時，我又考上了博士班，一邊工作，一邊讀書，一邊懷孕。我以為癌症已經跟我告別了，但萬萬沒想到，生完寶寶的我，被查出了癌症復發，全身多發骨轉移，這簡直是個晴天霹靂！

　　作為一名剛做月子的產褥期媽媽，實在太難了。但我一定要活下去，嬰兒才 36 天呀，無論如何，不能讓寶寶沒有媽媽！那一天的我早上還用僅有的一側乳房替孩子親哺，下午去了醫院就被告知，不能對寶寶餵奶了，因為

全身打了 PET-CT 顯影劑。作為母親，看著嗷嗷待哺的嬰兒，卻不能幫他餵奶，寶寶哭得聲嘶力竭，那天我更是哭得崩潰無助，心如死灰！

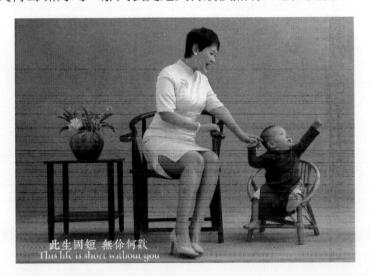

此生固短 無你何歡
This life is short without you

　　這樣的傷殘，這樣的痛楚，這種宣判，足以把一個初為人母的女人的精神，推向崩潰的邊緣。好在，我有一位天使守護著我，先生他很愛很愛我，公公、婆婆也是一座聳立的高山可以依靠。從醫院確診多發骨轉移後，我的頸椎、胸椎、腰椎、骨盆、股骨、肋骨、肩胛骨、骶骨、恥骨等部位都顯示有病灶，片子上的每一處轉移，都提醒著我順產中的開骨縫對我來說是多麼驚險！做了骨髓穿刺後，我認真準備接受治療，先生每天陪著我奔波求醫，老人家幫我照顧小寶寶。那時我進入臨床試驗組，發生了面癱，一側眼皮閉不上，笑起來只有一側嘴角上揚，懷裡的百天嬰兒也朝我一邊嘴角上揚，那一刻，我真的崩潰了！我算是個堅強的人，那時一天抽血 9 次，月月打加強顯影劑，我都忍住沒哭。然而，當懷裡的寶寶學我歪嘴笑時，我卻變得極為怯懦和無助。好在透過針灸治了小半年，面癱和跛行都好了，再用上標靶藥物，我告別了先生買的電動輪椅，一年半後又站了起來，再次如正常人一樣，行走自如。

人物故事篇

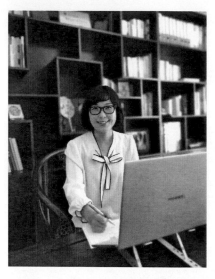

　　這些年的生活真是萬般滋味在心頭，但仍要仰著笑臉迎上去。寶寶慢慢長大，他就像個小天使一樣保護媽媽，更像一位康復師督促著我要恢復健康，做好媽媽的本職角色。孩子兩歲半了，2023 年開春，我又重新回到溫暖的公司。同事們都驚訝於我的快速恢復，在主管和同事們的照顧下，我重新站上了陌生又熟悉的講臺，和同事學生們在一起，我重新獲得了社會認同感。在網路上，我也找到了互相取暖的平臺，在營養、運動、正念和專業問題上給予我建議；在線下，我每個月去醫院做臨床試驗相關的檢查和維持治療；在生活中，有愛我的家人，我可以給寶寶一個正常的媽媽，給先生一個完整的家庭，給父母一個愛笑的女兒和兒媳。有我在，孩子安，先生定，父母慰，朋友助，社會扶。感謝我生命中遇到的每一個善良的人，感恩一切！我想，生命中每一個遭遇癌症的女子，都是一位無名英雄，正視坎坷和困難，勇於戰勝自己。

　　姐妹們，癌症不等於死亡，我們把它當作是慢性病，心理上輕視它，別過度焦慮；戰術上要重視它，好好治療。醫生說我們離死還有點距離呢，保護好我們自己的主要臟器，延長存活期，享受每一天才更重要。

　　透過我這段經歷，也提醒一下姐妹們，我們要堅持定期複檢，配合治療，要有規律的生活和健康的飲食，要保持樂觀心情，學會慢生活。病去如抽絲，每天抽一點，一切都會慢慢好起來！現在從一隻忙忙碌碌的小螞蟻，變成一隻慢悠悠的小蝸牛，享受生命中的每一寸陽光雨露吧！

獨行也芬芳

霍勤勤

我曾經以為讀書很苦，等身入谷底，一個人靜下來時卻發現，讀書是對美好的嚮往與寄託。所以，能將你從谷底中拖出來的，永遠不是時間，而是內心成長後的釋懷。

2023 年，迎來了疫情後的第一個春天。這個春天，一片生機，讓人感到從所未有的幸福與愉悅。但這之前的三年，大眾的生活都實屬不易。於是網路上流行出一個梗：原來 2018 已經不是兩年前，而是五年前了。你，還記得那個夏天嗎？

僅此一個開頭，我的內心和軀體，就已經被各種情緒包裹。我想，這就是文字的魔力吧。

2018 年的春天，柳絮隨著清風漫天飛舞，正是一年春好處。我卻只能折柳相送，惜別了苦心經營的婚姻。可謂，思量卻是無情樹，不解迎人只送人。於是思念便化作六月的柳，濃郁且綿長。當我還很自我的沉浸在痛苦中的時候，被確診了乳癌！我永遠記得聽取結果那天，天空中的雨，從雲層中怯懦地滴答，繼而到肆無忌憚地滂沱，夏雷的轟鳴，驚得我跌坐在醫院的臺階上。那時，我有點嚮往死亡，因為死亡是一種解脫，更或許在某種意義上是重逢。但是，我更加畏懼死亡！

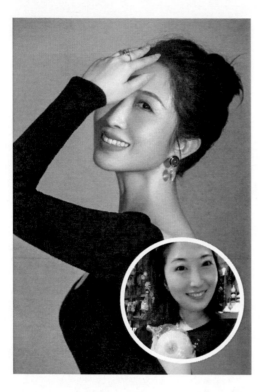

那天，看著雨中匆忙的行人，我羨慕他們一定是健康的，並擁有一個幸福的家庭。我怨恨上天，為什麼如此對我，我甚至沒有了痛哭的勇氣。回到一個人的家裡，我倦怠地蜷縮在沙發的一角，不吃也不喝。當我餓得實在沒有力氣了，驕傲的我，帶著一股怨氣做出決定：我要瞞著父母，找最好的醫生獨自治病！那時，我將自己的病因歸結於不幸的婚姻，但這也是我，邁出求生的第一步。

帶著希望，充滿信任，我的求醫與治療之路非常順利。在治療期間，我暫停了工作。空閒的時間，都是屬於我一個人的。偶然一天，我拿起一本書，當我看到，「先別急著去死，再試著活一活」時，我不自覺地笑了。於是這本書，就成為我整個治療過程中的精神支柱。但真正讓我從內心接受，並願意付諸行動改變的，是呂勇剛主任的話，他對我說：「我希望我救治的每位患者，都能夠好好生活，而不是活著！」當時，對於一個想求生的人，聽到這麼溫暖的話是莫大的鼓勵。現在我明白了，這就是人文關懷的力量。

雖然鼓足了勇氣，想要好好生活，但情緒有時，又會退到曾經最谷底的時期。我開始嘗試讀一些關於心理學的書籍，學習的成果除了擁有一張心理師的證書，更是一個自我救贖的過程。這個過程讓我學會接納一切的發生，隨之接

納自己。對病情與生活，我將不再抗衡，我學著與它們和平相處。在從容的狀態下，帶著眼睛去發現，帶著頭腦去思考，也許危機就會成為轉機！

突然有一天，我發現自己不再糾結為什麼患病，更想關注的是當下的生活和對自我病情的管理，所以，我開始學習健康管理知識。當學到預防一定大於治療時，我開始反思過往。曾經有多少次機會在我面前，我都沒有珍惜。這份遺憾使我成為閨密和身邊女性朋友的宣傳者，希望她們都能重視兩癌篩檢，重視病因預防。有了使命感，生活變得豐富起來，我和閨密們在笑鬧中，從生活方式、飲食方式、運動時間與強度中做出改變並互相監督，並且學著用芳香療法，做好自己的情緒管理。現在，我努力成為自己情緒與健康的第一負責人。

好的情緒與沒有病痛的身體，令我對周圍事物充滿愛意與包容，對於學習，更加有積極性。當學習完家庭教育專業人員時，我放下了所有的怨氣。這個世界所有的歲月靜好，一定是有人為你負重前行，只不過，當局者迷。當一個家庭，變為兩條平行線上的個人時，互不打擾也是一種祝福。這是一位作家在意外失去雙腿後寫的：這是我的罪孽亦是我的福祉。同樣，這也是我的罪孽，更是我的福祉！

五年了，輕舟已過萬重山，所有都變得那麼雲淡風輕。當然，我早已恢復了工作，經濟基礎才是成年人最大的勇氣。我很慶幸，我用試著活一活的態度，歸還了父母一個全新的女兒。當我化著精緻的妝容，穿著漂亮的衣服，向父母講述關於我生病的一切時，父親背過了身體，母親淚如雨下。這就是書裡說的：孩子的病痛，在母親那裡是加倍放大的。如今我抬頭就能看到，愛好書法的父親專程為鼓勵我而書寫的作品：若無閒事掛心頭，便是人生好時節。

愛讓生命更美麗

黃厚娟

希望自己也能活成一道光，照亮自己，溫暖別人。。

癌症這個令人談之色變、人人唯恐黏上的、感覺離我很遠的病症，2019年7月底，確確實實地發生在了我的身上。

記得當時醫生委婉地告訴我時，我的腦子是空的。真的，是空的，什麼都沒有想，只是定定地看著醫生，盡量去聽懂她說的每一句話……然後……就是我家先生不停地安慰我：「沒事，不怕，醫生不是說了嗎，現在這種病都屬於慢性病了，我們配合治療絕對沒問題的，再說你還有我呢。」

路邊的花花草草還是一如既往地盛開，但在我的眼裡都失了顏色，猶如我的世界。說腦子是空的，一點都不假。我直接提出了辭職，先生看著我說：「隨便你想怎麼做都可以。」

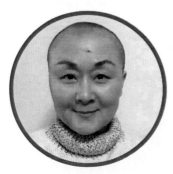

我不想看到和聽到朋友們同情的目光和撫慰的話語，最主要的是怕自己的情緒會失控。我不知道自己的人生會往哪個方向發展，我將如何面對以後的生活。我辭職的理由是要去陪外地工作的女兒，在主管和同事們的理解與不捨中我離開了工作職位。

現在想想，我做得確實有點衝動不理智。我現在知道了，朋友的關心和撫慰對患者的康復有著怎樣的積極作用，而這種人文關懷恰恰也是廣大癌症患者所需要的。

每天進出醫院，我認識了很多和我一樣的患者，她們和我一樣患得患失，對未來充滿了恐懼；更有一群已經康復了的姐妹們，她們經常到病房中探望新患者，臉上洋溢著溫暖的笑容，穿著曲線玲瓏的旗袍，各種才藝表現，盡情展現自己美麗的狀態，以過來人的身分安慰新病友要放下包袱，用一顆積極向上的心態，配合治療，一切會有最好的結果。看到她們的自信，感受到她們的樂觀向上，我走過了迷茫期，不退縮，不閃躲，勇於坦然面對，積極生活。希望自己也能活成一道光，照亮自己，溫暖別人。

乳癌治療週期長達一年，我家先生與醫生多次溝通後，選擇了一種療效最好、但是自費項目價格不菲的雙標靶治療方案。我當時聽到費用時，有一種深深的無力感，更多的是對家庭的愧疚。先生安慰我、陪伴我，讓我相信我才是他生命中最重要的，他還說家人在，家就在。我落淚笑稱果然是打著燈籠找的老公。

那段時間，先生天天陪著我，只要我看向他，他就立刻奉上一個大大的笑臉，讓我心裡感到無比的溫暖，同時也有著心疼，因為我曾看見他剛得知我病情後的紅眼眶。聽別人說熬製牛蹄筋可以補充白血球，先生專門找人提前預留，並長期預訂；我的女兒在初知我患病時眼淚不停地流，每天上網搜尋相關的養護知識，天天打電話關心我，開導我，比我這個患者知道的都多，還寄了幾本書給我，要我好好看看，學學如何做生活的勇者，做生命的強者。

親朋好友陸續知道了我的病情，紛紛表達了關懷幫助與鼓勵，我更深地體會到了愛，不僅有親人之間的，還有朋友之間的。我的心情逐漸開朗，不

再自怨自艾鑽牛角尖。命運既然讓我走上了一條抗癌之路，那麼我就要笑著走下去，不論何種境遇都要溫柔地堅持做最好的自己。

心態變了，人的精神狀態也就不同了。先生每天還要上班，我自認有手有腳也不想麻煩別人，近半年的治療時間，我盡量自己去看病、檢查、住院等等。

我能有這份樂觀坦然，前提當然是我感受到了來自各個方面的愛，是這種愛讓我有了對抗病魔的勇氣。

經過 9 次新輔助治療後，我收到了較好的效果，化療的痛苦具體是怎樣的情形，我好像也忘得差不多了，可能也有我心態好的原因吧？本來準備全切的手術，醫生認為完全具備保乳條件。

對於化療會出現掉髮，我早有心理準備，在幾次化療我還沒有出現大量脫髮時，笑問醫生護士為什麼我還沒有掉髮？我假髮都買好了。醫生護士也被我的反應逗笑了，說還沒有見過我這樣的，怎麼感覺你很期盼脫髮呢？

我不是期盼脫髮，而是在治療過程中，家人和朋友的愛讓我越發堅強。

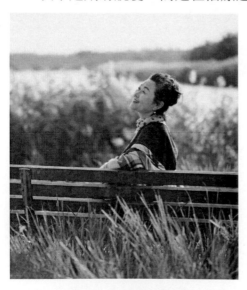

先生也對我做過預告，讓我知道脫髮肯定會來，他還說：「你就當是換了個髮型，體驗一把光頭的酷帥。要是怕別人的眼光，到時候我也剃頭，跟你一樣。」我說別呀，你還要演出怎麼辦？我不怕的。後來頭髮真的掉完了時，我還攬鏡自照，感覺真如先生說的，沒頭髮的我也還挺好看的。這證明了語言和陪伴也是很有力量的。

愛讓生命更美麗
—— 黃厚娟

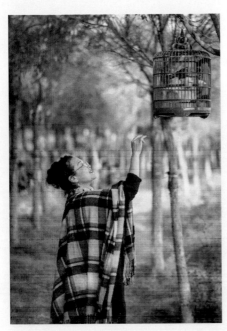

我生病後最大的收穫就是，感受到了以前習以為常的正常生活的幸福。清晨，推開窗，看著初升的太陽；走在路上，看著忙碌的人群匆匆忙忙地上班，上學；微風拂面，去感受季節的變化。生活是那麼美好，我應該如何珍惜，讓每一天都過得充盈，我的人生應該如何重新開啟？

先生很忙，但是從沒有忘了對我的關心，為了讓我學會釋懷和放下，他總是鼓勵我走出去，和興趣相投的人多多參加戶外活動。他是一名聲樂老師，他不僅自己喜歡唱歌，還總是鼓勵我大聲唱出來。在他的陪伴下，三年來我們在春節晚會表演了夫妻對唱，在歌曲中詮釋了相濡以沫的夫妻情。我知道，親情是我戰勝病魔最強大的後盾。

在老年藝術節的節目評選中，我和先生合理分工，他負責合唱的排練，而我則編導小品，以弘揚鄰里之間守望相助為主題內容的情景劇獲得了一等獎。後來每年的春節晚會，我們都組織一群老年朋友精心排練，又推出了一系列關注社群、健康養老的節目。這是做我們願意、樂意並且有益身心，有益社會的事情，我樂在其中。

學習讓我進步，只有堅持學習成長，提升人生智慧，才有能力去感受生命之美！希望所有的姐妹們都能樂觀面對自己的病情，把更多的精力用來規劃自己的人生，充實自己今後的生活，讓家人朋友放心，活出自己的精彩。珍惜、感恩、熱愛、從容、信念，我將帶著這些，迎接我以後的美好生活！

認領裂痕，走向光之來處

靜貽

從一個角度看，生命布滿裂痕；換一個角度看，生命處處有光。

加拿大著名詩人李歐納‧柯恩（Leonard Cohen）有句名言 ——「萬物皆有裂痕，那是光照進來的地方。」相信這是很多人用以勸慰困境中人的一則名言警句，它意境優美，也耐人尋味。

將時間退回一年前，也就是 2022 年 3 月底，是我第一次化療、第一次打完升白針後，開始劇烈嘔吐且心臟極度不適的那段時期。如果當時看到或聽誰提起這句「裂痕和光」，多半我會無感甚至有點惱火 —— 多麼不合時宜的一句話啊！當一個人在有生之年首次面對如此來勢洶洶、翻江倒海的難言之苦時，不管「裂痕和光」多有哲理，都給人一種說教感，甚至冰冷感。

那時，任何語言都像褪了色一般蒼白，像枯萎了一樣無力。大浪淘沙，現在回想起來，在至暗時刻，心裡僅存的那點光亮、那點底氣，一方面是來自親人和朋友無言的陪伴，另一方面是數年來自己或多或少累積下來的心力。這些無價的寶藏，讓我感到自己確實是被命運眷顧了。

時隔一年，重新感受「裂痕」，感受胸部那條長約 10 公分的傷疤和它條索狀的觸感，感受被稱為「乳癌」的整個事件對自己帶來的影響。的確有「光」，並且「光」的確是穿過那些裂痕和傷口、透過那些失去和告別，一束束照進了我的生命。其中，一些朋友的出現，就是「光」本身。

做完保乳手術後，回到家中，我越來越頻繁地感覺到，自己好像忽然間置身於一片週遭非常陌生的世界。術前，一切都很緊急，一切都是快速決定、快速完成的。術後，尤其是當病理結果出爐並得知化療、放療是必經之路後，一切都變得非常陌生，無邊且龐大。「乳癌」這個標籤，隨著各種醫療術語、醫學資料的紛至沓來，變得越發清晰，也越發沉重……

很亂，很昏，心中沒底，不知所措。

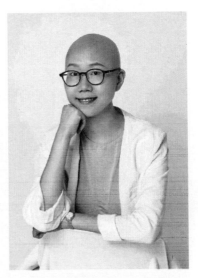

這些我都第一時間告訴了我的呼拉舞老師暗香。2017 年我在夏威夷短暫旅行歸來，沒過多久，便在機緣巧合之下認識了暗香老師，並開始跟隨她學習呼拉（夏威夷語：Hula）舞。自那以後，呼拉舞便不疾不徐在我的生活中開拓出一大片新天地。與暗香老師亦師亦友亦家人的關係，也是無心插柳柳成蔭，點點滴滴的同頻和默契，在歲月流逝中慢慢浮現。

沒想到，自己和呼拉舞和源自夏威夷的阿羅哈（Aloha）精神竟有如此密切的緣分。

當我還被盔甲一般的繃帶緊緊包裹著胸部和一側手臂的時候，暗香老師特別為我這樣的身體情況設計並錄製了一段「獨臂」坐姿呼拉舞。右臂動不了？暫時不能做大動作？完全沒關係，左臂還好好的。於是，術後第二天上午，剛剛坐起來不到半天的我便戴上耳機，跟隨著老師柔緩的動作和夏威夷旋律，開始調頻到「呼拉模式」。對我來說，這半分鐘左右的手臂基礎練習，喚醒著身體，更重要的是復甦了內心。身體雖被暫時綁縛，但是經由呼拉所營造的氛圍，心獲得了自由的養分和力量。

更不曾想，這份深厚的緣，竟在我面臨這番人生挑戰時，又幫我連結到了「鏗鏘玫瑰」，連結到杜慶潔團長，連結到這個被疾病磨礪和淬鍊著同時綻放出超強生命力的群體。

那天，暗香老師帶著杜團長來到家裡，杜團長將十多年前自己罹患乳癌後的治療經驗、心路歷程、應對攻略，各方面悉數分享給我。聊著聊著，那種因資訊匱乏、一時半刻不知何去何從的前途未卜感，開始鬆動了，就像一個在陌生城市迷路又疲憊的旅人，並絕望癱坐之際，遇見了一位有經驗的嚮導，我一下子有了拍拍塵土、站起來走下去的膽氣和力氣。「光」就是這樣照進來的。

不少朋友聽說我的病情後都說：「你好堅強。」可我幾乎從未想過把自己和「堅強」畫上等號，不是謙虛，是實感，因為我沒有「好堅強」。相反，治療至今我非常脆弱，也常掉淚。我不想「堅強」，我只是面對、度過，這基本上就是我能做的全部了。

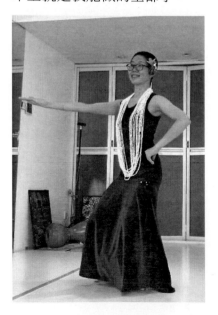

藉著這篇短文，我非常想對包括乳癌患者在內的所有患者的親友們說：請謹慎使用「堅強」二字，請多多陪伴他們、聆聽他們吧！如果可以，請借他們一個可以倚靠的肩頭，如「鏗鏘玫瑰」那般，既柔和又有力地說一聲 —— 我在。

「光」正是這樣照進來的。

從今天開始，起舞，歌唱，看雲，看花。認領那條裂痕，並輕撫它，等待光的發芽。

從一個角度看，生命布滿裂痕；換一個角度看，生命處處有光。

生命的張力

雨竹

只要充滿信心，用樂觀積極的心態，改變自身生活習慣，終能支撐著走出困境，美好的生活因心而改變。

生命如同一艘船，在茫茫大海上航行，承載過重的物欲和虛榮，擱淺或沉沒。航行中難免被風雨、海浪沖碰而不同程度的損壞，修補的耐力源自於情志與恆心。對於我們癌症特殊人群來說，如同這艘茫茫大海中航行的船，遇到風浪，碰觸暗礁在所難免。

癌症康復之路也如此，要想抵達生命的彼岸，必須果斷放棄心中的雜念和慾望，活出一個精彩的自己。

社群裡的家人們，經常會看到我錄製的手語和舞蹈影片，這些影片給人的感覺是我很快樂。殊不知，我曾是一個好幾次從鬼門關走過的人，只不過身體上的病痛沒能打垮我。每當我身體不適時，就會錄製一個舞蹈或手語影片發往群組，把微笑和快樂傳遞給別人，也能愉悅自己。

癌症康復路上，永遠沒有捷徑可走。每個人身體特質不同，接受藥物的耐力不同，康復路上出現的問題也不相同。我的影片看似精神飽滿快樂的背後，隱含著我的病痛和心酸。接踵而來的一個個疾病，讓我去面對與承受，從朋友們的按讚，來獲取心裡的一點安撫，這些按讚是對我的激勵，也是支持我的一劑良藥。

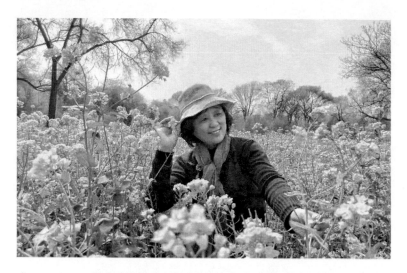

　　2018 年 12 月，我在某醫院確診為乳癌，積極配合醫生做了治療。化療帶來的副作用令我痛苦萬分，嚴重嘔吐致使我不能進食。尤其在第四次化療後，出現了高血糖，真是雪上加霜，不得已用胰島素來維持血糖平衡。

　　放化療結束後，仍舊進食困難，我病懨懨地躺在床上，艱難度過每一天。家人無微不至的關懷照顧，喚起我的勇氣，為了讓愛我的人安心，讓因我生病而產生焦慮和擔憂的家人得到緩解，我盡力支撐著。在女兒的指點下，我學會了看社群媒體，從社群平臺尋找到樂趣。我還學了彩鉛畫、舞蹈和手語，用這些技能傳遞愛和力量。在身體慢慢恢復的同時，我學會了製作舞蹈和手語影片，傳遞愛心的同時，自己也得到了快樂！頭腦眼也得到了訓練，增加了協調性。

　　原以為治療結束後，虛弱的身體慢慢休養就能好起來。然而天有不測風雲，人有旦夕禍福。治療結束才兩個月，因服用藥物的副作用，弄得渾身疼痛，手指關節僵硬。到了 2019 年 12 月中旬，突然間左腿膝蓋內側痛得不能行走，起居坐臥、穿脫衣服都很困難，我心裡頓時浮起一片陰雲，趕緊想辦法治療，經過一段時間的艾灸治療，這些症狀慢慢消失。然而，好景不長，

生命的張力
—— 雨竹

2020 年 8 月，膝蓋以上直到整個脊椎骨都劇烈疼痛，尤其胯骨痛得不能觸碰，整個人完全癱倒在床上。之前化療造成白血球降低，連續打了六針升白針，引起百蟻抓心般的疼痛，那時都不曾掉淚的我，在每晚 12 點至第二天上午 9 點骨痛加重難忍時，居然哇哇地痛哭出聲，老公艱難地用輪椅推著我就醫。到了 2021 年 10 月，又增添了手臂淋巴水腫，疼痛、腫脹、沉重，一個接一個不良症狀，一直伴隨著我至今。

2022 年 8 月 10 日早上，厄運再次把我推向生命的谷底，身體左半邊出現不適，左嘴角和舌根僵硬，口眼歪斜，說話舌頭不能動，咬字不清……

因我的病情一次次惡化，對老公和女兒帶來了心理壓力，產生焦慮情緒，每次疼痛難忍時，我盡力咬著牙挺住，盡力減輕他們的緊張情緒。每當這時，老公那雙大手總是緊緊地抱著我，輕聲安慰我：「別怕，挺挺就過去了，有我陪著你。」短短一句話，流入心田，那雙顫抖的雙手溫暖著我全身，灰暗的角落有了光明。只要還有 1% 的希望，也絕不放棄，我要用 99% 的努力和動力，去實現康復的夢想。讓生命的張力無限擴展，活出自己的精彩。

榜樣的力量是無窮的，身邊有些堅強的抗癌戰士，都是我的榜樣，她們激發了我積極向上、開朗樂觀的心態，我們一起引用娛樂療法，讓生命擁抱生命，讓生命無憂無慮延伸。

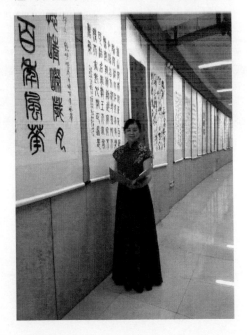

最近這次腦血栓住院，因站立困難，我就坐在病床上，面帶笑容表演手語，用我的雙手傳遞愛，既改變了病房的氣氛，同時也鍛鍊了我的手臂。

這些年，我還走出家門，參加社會活動，走進老人大學學朗誦，加入康復康馨藝術團，擔任朗誦隊長並教授手語；參加電視臺公益活動演出，加入了康復志工，成為康復會組織通訊員，用手語、舞蹈、文字感召眾多朋友。只要充滿信心，用樂觀積極的心態，改變自身生活習慣，終能支撐著走出困境，美好的生活因心而改變。

別說我和你不同，

歡樂和痛苦與共，

只要眼神不帶有色彩的分別，

你我的夢都一樣光榮。

別說誰比誰堅強，

我們努力地完美這夢想，

儘管這世界給我滿身的傷，

我依然要讚美太陽！

推進手術室的那一刻

岳秀雲

生活有忙不完的事，賺不完的錢，我們總是要等到以後了怎樣怎樣，殊不知「以後」兩個字會變成我們永遠也無法達成的心願。

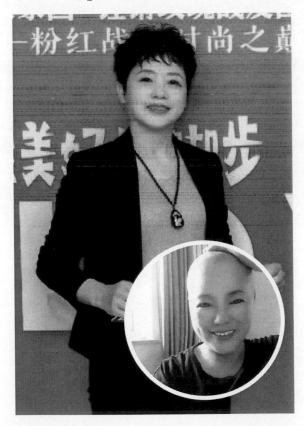

被推進手術室的那一刻，我的大腦是空白的。上午剛剛動了個小手術，被告知是良性的，可病理出來顯示卻是惡性的，因此，下午得繼續做一個乳房根除手術。我靜靜地躺在術前準備區的病床上，大腦是混沌的，整個人是木訥的，記不起那一刻在想什麼，不知道自己會不會死在手術檯上，不知道自己將要面對的是什麼？茫然、無助、惶恐，各種情緒交替著在腦海中出現，直到被推進手術室的那一刻。

　　幾年前，因一次投資失敗虧損了 500 多萬。當時，還有自己的一個小團隊，不知道該怎麼面對。他們和我一樣，幾乎虧了自己的所有……那段時間焦慮、煩躁，睡不著覺，壓得我幾乎透不過氣來……

　　罹患乳癌後，我反倒輕鬆了。什麼錢啊，愧疚啊，感覺都沒有自己的健康重要了。我放下了執念，原諒了自己，失去了就失去了，不想讓自己也垮掉了，那一刻我想開了，要好好吃飯，好好睡覺，好好看一眼身邊的人和物。「放下」是我失去金錢和健康後才悟到的，自己和自己說：「還不晚，還有好多年，可以好好生活。」

　　完成 8 次化療後，在 2022 年 2 月 22 日，很多二的一個日子裡，我打點行囊，邁出家門，在老公的陪同下開始了人生的第一段長時間旅行，在山水間慢慢地療癒自己，放鬆心情，旅遊中結交了一些新朋友，感嘆原來生活可以如此美好。緣分有時會很奇妙，在西雙版納我遇到了老家的朋友，便一起結伴同行，從西雙版納到麗江又到大理。一路上還遇到了一些和我有相同經歷的人，大理客棧的老闆是一個肺癌患者，在醫院各項檢查都做了，在決定手術的那一刻，她放棄了，勇敢地走出來。幾年間，她走過了很多城市，身體也在逐漸地康復，最後來到大理時，她不走了，停下來開了一家客棧，用她的話說，大理的天空太美了，走累了歇一歇。那些日子，我們每天都會在洱海邊散步，騎單車，看每天都不一樣的多彩天空，看水裡嘻嘻打鬧的小野鴨子。

　　在那裡，我們還遇到了很多有趣的人、有趣的事。記得有一次，我們從大理古城回來的路上，正趕上當地人從地裡收大白菜，小一點的，賣相不好，他們都不要，那麼大的一片大白菜田裡，散落了很多大白菜。當時我們興奮極了，找了好幾個塑膠袋，裝了好多的大白菜。老公裝了兩大袋，

把兩個袋口紮上扛在肩上，前一個後一個，像極了進城的老農，當時我笑得肚子痛。回到客棧，我們挨門挨戶送大白菜給附近居民，當天晚上，有做大白菜餃子的，大白菜燉冬粉的，大白菜燉魚的，總之是大白菜大餐。

有時，我們也會把卡拉 OK 搬到洱海邊，並帶些吃的、喝的，天南海北的人聚在一起，誰也不問出處，不問過往，都在開心地享受著快樂的時光。說起來，我很感謝這次生病，讓我有勇氣把「以後我要怎樣」變成「現在我要怎樣」。生活有忙不完的事，賺不完的錢，我們總是要等到以後了怎樣怎樣，殊不知，「以後」兩個字會變成我們永遠也無法達成的心願。趁陽光還好，趁微風不燥，趁繁花還未開至荼蘼，趁我們還能走得動，放下忙碌，為自己而活。

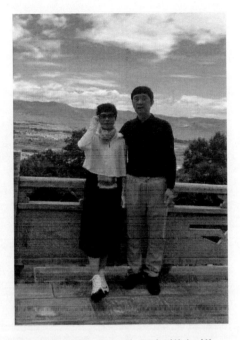

兩年時光不經意間就過去了，看看現在的自己，我很感謝命運的安排，這次特別的人生體驗，讓我有機會遇見更好的自己。春天來了，我已整理好行囊，開始下一場旅行。

我的精彩我做主

張燕妮

活著是一種責任，不是為自己，而是要為我愛的人和愛我的人創造價值！

我出生在軍人家庭，從小到大沒遇到過什麼挫折，從小學到高中一直當班長，高中畢業入伍，三年後退役，分配的工作還算滿意，一切都那麼順理成章。

可天有不測風雲，人有旦夕禍福，2015 年 10 月，我被診斷為乳癌，術前 6 次化療，2016 年 1 月 26 日動了右乳根除手術，術後 12 次化療，25 次放療，標靶治療 11 個月。經歷了談癌色變、焦慮、煩惱、不開心、怕死的過程，但是我相信人生永遠有出口。

世人皆知，人，生不由己，死不由己，但在生死之間，我們需要做點什麼？這是我們需要思考的問題。生病之後，我真正明白了，活著是一種責任，不是為自己，而是要為我愛的人和愛我的人創造價值！因此，我在 2016年 10 月參與了粉紅絲帶聯誼活動，2017 年 10 月參與了「我還是我，我的美麗我做主」的主持和時裝表演。

很慶幸，當上帝為我關上一扇門時，也為我開啟了一扇窗。不幸中的萬幸是 2016 年 5 月，我參加了由李蓉主任倡導和創辦的第一期心理工作坊。在這個工作坊，每一期都有專家指導，我學到了過去不曾學到的醫學專業知識，獲益匪淺。如何面對生命中的八十一難？既然自己獲益，我也希望身邊的病友們

一起獲益，因此我報名做了志工，成了第 3 至
6 期心理工作坊的志工。我明白，奉獻者就是
最大的受益者，沒有心理工作坊，就不會有今
天的我，如此開心快樂，恢復得這麼快。

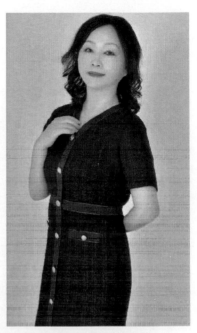

　　幫助別人是一種快樂，被人需要是一種
幸福。2016 年 8 月，在心理工作坊的基礎上，
某醫院還建立了「悅讀」工作坊，由我做
「悅讀」工作坊的引導員。源於責任，我認真
對待這份值得驕傲和自豪的工作，從 2016 年
8 月到 2018 年 8 月兩年的時間，我們一起「悅
讀」了 4 本書，「悅讀」的宗旨是幫助大家從
自己內心找到原動力，獲得重生。

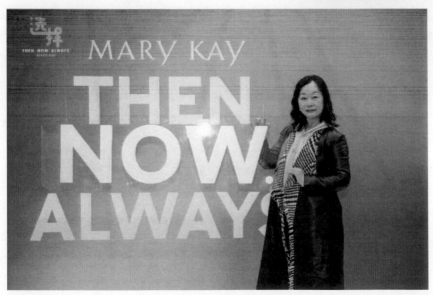

　　2017 年，我獲得康復協會抗癌明星，成為康復志工，疫情之前，不間斷地做病房探訪，幫助更多的姐妹從困境中走出來。我們知道，雞蛋從內打破是生命，從外打破是食物。幫助他人成長自己，快樂無比。為了讓自己永遠保持向陽而生，逐光而行，我還報名參加老人大學，學習聲樂和鋼琴，並加入了退役軍人合唱團和時裝表演隊。除此之外，我還從事著女性形象管理工作。透過這些活動，我不斷調整心態，充實自己。

　　如今，我和身邊的健康人沒什麼不同。為了將我的收穫分享給更多的人，幫助更多的人，2019 年 5 月，電臺節目對我進行了專訪。

　　總之，我命由我不由天，我的精彩我做主！

沉舟側畔千帆過，病樹前頭萬木春

付俊平

人活著發自己的光就好，花若盛開蝴蝶自來，你若努力，自有安排。「沉舟側畔千帆過，病樹前頭萬木春」，相信明天，相信未來。

時光荏苒，至今我的癌齡已經 13 年了。相信我們每個癌症患者，都有著痛徹心腑的經歷。

記得那是 2009 年年底，我感覺乳房左側不適，先後到 A 醫院和 B 醫院就診。A 醫院的專家對我說：「先觀察觀察，比如你的手臂有問題，就不能把整個手臂截肢。」之後又到 B 醫院就診，醫生要我住院治療。

那年我 53 歲，心想這麼點事有必要嗎？掛個門診，做個門診手術不就得了嗎？可是隱隱作痛的狀況告訴我，事情可能沒那麼簡單，還得去看，又來到 B 醫院，找到郭醫師要求做門診手術。

時間來到 2010 年 7 月 16 日，另一半陪我來到醫院，依稀記得郭醫師把我的乳房左側病灶切下來後，告訴我：「你的這個有 90％以上是惡性的。」聽了這話，我的眼淚止不住地往下流，醫生摸摸我的頭，安慰道：「還有10％的不是，我們等等病理結果」。幾個小時後，結果出來了，正如醫師所料，是惡性的，需要手術切除。丈夫馬上與在 C 醫院工作的女兒聯絡，商議在哪裡動手術，我身上的切口用棉花堵著，滲出的血染紅了衣服，我決定還是在 B 醫院繼續手術，離家近，方便。

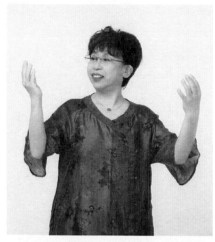

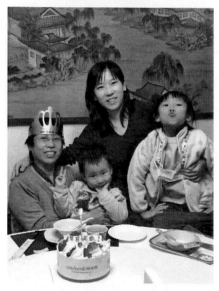

B 醫院給予我們充分的尊重和照顧，因女兒是同行，醫院也跟她探討用藥事宜，接下來是漫長的 8 期化療。

事實證明，尊重科學、尊重醫生的意見非常重要，而自以為是給自己帶來的傷害是極大的。為此，我付出了沉重的代價。治療期間，丈夫始終陪伴左右，經常苦口婆心地勸慰說：「人生哪能多如意，萬事只求半稱心。」熬過最痛苦的階段，我的心靈開始慢慢地甦醒，像是花朵慢慢地舒展綻放，讀懂疾病，改變自我，順其自然，有序生活，不再徬徨，不再怨天尤人，內心多了幾分淡定與從容。

生病以後，我看了很多書籍，寫了一些東西，其中某大學社會科學院院長彭凱平的演講對我啟發很大，他曾說，保持堅韌來日方長，要保持心理韌性，有復原力，抗逆力及創傷後成長。彭院長強調了加強心理建設的重要性，去掉負面情緒，如恐懼、焦慮、猜忌、緊張等，用正能量去排解，排解的方式有很多。真正健康長壽的人，是那些開心的人，疾病長在身上，不能長在心上，願我們在面對疾病時，主動化解，積極面對。

沉舟側畔千帆過，病樹前頭萬木春
—— 付俊平

　　頭髮掉得太多，到理髮店剃了個光頭，對理髮師的詢問笑著調侃說 ——
出家。

　　沒有食慾，就想起了老父親，回家讓他帶著我吃飯。老父親經歷過戰爭
時期，養成吃兩餐的習慣，打起仗來下一頓飯不知道在哪裡吃，往往是靠早
餐的這頓飯，所以他吃起飯來特別香。

　　我把自己的親身經歷、體會和感想分享給同事、孩子和外孫女，希望他
們都能引以為戒，注意健康。有一次，帶外孫女去學游泳時，外孫女在淋浴
間看到了我的開刀處，我馬上跟她說，外婆那時不注意營養搭配，有時愛生
氣，不會管理自己，結果出了問題，你一定要注意，不然像外婆這樣成了生
病的人，多不好啊。外孫女懂事地點點頭。

　　經歷了病痛的過程，實際上也是靈魂再造的過程，我學會了如何面對，
不逃避，不躲閃，高高興興多做善事。

　　身體恢復後，我常常參加社群活動，鄰居一位阿姨 90 多歲了，無兒無
女，老伴去世，住在養老院。她愛吃小魚，我每次去看她，都會帶上自己燉
的魚給她，陪她聊天解悶。

　　人活著發自己的光就好，花若盛開蝴蝶自來，你若努力自有安排。「沉
舟側畔千帆過，病樹前頭萬木春」，相信明天，相信未來。

我的喜與悲

聶學紅

讓別人去說吧，沒啥可怕的，如果怕了這些東西，那就完了。沒有被癌症打倒，倒是被這些無關緊要的閒言碎語打倒，就得不償失了。

我叫聶學紅，是一名基層工作者。2019 年，我參加了公辦的免費體檢。在這次體檢中，我不幸中槍了，檢查結果是乳癌。這個結果一出來，我真的是不相信，心想一定是醫院搞錯了，滿腦子都是這個想法。因為父母雙方家裡都沒有這種病，自己身體也很棒，牛一樣的身體怎麼會得病呢？實在想不通。

閨女知道後，連夜趕回來，第二天早上帶我又去了某醫院，掛了李豔平主任的門診。李主任觸診後都沒有看我體檢的檢查結果，就肯定地說：「是乳癌，住院手術吧。」短短的一句話，讓我有點傻，這也太快了吧。我問醫生：「我為什麼會得這個病呢？」醫生說，得病的原因有很多。沒辦法，我只能坦然面對，當天就辦理了住院手續。

2019 年 5 月，經過各項檢查，我開啟了漫長的抗癌之路。從確診到治療結束，我只哭過一次。住院那天，在病房裡聽到老病友們講病情，講治療的各種方法、化療的痛苦、放療的難受等，當時我抱著閨女就哭了，我說我不治了，回家吧。我哭不是我怕死，哭的是治病的時間怎麼這麼漫長，我以為兩、三個月就結束了，太難熬了。經過醫護人員、閨女詳細的講解，我心裡平靜了很多，也慢慢地接受了。既然病了，什麼也別怕，好好地接受治療吧。

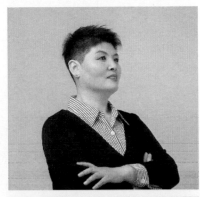

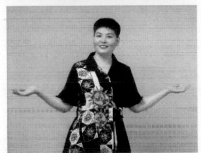

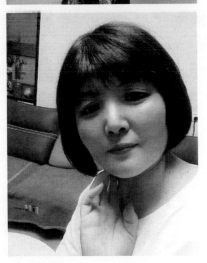

我的治療方案是先化療再手術，經過 8 次化療後，動了左乳全切手術和腋窩廓清，幸運的是只摘掉一個淋巴，傷口好了以後，又進行了 25 次放療、17 次標靶治療。

在化療中，我沒有吃過升白藥，沒有打過升白針，也沒有嘔吐過。從這些現象能看出我的身體很棒，心裡的感覺真是有悲有喜。但是第一次化療結束後，我在照鏡子的時候，整理頭髮發現掉髮了，當時心裡真的是很恐慌，很害怕，也聽別人說過化療會掉髮，沒想到會來得這麼快。繼續照鏡子穩了穩神，我心裡說別怕別怕，沒事的，掉髮很正常，過一段時間還會長出新頭髮。

週末，閨女回來幫我剃了光頭，還買了兩頂假髮給我，戴著假髮感覺也不舒服，索性我就不戴了，之後我就頂著光頭去醫院、逛購物中心、泡溫泉、去工作、去開會。

既然我敢光頭出入，就什麼都不怕，不在意別人的眼光，不在意別人的交頭接耳，讓別人去說吧，沒什麼可怕的，如果怕了這些東西，那就完了。沒有被癌症打倒，倒是被這些無關緊要的閒言碎語打倒，就得不償

失了。還有比命更重要的東西嗎，我就是抱著這樣的心態熬過來了。

我經過常規治療，到 5 月 20 日就滿 4 年了，現在就是每天吃一片內分泌的藥，要堅持吃 5 ～ 10 年。

2020 年 11 月初，我又動了子宮、輸卵管摘除手術，現在身體狀態很好，該吃吃，該喝喝，什麼事不往心裡擱。

希望姐妹們也記住，健康人也活不到 100 歲，我們要的是心態，好好生活，好好工作，開心快樂每一天就足夠了，這就是一名癌症患者的心路歷程。

即使無人欣賞依然保持芬芳

徐貴芳

希望我的經歷和感悟，能鼓勵到現在正在治療，而且家庭不幸福、婚姻不幸的姐妹們。

列夫·托爾斯泰（Leo Tolstoy）在他的名著《安娜·卡列尼娜》（*Anna Karenina*）裡有句名言：幸福的婚姻都是相似的，不幸的家庭各有各的不幸。我是 2016 年 9 月 30 日被確診為乳癌的。確診之前，我沒有溫馨、和諧、幸福的家庭，夫妻之間莫名其妙地冷戰多年，為了老人家有安定的生活，為了給孩子一個完整的家，在和先生多次溝通無果後，我默默地承受著夫妻間的冷戰。

其實，在沒確診之前，根據所有的症狀判斷，我就知道自己患的是癌症。但是心存僥倖心理，我幻想著吃些中藥調理也許能好，結果吃了兩個月中藥沒有什麼改善，再去做了一系列檢查，做了穿刺術顯示已經是中晚期了。我並沒有一絲的驚訝和惶恐不安，心裡告訴自己，這只是感冒了，就和感冒一樣。這個時候，我還能安慰身邊那些有家屬陪著還哭哭啼啼的患者。

當時，醫生就開了住院單，要我回家等通知住院。已經確診的事我沒有和家裡人說，因為父母只有我一個女兒，怕他們太擔心，所以不敢直說。晚上先生下班回來，我告訴了他這個結果，他卻不冷不熱，很無視地說了一句：「這還用住院嗎？」一句話讓我的心冰冷到極點，都到這個時候了，先生對我竟然冷漠到如此地步，我悲涼的心情難以言表！

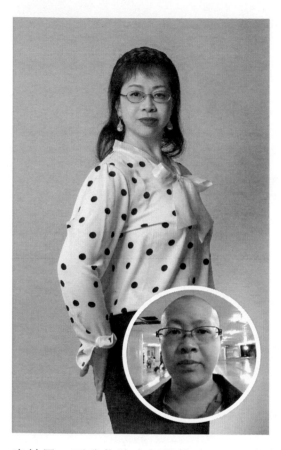

確診癌症，本應是一次重大的打擊，我卻在這個過程中，體驗到了生活的冷漠和無奈。他對我的冷漠和無視，讓我倍感失望和傷心。儘管如此，我還是保持堅強和樂觀的態度，不願意讓父母和孩子們擔心。

第二天，我照常上班，沒想到剛到公司，醫院就打電話通知我去住院，我打電話給先生告訴他這事，他只說了一句，那你就去吧，之後再也沒有下文。我自己一邊騎車往回走，一邊心裡在想，怎麼和老媽說呢？

到家後老媽問，你怎麼回來了？我撒了個謊說，醫院沒有查出結果，要我住院去仔細檢查一下。打包完東西，在搭車去醫院的路上，我心裡想的最多的就是父母和孩子，我這一去還能不能再回來？心裡沒底。如果再也回不來了，父母怎麼辦？他們只有我這一個女兒，他們該何去何從？

思緒萬千，剪不斷，理還亂！除了這些，我心裡沒有一絲為自己擔心，沒有失落和悲傷，只感覺身體很疲憊。到醫院後，我辦理了住院手續，等待做一系列檢查。住院三天，先生沒有看過我一次，也沒有一個電話和訊息問候。在這期間，所有的檢查和簽字都是我一個人完成，醫生曾不解地問，你

即使無人欣賞依然保持芬芳
—— 徐貴芳

的家屬呢？我還和醫生打趣地說先生工作忙，沒有時間來。三天裡，我在醫院住著，不知道老媽在家是怎麼過的，心裡會急成什麼樣子？三天先生都沒有來看過我，沒有一句問候，鄰居大姐知道後，實在看不過去了，逼著他一起到醫院看我。鄰居的關心和照顧，讓我感到了人情溫暖，也更加突顯了先生的冷漠無情。儘管身體疲憊，但我沒有放棄對生活的信心。我想即使沒有人欣賞，自己依然要保持芬芳；即使沒有人關心和愛

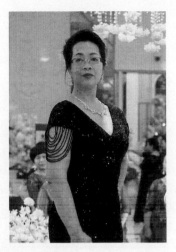

護，自己依然要努力前行，絕不讓癌症和家庭的困境將我擊垮，我要用自己的力量，去面對和戰勝一切困難。

　　為了父母和孩子，我積極樂觀地配合醫生，熬過漫長的治療過程，結緣了很多正能量病友，姐妹們在一起互相鼓勵、互相支持、互相關心、互相交流。我做了六次化療，前兩次反應不太強烈，第三、第四次的時候，嘔吐和疼痛反應強烈，不能吃東西，最後兩次出現了嚴重的骨髓抑制，高燒不退，還被下了兩次病危通知！可我最終熬過了危險期，順利完成了化療階段。經歷了這些過程後，我對生活和自己有了更深刻的理解和感悟，學會了更加珍惜身邊關心自己和愛護自己的人，也學會了獨立和堅強。

　　一個偶然的機會，我認識了董金鳳大姐，她把我帶進了「鏗鏘玫瑰戰友團」，團裡的病友溫柔可愛、熱情奔放，從頭到腳滿滿的正能量。團長杜慶潔的無私大愛，感動著每一個人。她把團裡每個人都變得那麼開朗樂觀，陽光向上，就像花兒一樣地綻放！她讓每個人都充滿希望，充滿無限活力！透過她的鼓勵，我開啟了人生最大的轉變，這個世界因有我們而精彩！

一路堅持勇敢前行

劉靜宜

哪怕道路布滿了崎嶇，也要欣然迎接年復一年的四季風雨，把磨礪當成人生路上的教訓，照顧好自己的健康和內心，相信一切都是最好的安排。

作為一名患者，在經歷過剛患病時的崩潰，到手術前的心態調整，再到手術中的緊張和堅強，最後在術後長期恢復，使自己變得堅強。這一系列的心路歷程，真實而鮮活，也是自己一路走下來的強大動力。

初知患病，瀕臨崩潰。

2016年7月的一天，上天和我開了個很大的「玩笑」。那天是我的生日，中午時分，自己還在為生日上的場面感到高興，下午就接到醫院電話，需要到醫院一趟。在拿到檢查結果後，我的大腦一片空白，兩腿發軟，周圍的空氣彷彿凝固了。過了許久，我大聲地哭起來，上天為什麼會讓我患這樣的病？我的心情就像坐雲霄飛車一樣害怕、恐懼，覺得自己還這麼年輕，怎麼就得了這個病，心裡想不通，很是糾結。

回到家裡，我拚命地上網查資料解惑，為自己緩解心裡的壓力與痛苦。我一邊哭一邊問自己，我該怎麼辦？這時，老公向我伸出援手，他鼓勵我要樂觀面對，要想想家裡還有可愛的兒子等我回家，還有年邁的父母要看到我的笑容，全家都在支持我，我要堅強、樂觀。看到老公及全家對我充滿信

心，我心裡坦然了，不再焦慮。本來綿軟無力的身體彷彿伸出一個強大的支柱，支撐著我必須活下去。

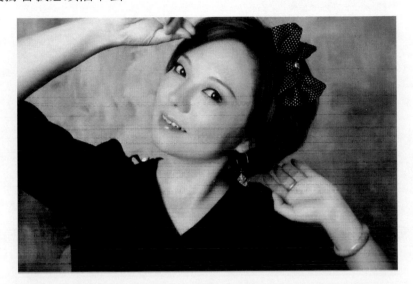

入院手術，樂觀治療。

很快，我便動了乳房切除手術。從準備上手術檯開始，我的心情趨於平靜。因為我不是一個人孤軍奮戰，全家人都到了手術室的等候區。進手術室前，老公給我一個大大的擁抱，姐姐、哥哥給我一個鼓勵的眼神，這些都讓我感受到被愛的溫暖。躺在手術檯上，主治醫生和他的助手為我寬心，告訴我沒事的，睡一會就好了，但我仍然覺得像經歷一場噩夢。

術後有喜有憂，喜的是化驗結果出來了，HER-2 陰性，不用打標靶藥，能減少點生活壓力；憂的是有多發性。老公樂觀地對我說：「生活為你關上一扇門，就會開啟一扇窗，一樣能照射到陽光，一樣能看到外面的鳥語花香。」聽著他溫情的話語，我發自內心地笑了。在愛的力量鼓舞下，我一路堅持，勇敢前行。

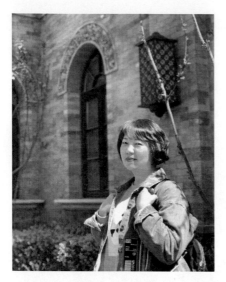

本以為做完手術就結束了，沒想到還有更重要的後續治療在等待著我。化療開始了，化療這個詞對於普通人是那麼的陌生，而對於經歷過的人來說，真的是「愛之深，恨之切」。聽人說化療過程很痛苦，所以我的內心根本沒有底，非常害怕。同病房的姐姐就安慰我，開玩笑地說：「你就把它當作妊娠反應，用關愛寶寶的心態克服它，慢慢地就熬過來啦。」我想，真的是這樣嗎？然後就抱著這樣的心態做化療。過後想想，心態的改變、和醫生良好的溝通與配合，都是為了更好的治療效果打基礎。

階段性治療結束後，為了向兒子慢慢灌輸我的病情，我倆共同看了電影《滾蛋吧，腫瘤君》。我對兒子說，媽媽也會像電影裡的阿姨那樣，頭髮會脫落，變成光頭，會噁心，會嘔吐。兒子用他的小手拉著我說：「媽媽，你要勇敢一點，雖然你變成光頭媽媽，但在我心裡，你依然是最漂亮的媽媽。」看著兒子可愛的笑臉，回想著他稚嫩的話語，我在心裡默默地對自己說：不能放棄，為了他們，我要加油！

後續的幾次化療，由於反應過於強烈，我一直處於昏睡狀態。在最需要的時候，馬復榮大姐帶領病房探訪隊的志工來到我病床前，不嫌棄我的窘迫，給了我一個大大的擁抱，並對我說：「妹妹，不要悲傷，這只是糟糕的一天，我們的人生依然美好。」後來，馬姐的這句話，時時刻刻迴盪在我的耳邊，鼓勵著我，給我戰勝病魔的信心和勇氣。所有治療結束後，我義無

反顧地加入了這個大家庭，成為一名病房探訪隊的志工，用一點微薄之力，去擁抱每一位病友姐妹，開導她們的緊張情緒，緩解她們心裡與身體上的痛苦。

加入愛心探訪，幫助需要的人。

每次病房探訪中，我們志工和病友姐妹們共同演唱〈陽光總在風雨後〉這首歌，歌詞「陽光總在風雨後，烏雲上有晴空，珍惜所有的感動，每一份希望在你手中」，時時刻刻地溫暖鼓勵著我們砥礪前行。

2019 年，我們成立了「雅娜」健身俱樂部。每週我都會通知姐妹們來參加活動，一起練習中華通絡操和八段錦，在強身健體的基礎上，還加入了學習走秀台步、唱歌、拍短影片等活動。雖然有的活動還很不成熟，但是大家都很積極，共同享受午後陽光，放鬆心情，彼此關愛，所有的這些，也同樣療癒著我的身心。沒有誰的人生不會下雨，有的人從暴風雨中走出的時候遍體鱗傷，有的人毫髮無損，而我就是後者。

如今，我已走過 7 年的康復路。現在的我懷揣期許，行走在未來的人生之旅，哪怕道路布滿了崎嶇，也要欣然迎接年復一年的四季風雨，把磨礪當成人生路上的教訓，照顧好自己的健康和內心。相信一切都是最好的安排，未來一定會越來越好。

心簡單世界才會簡單

柴路

　　當我們的心變得簡單，世界就會變得簡單。在我們用更加包容接納的態度，面對和解決生活中各種問題的時候，生活便會「投之以木瓜，報之以瓊瑤」。

　　在被查出患有乳癌之前，我從沒想過自己有一天會和癌症這個詞掛上鉤。從小我就是熱愛運動的人，跑步、健身、瑜伽，一直以為自己的身體非常健康，甚至被公司評為健康員工。直到接到醫院的電話通知，說我的檢查結果不太好，雖然腫瘤被判定為低度惡性，但依然是癌症。

　　我掛了電話，呆愣地坐了很久，想不通自己為什麼會得癌症？自己一直都在堅持運動，不喜歡吃垃圾食品，生活也還算規律，到底是哪裡出了問題？女兒才上三年級，自己竟然得了癌症。想起自己平時的情緒，想想自己曾經在意的那些事情，我反問自己：為什麼會有那麼多的事情讓自己不開心？因為家庭瑣事和另一半拌嘴生氣；因為工作的問題和同事之間不愉快，暗自生氣；輔導女兒做作業，因為她的淘氣和不專心坐在旁邊生悶氣；樓下鄰居家裡的孩子，又在咚咚咚地跑來跑去，好氣人啊！這些事情，真的都那麼值得生氣嗎？以前總是聽人說，莫生氣，莫生氣，氣出病來無人替。如果不生氣的話，是不是就不會生病？癌症找到了頭上，忽然覺得以前愛生氣的自己太糊塗了，因為那些雞毛蒜皮的事影響自己的身體實在不值得，在生死面前，那些個是非對錯又算得了什麼？生活裡的是非對錯有哪一件能高於生死呢？

我經過手術和後續治療，目前身體已經痊癒。每當和同事朋友提起最初知道自己身患癌症的時候，我都會和他們說：「那天，整個下午我都在反思自己過往的人生，思考人生中到底什麼才是最重要的？我要感謝這場大病，它讓我幡然醒悟、及時止損。」可以毫不誇張地說，這場病給了我一個契機，讓我發現自身存在的問題，並藉此及時修正生活中的錯誤。這種修正，使我康復之後的身體更健康，生活更和諧。

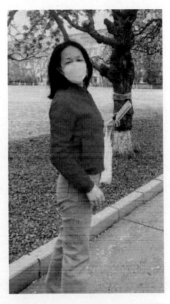

手術之後，我重新調整了作息時間，讓生活更加規律，堅持早睡早起，不再熬夜；早上做一些瑜伽拉伸，晚上練習靜坐修心；在網上學會了張至順道長的金剛功和長壽功，早晚分開練習，強身健體，每次做完出一身汗，卻覺得身心舒暢；週末空閒的時候，偶爾烘焙一些小點心，有時候是和女兒一起做，邊做邊玩，兩個人都很開心。

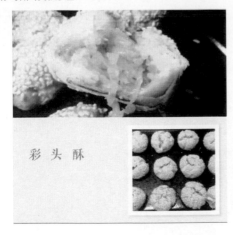

彩头酥

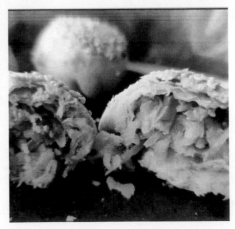

　　生病之前，很多事會讓我心情鬱悶、糾結、不開心。生病之後，我痛定思痛，改變了觀念，也改變了做法，那些一地雞毛的瑣事通通都不算事了。先生洗碗又沒洗乾淨，衣服掛起來像鹹魚，自己重新再做一遍就是了；孩子做功課拖拖拉拉，拖到很晚都沒寫完，那就別寫了，早點睡覺，身體重要，還得長個子呢；同事急急忙忙拿來文件，我也不像之前那樣急匆匆處理，事情是永遠做不完的，著急容易上火，忙中容易出錯；甚至聽到樓下鄰居家裡的吵鬧，我也不會再生氣，反而心疼被罵的孩子，同情那位無法控制自己情緒的媽媽。

　　日常生活中，我和另一半之間也不再有無謂的爭吵，我也不再隨意訓斥孩子，不再埋怨同事工作拖沓，不再對鄰居私下抱怨。我漸漸發現，生活變得和以前不一樣了。另一半因為我不去數落他，反而變得勤快了；孩子因為我的平和態度變得好溝通了，我不再動輒指責她的錯誤，而是試著讓她自己解決問題，讓她感受到我對她的尊重；面對同事也更能包容和理解。對那位經常被淘氣男孩折磨到情緒失控的鄰居媽媽，我找到合適時機，送了她一本育兒書，還跟她講了自己的前車之鑑，教育孩子不能太著急，要試著學會理解孩子，一定不要總生氣，身體最重要。

　　在這場大病之後，我開始慢慢學著用更平和的心態待人接物，學著在和別人發生矛盾、遇到問題的時候，站在對方的立場去想問題，面對自己的內心，問自己想要的是什麼？這個方法非常好用，它能讓我很快冷靜下來，矛盾很快就會化解。金剛經裡說，一切有為法，如夢幻泡影，如露亦如電，應作如是觀。當我們把生活中的一切都看得風輕雲淡，不再那麼斤斤計較、非黑即白，當我們的心變得簡單，世界就會變得簡單。在我們用更加包容接納的態度，面對和解決生活中各種問題的時候，生活便會「投之以木瓜，報之以瓊瑤」。

用盡全力好好活著

門靜

人生中這些過程遠比結果更重要，活著對於我來說，是一件很美好的事情。既然來到這個人間，便去經歷，去感受，即使時間沒那麼多了，我都在用盡全力……

4 年前，確診得乳癌的那天，我到現在仍然記憶猶新。醫生的那句「90％以上是癌症」話音剛落，頭嗡的一聲，身體不聽使喚地癱坐在地上，剛過完 30 歲生日的我，就是從那一天，開始了艱難坎坷又「精彩」的抗癌之路……

我的故事應從小時候說起。8 歲那年，因為家庭變故，幸好還有奶奶在身邊，但親情的缺失和對父愛母愛的極度渴望，已然讓我的童年缺少了很多溫度，我的童年是孤獨的、支離破碎的……

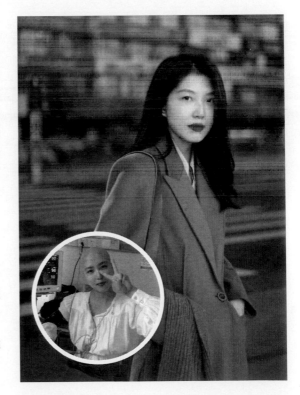

　　15 歲那年，拿不出上學的學費，因為不想成為奶奶的負擔，我便輟學工作了。那時候我年紀太小，只能當餐廳服務生，那份工作真的很辛苦，每天要工作 12 個小時，一個月薪資僅有幾千塊錢。記得第一個月發了薪資，我只留下了一些些，剩下的都給了奶奶。自己終於能賺到錢了，再也不用看別人臉色過日子了，可開心呢！

　　20 歲那年，我離開家鄉去了大城市，一邊工作，一邊自學韓語。6 年的時間沉澱，經過自己的努力，終於爭取到了一個出國的機會，我便申請去了韓國那邊的貿易公司工作。10 多年來，一個人在社會上吃過不少虧，受過很多欺負，沒有父母的庇護，沒有親友的照顧，腳下的路都是自己一個高牆接著一個高牆撞出來的。

　　之後的日子剛剛有了一點起色，可老天爺就跟我開了這樣一個黑色玩笑⋯⋯那年我 30 歲了，被確診為乳癌那天，我從醫院裡渾渾噩噩地走出來，外面下著小雨，那個場景好像是一場夢，癌症？我？不可能吧？天好像要塌下來的感覺，好不真實⋯⋯

　　我連續幾天整夜整夜的失眠，在網上查詢資料，試圖了解癌症，覺得自己可能活不了多久了，還想再回去見奶奶一面，最終決定還是回國接受治療。

　　依稀還記得，我第一次走進腫瘤科，那些映入眼簾的畫面：一位面色黑黃、沒有血色、頭頂只剩下幾根頭髮的阿姨很痛苦地坐在床邊；另一位扶著走廊把手，一小步一小步艱難前行的阿姨，身上還掛著帶有血液的塑膠瓶子⋯⋯眼前所有的一切，對我的衝擊感，好像是另一個我從來都沒接觸過的世界，頓時又讓我對自己的未來充滿了恐懼⋯⋯手術前 3 天，我鼓起勇氣向多年未見的媽媽打了個電話，沒抱什麼期望，因為被拋棄是我從小到大的常態，但這一次，她不僅接通了電話，還在手術前一天來到我身邊。

治療在一步一步進行著，手術後緊接著是化療、放療，整整 7 個月時間裡，我從對癌症的恐懼未知，到一點點接受現實，幸好這一次媽媽選擇站在了我身邊。7 個月裡，媽媽每天都陪著我一起去醫院化療，幫我做營養餐，幫我按摩，這也是我三十多年來第一次真正感受到了母愛究竟是什麼。

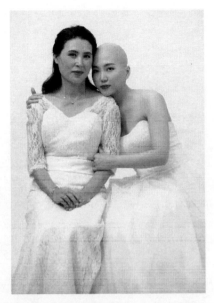

第 7 次化療剛一結束，我便拉著媽媽去拍了一組婚紗合影，留作紀念，那也是我們為數不多的合影……

2020 年 1 月，我的治療結束了，媽媽也回歸了自己的家庭。我養成了早睡早起規律的作息，冥想、瑜伽、八段錦每天都在堅持，頭髮也在慢慢變長，生活好像有了希望，日子又好像有了盼頭，只要挺過五年，我就可以算是痊癒了！

可命運從來都不會那麼容易就放過我……

2021 年 6 月的一天，我的右腿和臀部痛得徹夜難眠，就這樣又被確診了乳癌多發骨轉移，因為轉移的癌細胞壓迫神經導致我已經沒辦法走路。這一次我把自己關進屋裡，沒有說過一句話，整整哭了 3 天。這一次我真的無法接受，無法接受這輩子只能帶瘤生存、用標靶藥化療來維持生命的這個事實，無法接受每個月鉅額的醫藥費，就像一座大山一樣壓得我喘不過氣來……

從小就很要強的我，那麼多困難都能撐過來，這一次也不能放棄，一定要撐到底。

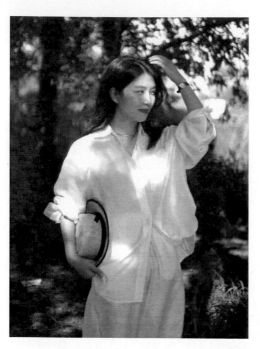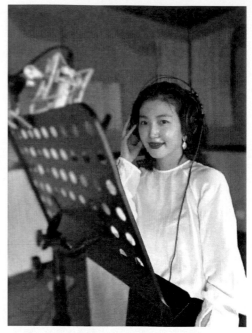

　　我把自己的抗癌經歷、美美的抗癌日常生活，都拍成影片，分享到了網路上，一邊治療，一邊學習新生的自媒體創作，拍攝剪輯。不難受的時候，我都會精心打扮一番，把自己最好的狀態展現在網路上。就這樣，我不僅收穫了三十多萬粉絲，還有幸被電視臺邀請參加節目錄製。那真的是一次很難得又突破自我的體驗，我跟很多人分享了自己充滿陽光和正能量的抗癌之路。

　　雖然我已經是末期，這輩子都無法痊癒了，但 4 年來，這一路的收穫真的是滿滿（的），我已經不再是那個膽小懦弱的小女孩了。人生中這些過程遠比結果更重要，活著對於我來說是一件很美好的事情。既然來到這個人間，便去經歷、去感受、去欣賞一切微小的歡喜，即使很難，即使時間沒那麼多了，我都在用盡全力……2023 年 3 月的複檢一結束，我就坐上了去往大理的飛機，至於檢查結果嘛，回來再說吧……

用愛經營的家

宋丹

這些年，我用一個並非強健的身體，用自己全身心的愛，為整個家庭，為老人家和孩子撐起了一片愛的天空。

家是什麼？家是握在手裡盈盈一脈的馨香，家是一磚一石用愛砌出來的城堡，家是一家人手牽手走過的一個圓，融融的親情、溫暖的話語、由衷的祝願、共同的甘苦……我就擁有這樣的一個家，一個用愛經營的家。

我是某石化公司儲運聯合工廠的一名普通女工，2000 年和所有同齡人一樣，懷揣著夢想和抱負，走進了石化公司這個大團體。

2006 年，在 26 歲生日那天，我被確診為乳癌，動了切除手術。愛美是每個女人的天性，但是身體上的殘缺一度讓我不知如何面對自己今後的生活。看到母親擔心的眼神，我選擇了堅強和勇敢，積極配合醫生的治療。因為身體的關係，我不得不離開自己喜歡的職位，作為工廠的替補人員開始了監護、防火的工作。在很多人的眼裡，監護工作很輕鬆。但當我真正接觸到了這個工作，才知道其中的責任性。我覺得無論做什麼都要用心去做好。就是憑著這份敬業的精神，在防火員的平凡職位上一做就是 17 年。在這 17 年中，從未發生過施工事故，保證了公司生產的正常進行。

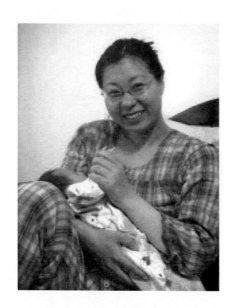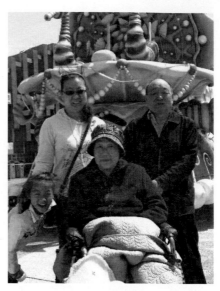

　　在工作上我是巾幗不讓鬚眉，在家裡也是全身心奉獻，努力為家人撐起了一片愛的天空。2008 年年底，一個小生命在我身體裡悄然孕育。在查出懷孕後，身邊所有人都勸我放棄孩子，先維持自己的身體。然而，母愛讓我覺得，無論如何都要保護好這個孩子。為了減少對孩子的傷害，我停止了一切控制癌症的藥物。這個孩子是我的希望和動力，身體上的不完整我無法彌補，上天給了我做母親的機會，我就一定要珍惜不能放棄，只要有希望我就會努力，我不想做不完整的女人。感受著肚子裡的寶貝一天天長大，我覺得自己真的很幸福。

　　女兒出生前 1 個月，婆婆因為糖尿病併發腦血栓病倒了，右側偏癱生活不能自理。平時在家裡說一不二的婆婆由於失去了語言能力，脾氣非常暴躁，經常無緣無故地發脾氣。孩子滿月之後，我經常帶著孩子去婆婆家，婆婆只有看見孫女才會有笑容。由於婆婆右側肢體偏癱，為了防止肌肉萎縮，每天都要進行按摩，我特地在網路上查資料學習按摩手法，幫助婆婆在家裡

做康復治療。為防止她長壓瘡，我每隔兩個小時就要幫她翻身活動，還要不定時地幫她換尿布。

婆婆的病情幾次惡化，進行了截肢手術後，又增加了心力衰竭等症狀，為護理又增加了難度。由於另一半工作經常要上夜班，婆婆幾次半夜發病，我都陪著公公去醫院照顧婆婆，怕公公年紀大了一個人照應不過來。看著婆婆吊完點滴，安排好兩位老人家，我還得趕回家為孩子們做早飯，送孩子上學後，還得按時趕到公司開始一天的忙碌工作。

我就這樣頻繁往返於家和公司以及醫院之間，早已忘記了自己也是一名需要人照顧的患者。為了更好地照顧公公婆婆，我將搬遷的房子選擇和公婆家同一棟大樓，婆婆家是一樓，我自己的小家在二樓。為了讓公婆住得舒服一些，裝修的時候我親力親為，挑選材料也是以婆婆的需求和舒適為前提條件。當別人對公公說「看你家的閨女多孝順啊，天天把老太太照顧得這麼好」，公公總是自豪地說：「不是閨女，這是我家二兒媳婦。」大家都羨慕地說：「你們真是好福氣啊，這兒媳婦比閨女都強。」婆婆雖然不能說話，但是當別人提到兒媳婦的時候，她總是笑眯眯地拉著我的手。

上天給我的磨難遠遠不只這些。我女兒在 6 個月時被診斷為先天性心臟病，醫生說 3 歲之前要動手術，不能錯過最佳的治療機會。為了替孩子儘早湊夠手術費用，從來沒有做過生意的我，晚上去夜市擺攤，為了三、五塊錢和人討價還價。當時工廠施工任務多，每天早七晚七延時作業，我早上 5 點多起床，6 點半之前就要到公司簽署當天的作業票據，檢查防護措施，保證 7 點準時開工。晚上下班後，我直接趕到夜市出攤，顧不上吃飯，經常是買個小吃應付一頓，直到半夜才能到家。周圍人勸我不要擺攤了，自己還是個患者，身體受不了，但是我總是淡淡地說吃點藥就沒事了。

　　孩子在 22 個月時出現了嚴重的併發症，我不得不提前帶著孩子去做心臟修補手術，看著手術後在加護病房裡昏迷不醒的孩子，這幾年的辛苦與擔憂都化作了淚水流了出來。丈夫經常開玩笑說，在他的眼裡我就是個剛強的女人，到那一刻才發現我也有脆弱的一面。

　　除了自家的事情外，我丈夫的哥哥離了婚工作又很忙，沒有時間照顧孩子。姪子由於沒有人看管，課業成績不佳，又缺少父母關愛，產生了厭學的情緒，甚至開始逃學。我就把他接到自己家裡一起生活，陪他聊天，一點一點培養他的自信心，鼓勵他不要放棄自己，經過和學校溝通，最後選擇讓他休學一年。在這一年裡為了不讓他的課程落後太多，我每天都陪他一起學習，在網路上找適合他的練習題，去書店幫他買需要的參考書籍。有一次為了幫他買一本參考書，我幾乎跑遍了所有的書店。姪子生病時，我陪著去看病，旁邊的人好奇地問：「你這麼年輕，孩子都這麼大了？」我趕緊解釋：「這不是我兒子，是姪子。」2019 年，姪子以優異的成績考入了某建築大學，2020 年又以在校大學生的身分入伍，成為一名光榮的軍人。

　　2017 年我因鎖骨上淋巴轉移，入院接受治療。面對年幼的孩子和家人的關愛，我再次選擇了用樂觀和堅強來面對疾病。至今，在這條抗癌路上我已走過 17 年，這些年裡，我用一個並非強健的身體，用自己全身心的愛，為整個家庭，為老人家和孩子撐起了一片愛的天空。治療期間，我還加入了「陽光家園志工」團隊，用我的經歷鼓勵和幫助更多的病友。

用快樂癒人、癒己、癒世界

金鳳娟

只要內心有陽光，世界都會充滿溫暖。用快樂癒人、癒己、癒世界。

我叫金鳳娟，是從鄉下走入城市的鄉下女孩。那年，18歲的我，是村子裡的第一個大學生，那叫一個揚眉吐氣！但畢業時我尷尬了，剛剛趕上了工作不好找的時候。於是，我東一頭、西一頭闖蕩在找工作的路上，做過保險，做過服裝加工，開過美容院，賣過鞋油，賣過農藥，賣過化妝品，還種過蘑菇。在各行各業試水溫，也沒達到勝利的彼岸。直到兒子出生後，我的工作才走上了正軌。一頭栽進了建築工程行業，從會計人員做起，一直做到總監。那時的我是個工作狂，工作兢兢業業，從不甘人後，經常加班到深夜。就這樣在不斷學習和進步中，我的小家也不斷殷實起來，生活也越來越好，可以說是春風得意。

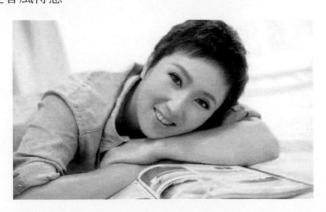

　　但努力工作換不來一切，至少換不來健康。在經歷了幾近憂鬱的工作壓力後，2013 年年底，我動了一個乳腺結節局部切除手術，一覺醒來卻變成了全切根治手術。對此我很鎮定，沒有害怕悲觀和恐懼，也要家人平靜下來，與我一同對抗疾病。術後化療期間，我一直在上班，樂觀面對一切。化療結束後，我迫不及待地投入大自然的懷抱，訂了張機票跑到雲南玩得不亦樂乎。記得有天晚上泡溫泉，去時戴著假髮，回來時天已漆黑，就懶得戴假髮了。在回房間的路上遇到了眼力超好的同行隊友，問我剪頭髮去啦？我說是啊！第二天早上她再看見我就來了句：「頭髮長挺快啊！」

　　時間過得飛快，一晃到了年底，我常規複檢發現，沉默了多年的 1cm 卵巢囊腫，4 個月裡長到了最大直徑 7cm。我無奈之下再次住進醫院，動了卵巢摘除手術。

　　兩次大手術過去，我覺得該消停了，可天不遂人願。2015 年 10 月我在又一次的常規複檢中，頭部電腦斷層發現了腦膜瘤，醫生懷疑腦轉移。我傻了，這老天爺怎麼還沒完了呢！但是怕也沒用，我去看了心腦血管專家，專家告訴我觀察 3 個月，如果沒有變化就不要理它。我心情忐忑地觀察了 3 個月，又 3 個月，它居然一直沒有變化。

　　從此以後，我放棄了工作，開啟了旅行模式，走出家門，走出國門，走向美麗的名山大川、名勝古蹟，也走向幽深僻靜的山谷小溪。

　　2016 年，從來不知自己還有點藝術細胞的我，碰到了一位伯樂，加入了藝術團，開始了模特兒、跳舞的文藝生涯。同時，因著童年的夢和愛好，我又加入了書法班，玩得不亦樂乎，學得興高采烈！

　　就這樣過了 2 年，2017 年年底，肋骨的持續疼痛讓我莫名的心慌，檢查發現肋骨 2 處轉移。這一次，由於對骨轉移的無知和恐慌，我不鎮定了。

用快樂癒人、癒己、癒世界
—— 金鳳娟

思慮半月後，我再次走出家門，去柬埔寨釋放心情，在異域山水之間，把人生想個透澈明白。自我療癒後，我回到了舞臺上，唱歌、跳舞、演話劇情景劇。在各地一些公益活動的舞臺上，都有我快樂的身影。

我經常參加社會活動，有幸結識了一位熱心的美女姐姐 —— 美麗人生。隨後，我組成了屬於患友自己的藝術團模特兒隊，帶著大家突破自我，一起用歡樂抗擊病魔。我和美麗人生姐姐共同成立了「向快樂出發 —— 吃喝玩樂遊」聊天群組，成立了 20 多個興趣愛好社群，開啟了「向快樂出發」之路，我承擔了書法、走秀、手編、美妝、攝影等多門課程的授課任務。看著姐妹們變得漂亮、氣質、自信、陽光，我心裡別提有多高興啦！

我們帶領越來越多的患友姐妹走出去，在大自然中載歌載舞、擁抱陽光、漫步青翠、汲取花香。我們每年還為姐妹們舉辦涅槃重生生日會及大型新春醫患聯誼會。姐妹們竭盡所能展現最美的自己，人生也變得更加美麗。

2020 年是多災多難的一年，隨著新冠疫情的爆發，線下活動被迫按下暫停鍵。我每次聽到姐妹們對溝通交流渴望的呼聲，影片交流裡看到姐妹們無精打采失去光澤的面龐，心裡很著急，深知此時精神支持的重要。於是，我們增加了線上活動內容，得到醫護人員的大力支持，中西醫輪番上陣，傳播知識，答疑解惑，姐妹們在聆聽中解了自己心中的疑惑，學到了更多的防病治病知識，並把知識傳播出去，讓更多人受益。

在線上直播中我經常跟大家說，有很多姐妹抱怨老天不公，讓勤勞善良的我們患上重病，其實換個角度看問題，患了乳癌，正是老天給我們的警醒。患病前，我們哪一個不是拚命三郎？哪一個不是女中豪傑？又有哪一個不是負重前行？我們一直都在為別人而活，從來不知道好好愛惜自己。所以，老天一記重錘敲在頭上，告訴我們該為自己活啦！該好好愛惜自己的身

體了！不保護好自己，你拿什麼去保護家人？沒有了生命，你創造的那些價值還有什麼意義？雖然我們患病要經歷很多痛苦煎熬，但還有改過自新的機會，還有大把時光去做自己想做的事，去實現曾經不敢奢望的夢想。有時放棄不等於失去，反而會得到更多。

疫情期間，我們還成立了志工團隊，隨同主任醫生出診，為那些處於茫然、猶豫、恐懼、焦慮，甚至憂鬱的患友們提供幫助，用我們的親身經歷和同理心，與她們站在同一角度去面對病情，並邀請她們加入快樂團隊，共同抗擊疾病，互相取暖，讓她們看到希望，看到未來，有信心和我們一樣，快樂地活著。

我的社群平臺已有一千多名患友及家屬，她們願意和我分享自己的喜怒哀樂，我會用自己僅有的微薄知識為她們答疑解惑，讓那些對生命和生活失去信心的姐妹們重燃抗病的希望，讓她們無處訴說的心事找到了宣洩的管道。

至今，我已在抗癌路上走過 10 年，想告訴眾姐妹幾句話，病魔不可怕，可怕的是你沒有對抗病魔的信心。不必仰慕別人，自己就是最美麗的那道風景，也不必去超越別人，我們需要超越的恰恰是自己，做一個有夢想、有渴望、熱愛生活的人。只要內心有陽光，世界都會充滿溫暖。我會一直在志工的路上走下去，用我的陽光和正能量，感染身邊的每一個人，用快樂癒人、癒己、癒世界。

我的蛻變之旅

李芳

　　癌後的磨礪讓我懂得，人要能夠接納一切，能容下生命的不完美，也要經得起世事的顛簸。

　　每位天使背後都有一段坎坷的生命，都有一段感人至深的故事，有著從迷茫、忐忑不安到從容不迫。正因為這個經歷，才使得姐妹們走上志工之路，用愛心去幫助那些正在被病痛折磨的姐妹們，天使們用自己的光去照亮世界，溫暖著、愛護著彼此！天使姐妹們都是最棒的！

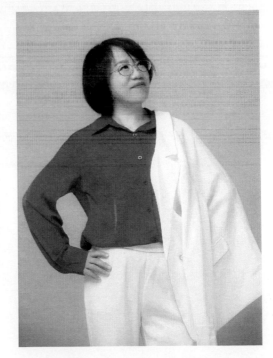

　　2008 年我被確診乳癌，2012年 6 月又被確診肺轉移，一切都歷歷在目，彷彿發生在昨天。肺轉移後，不堪一擊的內心瞬間崩潰，我的生命進入倒數計時，我還能活多久？這個問題立刻從腦海中蹦了出來，我絕望了，悲觀地對男友說：「反正也這樣了，就隨它去吧。」

人物故事篇

　　消沉的意念始終纏繞著我，似乎突然間對所有的事情都失去了興趣。有一天晚上，我們通電話，他對我說：「這幾天來，對於你的病我想了很多，有兩點，我說說你聽聽有沒有道理，也許對你能有些幫助……」他停下來，像是喝了口水後又說：「你首先應該想想，既然活著總會碰到這樣那樣的不幸事件，我們總該掙扎掙扎吧？」

　　我當即就打斷他說：「唉！算是命該如此吧！想明白了也沒什麼！」

　　他卻說：「你別急，慢慢聽我說，既然是命裡注定的，就不能對病痛逆來順受吧？你說的不對，你該放鬆些，看淡它，爭取和醫生一起把病魔驅走才對呀！你已經受過一次痛苦，做了 6 次化療，又是大手術，你都挺過來了，要活下去且活得更美好！」

　　我立刻回他說：「我當然想好好活了！可是……」

　　他像是找到了機會一樣，打斷了我的話，說：「那就該是第二點了，治療結束後，我們開始跑步鍛鍊身體，我幫你制定計畫，從快走到慢跑，循序漸進，並且堅持下去，一定會有美好的事情發生！不信你就試試？」

　　於是化療結束第三個月起，我就天天按著他所說的，快走和慢跑交替進行。就這樣，公園裡多了我這個「光頭跑者」。有一天正在慢跑時，遇到一個可愛的老伯，他對我說：「天天看你跑步，你是不是要參加馬拉松賽啊，這麼努力地天天練？」我哈哈大笑起來，使勁地點點頭。

　　時間是最好的驗證，一季又一季，一年又一年，轉眼十來年過去，我堅持下來了，熟悉我的人都這樣評價說：如果你不說的話，誰都看不出來你得過那樣的病，看起來和健康人一個樣！

　　回首自己患病的日子，是家人的陪伴給予我力量，給予我溫暖。我忘不掉患病期間，哥哥成了我的專職司機和祕書，為我開車接送，還準備好所有

看病需要的資料；姐姐、姐夫成了我的御用廚師，姐姐更是常常在醫院陪護我。2012 年 7 月，盛夏之際經常下大暴雨，姐姐、姐夫幾次在送飯的途中被傾盆暴雨淋溼了全身，為了讓我在化療期間及時吃上可口的飯菜，他們沒少吃苦受累。兒子是個歷史老師，利用寒暑假之便，幾次帶我在各地旅遊，一路上為我講解各國歷史、風土人情，成為我的最佳導遊。

治療結束後，我建了社群帳號和部落格，在社群平臺中認識了不少病友，看到那麼多頑強的癌友都在發文激勵自己，我也深受鼓舞。偶然在一次社群平臺的對話中，我結識了一名病友英姐，我們相談甚歡。在一次通話時我得知，英姐因再一次的復發致使心情低落，正在住院，但她不想再次治療了。

知道英姐情緒低落，我很著急，沒有絲毫猶豫就與她約定週六去醫院看她。週六一早，我買上剛摘的草莓直奔醫院。當我走進病房時，所有病友一下子把我圍住，上下打量著我問：「你是肺轉移？真的嗎？」她們看到站在面前的也是一個末期患者時都很驚訝，還說根本看不出來。

我向她們介紹了自己曾經的經歷以及後期的恢復。看到我如此開朗、陽光，病友們都向我豎起大拇指，英姐也開心地笑了。我們聊著笑著，緩解了心裡的壓力，增加了活下去的勇氣。從醫院出來，我心裡喜滋滋的特別輕鬆，那種幫助了他人，使人從中獲益的感覺，讓我開心得無法用語言形容。這次無意間的舉動，為我加入「守護天使」打下了基礎。

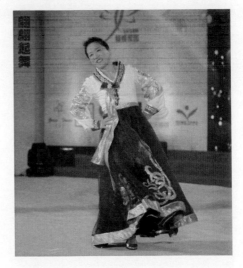

2013 年，我加入某醫院的「鏗鏘玫瑰戰友團」，走進了一個助人為樂的新天地。我們在一起交流心得、聆聽專家的抗癌防癌知識講座，參加各種旅遊和康樂活動。在健康大課堂裡，在青山綠水間，在歡聲笑語中，我們更加快樂與自豪。「癌」使我有了新的組織，結識了新朋友，我也逐漸走上了志工的道路，找到了自己在組織中的位置和價值。

在「鏗鏘玫瑰戰友團」基礎上，我又加入了「守護天使志願團隊」，為新的病友提供病房探訪和門診諮詢服務。癌症患者一般在承受病魔帶來的肉體

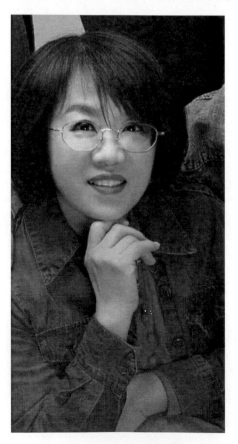

痛苦及精神的打擊後，在漫長的康復治療過程中，病友間貼心、知心，抗癌成功者的親身經歷，對患者來說就像雪中送炭，使患者有了信心的萌芽，恐慌心理逐漸減輕。即使病情稍有波動甚至反覆，也能及時調整，與癌魔抗爭一點也不孤獨。看著病友露出笑臉，我也萬分高興，覺得自己有了用武之地，能幫助別人，特別是和我有著同樣經歷的人，讓我覺得活得更加有意義。

記得 2019 年 5 月 19 日，天氣異常悶熱，我和葛琳臨危受命，冒著 36℃的悶熱高溫去醫院探訪，顧不上一路的勞累，換上服裝走進病房，一位正在吊點滴的姐姐雙眼望著屋頂。當我們自我介紹後，鄰床的姐姐也湊過來，「你們都是

我的蛻變之旅
—— 李芳

和我們一樣的病？」鄰床的姐姐張大嘴，半天也沒合上，驚奇地上下打量著我們，半信半疑。我告訴姐姐，這個床我也住過，我還是肺癌轉移的患者，姐姐拉著我仔細端詳著問：「我要抱抱你可以嗎？」我伸出雙手來個大大的擁抱。天氣雖熱，但我們的心是涼爽的，看到兩位病友在我們的幫助下露出開心的笑臉時，我們感到無比的自豪。其實我們在給予病友溫暖的時候，自身的病痛已經減輕了很多。因為只有當自己擺正心態、充滿力量的時候，我們才會更有意志去幫助更多人。愛，讓充斥著消毒水的病房變得溫馨，讓患者擁有了明媚的心態。

癌後的磨礪讓我懂得，人要能夠接納一切，容下生命的不完美，也要經得起世事的顛簸。如今，我已從患者變成康復者，又從康復者加入志工隊伍，做了一名守護天使，我走過的 13 年康復路，就是團體抗癌之路，就是感恩與回報的志工之路。

一張紙打破了我的夢想

郭秀君

　　性格決定命運，愛好激發情緒，情緒就是一種能量，即使是癌症，也只是上天的一次考驗，人的生命只有一次，挺過去便又是晴天。

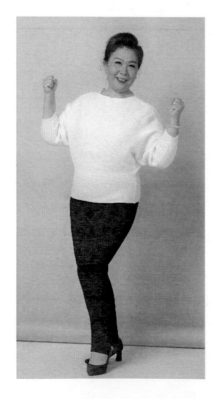

　　天有不測風雲，人有旦夕禍福。我的一生可謂是命運多舛，一路坎坷，往事酸甜苦辣，不堪回首。

　　早在 20 年前，一紙診斷書打碎了我的夢想，從一名健康人不幸地變為乳癌患者。當看見白紙黑字清清楚楚地寫著「浸潤性導管乳癌」的時候，我真的傻了，從醫生手中接過診斷書的那一刻，陪我一起去醫院的另一半和姐姐說的話我都聽不清了，腦子裡一片空白。我不敢相信，也不願意相信，但又不能不信。那時候，人們對癌症的認識少之又少，但是對癌症的恐懼大多具備，「談癌色變」這話一點也不誇張。多少人身患癌症，飽受病魔的折磨，多少家庭因為有患癌的親人，失去了往日的歡笑。

一張紙打破了我的夢想

—— 郭秀君

　　拿到診斷書後，回到公司的我把自己關在辦公室裡許久不想出去。從始至終，我都不相信自己會這麼倒楣，但心情平靜下來後，我還是鼓起勇氣，找公司主管請假。主管給予我安慰和鼓勵，要我用堅強與自信去和病魔對抗。家人、同事、朋友也都安慰我，我自己也決心盡快調整好心態，既然疾病找上了自己，就要坦然接受，正確面對現實，積極配合治療。

　　因為當時的情況是處在乳癌早期，所以動了保乳手術，而對於確診癌症的人來說，早期治療是更有機會治癒的。手術後，根據醫生醫囑做了放療。因為公司人力吃緊，我當時只休息了 40 天，之後每天早晨做完放療就直接去上班，可以說有家人、同事和朋友們的鼓勵加上自己的努力，身體恢復得還算不錯。術後我按期複檢，並用中藥調理了 3 年，幾次複檢的指標都很好，自己認為已經痊癒了，所以就沒有堅持繼續服藥。

　　接下來，10 年的時間平安度過，我感覺自己真的沒事了，那時也已退休，就想著怎麼高興怎麼玩，每天不知疲倦、到處遊歷，玩得不亦樂乎，幾乎忘了自己曾是一名癌症患者，所以也就沒有重視每年的體檢和複檢。但是，好運並沒有降臨到我頭上，命運跟我開了一個大大的玩笑。10 年後，乳癌復發了，這確實與我掉以輕心有關，且這一次病魔來勢更為凶猛。

　　那是在 2014 年，我和公司同事結伴外出旅遊，在回程的飛機上，在沒有感到任何不舒服的情況下，我突然又流了鼻血（第一次發病也是流鼻血）。這次我沒有任何猶豫，沒有片刻耽誤，下飛機的第一時間就去醫院找醫生，進行了一系列檢查，結果確診為乳癌復發。

　　過去幾年裡我雖然有些疏忽，但畢竟在抗癌路上走了 10 年，累積了一些經驗，所以不像初次患病那樣恐懼。確診後，我很快動了右乳根除手術，術後做了多次化療。這次復發使我接受了教訓，提高了對自己健康的重視度，

人物故事篇

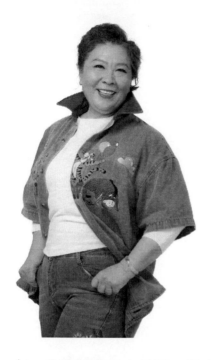

再不敢掉以輕心。這次確診是三陰性乳癌，後續治療沒有可用的藥物，於是我就看中醫，對身體進行綜合性調理，同時也注意調整心態，減少心理壓力，並且積極參加社會活動，參加抗癌組織活動及社群活動，按期到醫院複檢，最初幾次複檢，指標一直保持良好。

然而，天有不測風雲。2016 年，家裡突發事件，我大妹妹在外出旅遊時突發疾病，病故於異國他鄉。由於傷心過度，我的健康狀況直線下降，導致癌細胞轉移到淋巴。2017 年，醫生替我動了腋下淋巴癌手術，之後吃 Capecitabine 化療藥半年。2018年，我發現鼻子上長了一個小黑點，有一年半的時間在逐漸增大，於是在 2019 年又去醫院進行檢查，結果為基底細胞癌，醫生用半導體雷射手術進行了治療。2021 年，我又動了甲狀腺癌切除手術，現在已恢復正常。經歷如此種種，我好像練就了金剛不壞之身，有時候和朋友一起聊天，問起我的健康狀況，我也會幽默地調侃一下自己就是打不死的小強。

總而言之，前後 5 張紙，將我的身體健康情況徹底改變。走過漫長的康復路，我認為得病不可怕，只要能正確對待就好，乳癌全切手術初期我恐懼過、徬徨過，但從未絕望過。人們常說，性格決定命運，愛好激發情緒，情緒就是一種能量，即使是癌症，也只是上天的一次考驗，人的生命只有一次，挺過去便又是晴天。

一張紙打破了我的夢想
—— 郭秀君

在 20 年的抗癌過程中，我從不拿自己
當患者看待，雖然經歷害怕、絕望，但從來
沒有放棄，因為我知道，癌症雖然恐怖卻可
以醫治。在「鏗鏘玫瑰戰友團」，我結識了
很多病患姐妹，我們在防癌路上並不孤獨。

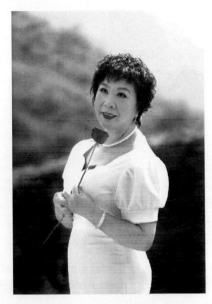

要想快樂，其實很簡單。忘掉煩惱，用
一顆寬容的心去面對生活，那麼快樂就會經
常地光顧我們。生活就像一艘在海上航行的
小船，有時順風，有時逆風，有許多快樂，
也有小的煩惱，只要用心去感受生活的美
好，生活中的煩惱就會化為烏有，快樂時刻
在我們心中，我們身處快樂的世界，擁有快樂的生活，敞開快樂的心扉，這
就是簡單的快樂。

大家都希望自己所愛的人健康快樂，都想以生活中有我而感到驕傲。快
樂自己找，絕對沒煩惱。有段歌唱得特別好，人生一世不容易，誰能沒煩
惱，柴米油鹽醬醋茶，金錢不能少，無論貧窮與富貴，賺錢都不易，要想生
活的幸福，快樂自己找。要想青春不掉隊，快樂自己找。快樂自己找，煩惱
都趕跑，鬱鬱寡歡度時光，不如開心笑；快樂自己找，心態最重要，錢多錢
少都得活，那就開心笑；快樂自己找，煩惱都趕跑，跳跳舞來唱唱歌，心情
自然好；快樂自己找，心態最重要，大事小事不算事，一起開心笑。

健康是生命之本，為了讓自己有一個好身體，一定要記住，生命的神醫
從來不是別人，而是自己，所以我的健康我做主，活在當下一定要玩得開
心，活得瀟灑。願我們所有的姐妹在今後的日子裡，平凡充實地過好未來的
每一天。請堅信，在抗癌的路上，你行我行他也行，我們大家都能行。

忘卻病痛，讓生命的羽翼豐滿

閻紅

保持心情愉悅，不為往事憂，只為餘生笑，好好善待自己，把每一個今天過好，就是最好的明天！

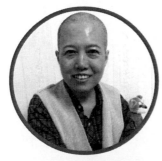

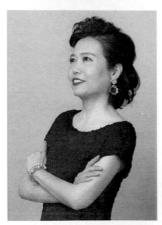

2018 年 1 月中下旬的一個週末，我下班後，像往常一樣跟同事約著去打羽毛球，回家躺在床上休息時感覺右手臂有點不舒服，就用手去按摩。上下摩挲手臂時，無意中碰到右側乳房，發現那裡有一個挺大的腫塊，心裡有點緊張，想著去年 10 月剛在公司做完年度體檢，一切正常，就覺得應該沒事，可心裡還是有點嘀咕。

週六起床後，我決定去家門口的小醫院檢查一下，問診的醫生很有經驗，用手一摸就要我趕緊去大醫院做檢查。

我週一去了小姑所在的某醫院，做了乳房超音波檢查，醫生立刻要求住院。我趕緊聯絡小姑，她帶我直接找了乳房科白主任，主任看了片子說確定無疑，不要抱任何幻想了，也不用做穿刺了，直接安排手術。

忘卻病痛，讓生命的羽翼豐滿
—— 閻紅

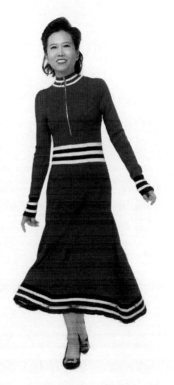

　　緊接著就是一系列術前檢查。1 月 25 日，醫生安排動了右乳根除手術，術中做了快速病理，術後病理結果為右乳腺浸潤性癌，屬於中期，淋巴廓清 15 個，裡面有 5 個癌細胞，屬於 2 級轉移，但 HER2 結果不明確。之後我又去其他醫院做了 2 次檢查，最終確定 HER2 為陰性。至此，我的術後治療方案確定：化療 8 個療程，放療 25 次，內分泌治療 5 ～ 10 年。

　　化療對我來說，沒有想像的那麼可怕，因為吃了醫生推薦的止吐神藥，化療期間一次都沒吐過，每天正常吃喝，只是每隔 21 天去醫院住兩天，每週沖洗一次 PICC 點滴管，隔天驗一次血，發現白血球低了就打升白針，第一次打針還發燒了……開始掉頭髮是在第一次化療結束後一週，剛發現掉頭髮，我就主動去把頭髮剃光了，出門的時候戴上假髮，在家裡就光著頭，感覺挺清爽俐落的，光頭也不難看。

　　化療結束後，我開始連續五週的放療，剛開始沒什麼感覺，不過就是躺在儀器上掃一掃，也就一刻鐘的工夫。所以我上午放療，下午又去上班了。但是在一次洗澡時我不小心把腋下的肉皮搓破了，後果很嚴重，破皮的地方一直不癒合，那時是夏天，我在家就光著胳臂，防止傷口再破。放療結束後，傷口好久才癒合，胸部皮膚變黑了，好久才恢復。後來我得了放射性肺炎，這才知道了放療的厲害，對身體傷害有多大。手術做完後，我手術做完後，我沒有自怨自艾，而是坦然面對。為了爭取早日恢復體力，在醫院，

小護士給了我一個紅心海綿球，我每天就練習握力，開刀傷口癒合以後就開始做爬牆鍛鍊。我事先在門框上用左手畫幾道線設定目標，每天一點點努力往上碰，看著自己一點點爬高，非常開心，一直鍛鍊到手臂能完全抬起來伸直。後來，我又按照醫生發的「消腫操」影片進行鍛鍊……說實話，像我這樣喜歡運動的人，因為腋下淋巴廓清後不能運動，對我來說比失去一側乳房還要可怕。

得病之後，我沒有像別人那樣藏著掖著，唯恐同事、同學、朋友知道自己得了重病，而是告知親人和朋友們。因此，我除了得到自己家人的悉心照料之外，還得到了來自各方面的支持和幫助：工會送來了慰問金，師傅和老師為我送來靈芝孢子粉，同事和同學送來慰問品和慰問金，同事還提議為我募捐，被我拒絕了。部門同事每人寫了一張愛心鼓勵卡給我，讓我非常感動，看著每一張卡片的話語，眼淚忍不住地流，確診癌症我都沒流淚……在這裡，我要感謝他們，給予了我戰勝病魔的信心！

治療後，我開始正常上班，一切逐步走上正軌。可非常不幸的是，2019年1月厄運又降臨了，我的胃出現問題，被確診為胃癌，很快動了胃部切除手術，病理結果為胃淺表潰瘍型低分化腺癌，部分胃印戒細胞癌。雖然印戒細胞癌很凶險，但好在是早期，我做了8個療程的化療。

接連遭遇兩次癌症襲擊，我的心情非常鬱悶，無法排解，後來結緣於「鏗鏘玫瑰戰友團」，認識了很多病友，大家互相取暖，互相鼓勵，陌生人之間特別的情誼讓我倍感溫暖，增強了戰勝病魔的信心。後來，我走台步、唱歌朗誦、練習舞蹈、打太極、學繪畫、練書法等，這些讓我忘卻了病痛，讓我的生活豐富多彩起來，讓生命的羽翼更加豐滿。

忘卻病痛，讓生命的羽翼豐滿
—— 閻紅

得病之前，我對音樂、舞蹈一竅不通。2021 年 3 月 11 日，杜慶潔為我開啟了舞蹈的大門，邀我加入新成立的「鏗鏘玫瑰呼拉漫舞隊」，每週四成了我和姐妹們聚集在一起的快樂日子。經過 2 個多月的學習，我們參加了 6 月 5 日舉辦的公益演出，後來又參加了多個演出。經過 2 年多的學習，我已經學會了多個舞蹈，現在呼拉漫舞已經是「鏗鏘玫瑰戰友團」週年慶的保留節目。

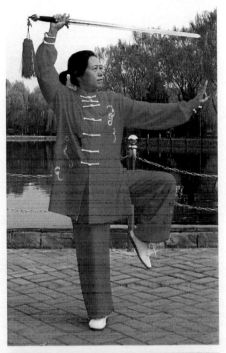

還有一個值得一提的事情，就是 2021 年 4 月 28 日粉紅創業工坊手繪培訓開班，氣質優雅的孫琳琳老師帶我走進了夢寐以求的工筆畫世界。我不僅學到了工筆畫的技法，還學到了一些繪畫基礎知識。短短幾次繪畫課，為我重新開啟了人生，增添了退休生活的色彩，同時也提升了戰勝病魔的信心！

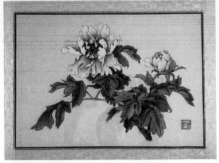

最近這 3 年，我主要的健身運動是打太極和練健身氣功。每天早上先做一遍八段錦、十二功法、五禽戲、八法五步，再打一套太極拳、太極劍、太極扇等，運動之後我一天都筋骨舒暢，神清氣爽。去年 6 月，我在 2022 年全球太極拳網路大賽中獲得 24 式太極拳 D 組三等獎，11 月又在第十三屆國際國

術邀請賽中榮獲 32 式太極劍 J 組一等獎。由於每天堅持運動，自我感覺免疫力有所提高，所以我極力推薦姐妹們學起來，動起來。

患癌 5 年來，我的生活變得越來越豐富多彩，不認識的人見到我，根本看不出我是一個癌症患者。忘卻病痛，保持樂觀的心態，做一些自己喜歡的事情，動靜結合，動可強身健體，靜可修身養性，總之保持心情愉悅。不為往事憂，只為餘生笑，好好善待自己，把每一個今天過好，就是最好的明天！

路不平 走下去

李立

身患癌症不是滅頂之災，是命運將我們推上了重新認識自我的道路，每個人都有承擔探索和創造生命奇蹟的責任和使命，為人類戰勝癌症做出應有的貢獻。

我叫李立，站立的立，1956 年出生。

1958 年，一場瘟疫「骨髓灰質炎」（俗名「小兒麻痺症」）感染了成千上萬的兒童，我不幸得病了。2 歲的我已經可以滿地跑了，但 40 天住院隔離後，我的兩條腿像麵條，站都站不起來了，下肢失去了功能。父母抱著我跑遍了各大醫院，求醫問藥，想方設法治療。1964 年，我在某醫院動了大手術，石膏打到胸部，半年後才能把石膏全都拆下去。

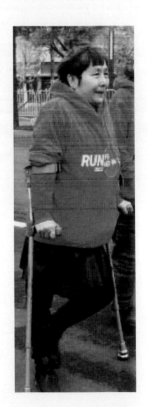

我當時躺在床上，想像著有一天能坐起來、站起來，能和小朋友在院子裡跳橡皮筋。

8 歲的我終於能拄著雙枴去上學了，真高興。上學的路上，別人能跑能跳，我卻一歪一扭地走，路邊有那淘氣的孩子叫我小瘸子、小枴子，好聽點的叫我「路不平」。15 分鐘的路，我要走近 1 個小時，面前的路對我來說確實不平。

　　我功課很好，同學們上課間操，我把黑板擦得一塵不染，同學們上體育課，我把教室打掃得乾乾淨淨。做完事我趴在窗口，看著同學們跑呀跳呀，羨慕極了，下決心一定要好好念書，將來做個有用的人。學生時代對我來說也很溫馨，在小學、中學、大學，班裡沒有一個同學讓我傷心，從沒有人當面叫我「路不平」。感恩我的老師和同學們！

　　高中畢業後我到塑膠廠工作，工作期間，我很努力，還在職上了大學，成為廠裡的工程師。我和另一半同一個工廠，他是鉗工技師，我畫圖，他實施，完成了上百項技術改造，雙雙受到嘉獎，另一半還獲得了獎章。

　　1996年，工廠面臨倒閉，我們夫妻雙雙失業，自謀生路。那時孩子剛上高中，我夫妻倆已人到中年，改行創業，談何容易，只好在社區開個小店，經營打字、影印、家電維修等項目。我們的競爭對手是做了多年的外地人，但靠著精湛技術和用心服務，方圓幾公里的街坊鄰居都來找我們修彩色電視機冰箱。

　　1998年，我積極參加社會公益活動，被聘為身障者副主席、肢殘協會主席。那時候我可真能幹，每天在早上七點到晚上九點經營小店的同時，還抽時間義務幫助周圍身障者就業。2002年到2004年間，我幫助了27名身障者就業。

　　意外總是在毫無防備的時候突然而至，災難再一次降臨在我的頭上。那是2003年10月的一天，在幫助身障者就業的路上，我騎著腳踏車在交流道下與一輛逆行的摩托車相撞，右腿脛骨粉碎性骨折，從此再不能騎腳踏車，只能拄著雙枴繼續走路。儘管如此，在推進身障者事業發展的過程中，我出了一份力，心裡感到一分欣慰。

　　天有不測風雲，人有旦夕禍福。2010年，孩子已經畢業並有了較好的工作，我也拿到了退休費，本該享受晚年生活了，卻被診斷出患了乳癌，並且已經淋巴轉移。

路不平 走下去
—— 李立

經歷了化療、放療、手術後，我身心疲憊，感覺很迷茫。2013 年偶然的機會，我結識了杜慶潔，參加了「鏗鏘玫瑰戰友團」，參加了多次培訓，成為第一批「守護天使」。每一次接受任務我都認真對待，並當作學習提升自己的機會，病房探訪、門診諮詢，真正感受到了能夠為病友姐妹服務的樂趣。

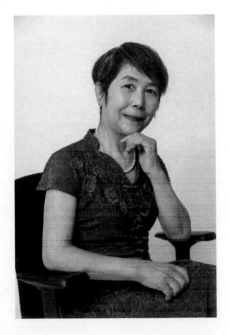

歷經磨難，我仍舊熱愛生活，喜歡融入大自然，擅長跟團旅遊，不但玩遍大好河山，還去了東南亞和歐洲，途中初次相識的夥伴們對我是從擔心到佩服，他們說：「你們這幫身障者是我們團裡玩得最開心、最勇敢的，我們都被你們感動了。」我還經常帶領身障朋友和病友姐妹抖空竹、練太極拳、做健身操，還和妹妹一起教十幾個肢殘朋友學會了游泳。

2018 年 5 月，我騎電動三輪車側翻，右手背貼到了小臂上，造成粉碎性骨折，醫生用三塊鋼板做了固定。我就醫後回到家，接到通知要更換暖氣管，這是個大工程，我家是半地下室，都是三、四英寸的大管線，需要一個多月才能結束。所有東西都要整理，我舉著受傷的手，心裡非常著急，情緒跌到了谷底。不平的路上，竟然是一個又一個的坑，我不斷摔倒，再不斷地咬著牙爬起來。

2021 年，我被評為愛心助殘「自強模範」。與此同時，更大的災難和考驗降臨了，我複檢時發現骨轉移、肺轉移、腎上腺轉移。女兒聽說慌了神，

幾次問我：「媽媽你到底哪天死呀？」

我哪裡知道啊！閻王爺都要現查生死簿。誰能說不怕死，但死也要死得有尊嚴。我對女兒說：「我快死時不要插管，不要搶救，趁著沒死透，把能用的器官摘掉給需要的人用。」我在網路上簽了器官遺體捐贈同意書，女兒也簽了。

時至今日，已經過去了一年半，這期間，我曾 8 次住院。在住院期間，我一如既往開朗樂觀，用自己微薄的能力，幫助影響了十幾個病友姐妹，跟她們講疾病是在提醒我們要愛自己，要放下心結，活好當下，使她們和家人都能端正對疾病的態度，克服對疾病的恐懼。

不平不凡不蹉跎，一路坎坷一路歌，走好腳下每一步，努力成就真自我。

身患癌症不是滅頂之災，是命運將我們推上了重新認識自我的道路，每個人都有承擔探索和創造生命奇蹟的責任和使命，為人類戰勝癌症做出應有的貢獻。

人生的道路是不平坦的，抗癌的道路有更多的坎坷，我要和姐妹們攜手共進，在坎坷不平的抗癌路上走出不平凡的人生。

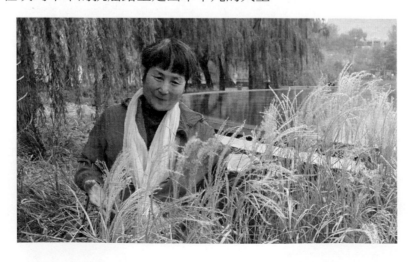

播下希望的種子，收穫生命的美好

朱力

當種菜成為一種生活，播下希望的種子收穫的不僅僅是蔬菜，更是一種意外的喜悅，還有生命的美好。

曾經，我是個雙側乳癌患者，而現在，我是個快樂的「老菜農」，從學習種菜到有點經驗，談不上跌宕起伏，也算是風風雨雨見到了彩虹。

我的菜園一年四季五顏六色，各種蔬菜你追我趕地開花結果，紅、黃、紫、白顏色的小花競相綻放，在綠色菜葉的襯托下美不勝收。豆角藤爬滿了支架，又長又綠的豆角像一根根翡翠隨風擺動；絲瓜在瓜棚下隨風搖擺，朵朵黃花點綴其中，散發出陣陣花香；尖而小的辣椒色彩繽紛，青的、紅的、黃的掛滿了枝頭；紫色透紅的茄子，晶瑩剔透的番茄，表面疙疙瘩瘩的苦瓜，身上帶刺的黃瓜，胖嘟嘟的葫蘆，開著紫色花的扁豆，形態各異，千姿百態！

每天我都忙忙碌碌地播種、施肥、澆水、除草、翻地，儘管身體有點累，但種菜的過程很快樂，蔬菜開花結果很迷人，而收穫的時候更是讓人開心，每當吃上自己種的蔬菜，內心那種老有所勞、勞有所得的成就感油然而生；更何況自己種的蔬菜綠色環保，新鮮可口，就連遠親近鄰吃過我的蔬菜都讚不絕口，說我種的蔬菜比市場上買的好吃多了。

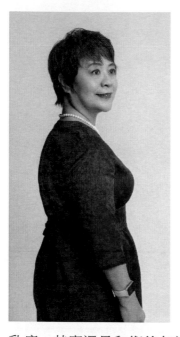

感恩種菜，讓我放慢自己，學會思考生病的事情。

第一年種菜的時候，我特別著急，看著還沒長出來的小苗，恨不得一天檢視三遍，長勢不好的時候，我還和自己較勁。看到我自言自語，嘟嘟囔囔，隔壁一起種菜的大姐勸我說：「急不來的，到了該長的時候就長出來了。」

的確，萬事萬物都有自己的規律，揠苗助長的故事就是一個悲劇，本質上也是，種秧的人不懂得秧苗的生長規律，他的好心好意反而讓秧苗沒有了自我的力量，欲速則不達。就像我從 2011 年第一次發現右側乳癌，到 2021 年左側又得了乳癌，其實還是和術後忽視身體發出的疲憊訊號，忙忙碌碌地工作和參加社會活動，過度透支自己有很大關係；也與自己心眼比較小，愛生氣，又悶在心裡不發洩出來有關係。有時，我們不是敗給了別人，而是敗給了自己。人到老年再出發，我學會了等待種子按時發芽結果，更學會了尊重自己的節奏。

感恩種菜，讓我掌握知識，面對癌症不恐懼。

學習種菜，對我這個門外漢來說難題不少。為了種好菜，我開始在農貿市場上轉悠，不買菜人家就不願意介紹。所以我就專找老菜農買菜，邊買菜邊請教關於蔬菜種植問題。

透過學習取經，還真學到了不少有用的東西，比如韭菜栽種多深出菜多、洋蔥栽植過深果實小、辣椒茄子如何管理等。這些種菜經驗，我都在種

菜實踐中得到了應用，想要開花結果，就必須要熱愛和了解自己的菜園。

　　同樣的，生病了更要去了解它。剛得病時，我覺得癌症就等於死亡。但過了這麼多年，尤其是我參加了「鏗鏘玫瑰戰友團」後，透過病友們的開導和講解，我知道了乳癌在各種癌症中算比較輕的，存活率還是很高的。我堅持聽醫生的話，定期複檢，關注自己的身體，哪怕另一側又出現了問題，也沒有那麼可怕。看到病友們都那麼樂觀，我也沒有那麼恐懼了，積極去做讓自己健康、讓自己開心的事情。

　　加入「守護天使志工團隊」後，每次去病房探訪，我都把自己打扮得光鮮亮麗，讓新病友看到病後的我依然可以正常生活、工作、參加各種活動，依然精神面貌很好，甚至還能打理自己的小菜園，這樣她們也能收穫信心。傳遞正能量，傳播快樂，幫助別人，也是幫助自己。

　　感恩種菜，讓我和家人在面對困難時，勇往直前。

　　種菜是一項苦差事，可一旦喜愛上了，又有無比的生活樂趣。蔬菜生長期一般都在夏天，我們必須冒著酷暑在太陽下鋤草、澆水、施肥，否則就沒有收穫。我和另一半曾在天氣最熱的季節種蘿蔔，曾冒著近 40℃ 的高溫，到田裡為大蔥培土，汗水溼透了衣衫，兩大壺水喝得一滴不剩。但我倆不怕苦和累，因為不按時做這些事就沒有收成，就吃不上想吃的綠色蔬菜。種植蔬菜的過程，不僅鍛鍊了身體，更讓我們吃上了真正的放心菜，嘗到了土地對耕耘者帶來回報的快樂，深刻體驗了古詩詞「鋤禾日當午，汗滴禾下土，誰知盤中餐，粒粒皆辛苦」描述的意境。

　　第二次手術時，我另一半身體也不好，他患有帕金森氏症，手抖得厲害，那個時候正是新冠疫情期間，沒有看護，只能是另一半陪護。儘管他身體不好，卻依然堅持陪床護理。我自己也很爭氣，身體恢復得很快。再遇風

浪，全家人的心態截然不同，感恩家人的暖心陪伴，共闖難關。術後，生活逐漸回歸平靜。

幾天前，我靜靜地坐在菜田裡，看著菜葉上閃耀著晶瑩的露珠，在微風的吹拂下輕輕地擺動，煥發著綠色的生機，也孕育著豐收的希望，自己生病的種種煩惱都忘記了。

當種菜成為一種生活，播下希望的種子，收穫的不僅僅是蔬菜，更是一種意外的喜悅，還有生命的美好。

人生的岔路口

清泉

花自向陽開，人終往前走，難熬的日子總會過去，我們都會好好的。

你永遠不知道，人生的岔路口通往何方 —— 因為患有乳癌，我竟意外開啟事業第二春。

時間回到那年秋天。當時，兒子以優異成績考上一所名校研究所，我開開心心地陪他來到學校報到。正趕上那陣子乳房有點不舒服，本意是順便做個檢查，超音波結果一出來，我被明明白白寫著分級 5 級的報告單打傻了，一時間不敢相信自己的眼睛，但內心清楚地知道，這是一家非常權威的醫院，結果不會出錯的。就這樣，老天像在開我的玩笑，在我最開心的時候，降下一道晴天霹靂。

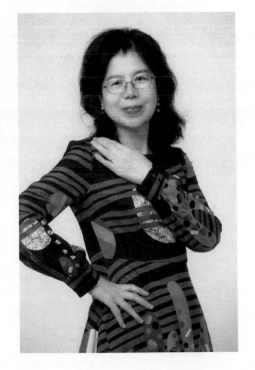

當時的一切，我至今仍歷歷在目。在回家的火車上，32 小時路程，火車變成了灑水車，我的眼淚灑了一路……一是難以接受被癌症找上來的現實，二是發愁沒錢醫治，即使砸鍋賣鐵治療了，人還沒了怎麼辦？一度我想放棄治療算了，但一想到兒子的美好人生正徐徐展開，我還得做他的堅強後盾，這又給了我一劑強心針，不能放棄，我得治！

作為一名單親媽媽，我雖然早已習慣獨自面對生活的艱辛，人生突然來到這樣的岔路口時，最初不免還是想求助親人。但現實情況是，老家離這裡2,000 多公里，他們也是各討各的生活，陪不了我那麼長時間，甚至有人勸兒子先休學照顧我，言外之意是，我可能活不了太久了……這一切使我要強的個性又冒了頭，萬事只能靠自己！我一定能活下去，還得活得好好的。就這樣，漫長的治療路，我一個人走了下來。

有次複查是 3 月，這裡已是春意盎然，家鄉卻還是大雪紛飛。外甥女勸我說，馬上就要退休了，乾脆留在這裡吧，對你身體恢復有好處，還能經常陪陪孩子。我動心了，雖然有片刻的猶豫，感覺留在這裡，都這麼大歲數的我能行嗎？最終，那股子不服輸的勁又上來了，我決定留下。其實我很喜歡這裡。

找了個三家合租的房子，簡單安置一下，就這樣，我開啟了新生活。可是長安居大不易，我那微薄的退休金也不能支持太久。閒了幾個月，我實在焦慮得待不下去了，就找了個機構，承接了接送孩子、輔導功課的工作。說實話，當了那麼多年老師的人，卻舉個牌子在學校門口，還時常被這些孩子的老師訓斥幾句，那種身分落差真不好受。

日子如流水，我好不容易適應了嘈雜、混亂的合租生活，工作也日漸得心應手。這時，和我同租房的小女生把我檢舉了，我這才知道，這個房子都

不租給 45 歲以上的「老年人」。再次穿梭在城市裡，到處找地方落腳的時候，我心裡暗暗發誓，我要在這裡買房子。

生活是萬般滋味在心頭，還要昂著笑臉迎上去。接送孩子久了，也就和孩子家長混熟了。在他們的推薦下，我入職了一家教輔機構，重新做回了老師。當我再一次站上陌生又熟悉的講臺，和學生們在一起，我忘記了自己是個患者，看到學生們成績有了提升，我為自己感到驕傲自豪，果然，女將軍寶刀未老！

教學期間，我遇到一個當時成績班級倒數的孩子，他被同學嘲笑智力有問題，被老師安排在教室的最後一排。看到他，我想到了當年被判定活不了幾年的自己。我沒有像其他人一樣放棄這個孩子，堅持幫助他跨過人生中最重要的門檻，而他最終以優異的成績升入第一志願中學。我們都用漂亮的成績戰勝了困難，證明了自己。

就這樣，我漸漸在這裡站穩了腳跟，但命運再一次把我帶到了岔路口。可能老天想教訓一下好了傷疤忘了痛的我，術後第三年，我的對側乳房癌復發了。還好發現及時，只需要手術把「壞分子」拿掉。我也不像第一次生病害怕得不行，對這個病有了更多的了解，面對它的底氣也更足了，而且醫生鼓勵說：「你離死還有點距離呢。」透過這段經歷，我也提醒姐妹們，堅持定期複檢很重要，能夠確保及時、儘早地發現乳癌復發、轉移的前兆，並進行及時處理，有助於我們長期的存活和生活品質的提高。

經過一段時間的恢復，我毅然選擇重返熱愛的講臺，因為這是最能展現我人生樂章的舞臺。同時，我也更注意三餐規律，堅持運動。如今，一晃 5 年的時間過去了，兒子在事業上不斷獲得好成績，我母子倆一起努力，也在這裡買了房子。曾經我也是「催催一族」，但現在我經常對家裡的孩子

們說，我理解年輕人的苦，體諒他們的難，支持他們選擇自己想過的生活，他們也更願意和我聊聊工作中、生活裡的苦悶。這可能是因為我這個老上班族，能與他們感同身受吧。

一路走來，有時覺得時間很長，長到我會忘記掛號，差點耽誤去醫院拿藥；有時又覺得時間很短，短到第一次生病化療 5 天沒吃沒喝後，病友給我的那碗稻米飯的香味至今好像還含在嘴裡。

「花自向陽開，人終往前走」，難熬的日子總會過去，我們都會好好的。

忘記自己是個患者

馬景然

如果不是這次聊天，我已經忘了我是個患者。

我是馬景然，一個風姿颯爽的女性，從 2010 年的一次體檢知道自己患了乳癌，到現在已經過了十幾年。很多時候，我已經忘了我是一個患者。

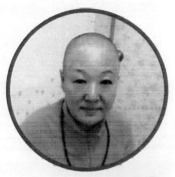

那是 2010 年 3 月，當時我在蘇州，一次常規體檢後，醫生懷疑我患有乳癌，建議我做進一步檢查。可我自己覺得沒什麼問題，又不腫又不痛，就沒太在意。

3 ～ 5 月這段時間，醫生幾次打電話給我，催我去複檢，但我記得特別清楚，我說沒什麼感覺，就不去複檢了。很感謝那位醫生，真是特別有醫德，一直打電話跟我說「你那裡有問題，你得趕緊去複檢」。那時候我還年輕，並沒有往心裡去。

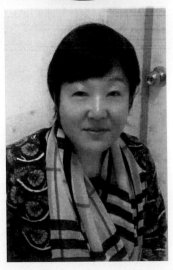

後來，那位醫生把電話打到了我家裡，家人接到電話說，人家醫生總那麼說，你就再去複檢一下吧。結果一複檢，確實有問題，我被確診為惡性腫瘤。

　　當時是在某醫院做的檢查，郭一輝醫生上手一摸就知道不太好。我後來才知道，郭醫生當時覺得，我的狀態特別不好，但沒有告訴我，他說怕嚇著我。

　　一個星期後，是 2010 年 11 月，我住進了醫院，動手術，做化療，一步一步往下走。我是做美容美髮行業的，特別排斥化療造成的脫髮，從心裡不接受掉光頭髮的自己。

　　當時，我很任性。第一次化療沒做完就不做了，要我吃藥我也不配合。杜慶潔團長知道後一直勸我吃藥，我也不聽從。

　　在這裡，我想告訴大家，任性而為、固執己見是不對的，會造成對自己的傷害。之後我的復發就是個反面例子，與沒有好好配合醫生治療有著極大關係。

　　我的病是三年後復發的，當時已經骨轉移了。我開始去住院，又開始動手術和化療。我變得很聽話，積極配合醫生，乖乖地堅持化療，每間隔 21 天去醫院，持續了一年的時間。

　　化療依然很痛苦，吃不下東西，頭髮也一把一把地往下掉，一出門還鬧過些笑話。我住的是軍隊社區，門口有守衛的士兵，有一次，我戴著假髮出門，剛走到社區門口，有個東西掉了，我彎腰去撿，剛好風一吹，把頭上的假髮吹跑了，那個士兵強忍著沒有笑出聲來。

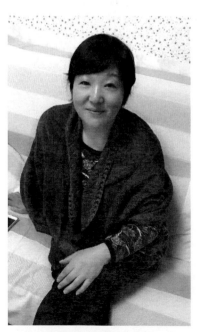

忘記自己是個患者
—— 馬景然

第二次復發，醫生告訴我，骨轉移已經很嚴重了，幾乎是對我判了死刑，意思是我活不了多長時間了。當時，我心裡特別難受，萬分痛苦。既然已經這樣了，我就把家裡所有值錢的東西，包括喜歡的金銀首飾全都賣了。可賣完以後，我冷靜地想了一下，覺得不行，我還年輕呢，我還沒看著孩子結婚呢。於是，我開始向自己的腦子裡灌輸這些積極的想法，比如我才 50 多歲，還沒活夠呢；我還想看著孩子結婚，我絕對不能倒下，我必須好好地活著。前後大概花了十幾天時間，我想通了這件事。從那之後，我非常配合醫生的治療，要我吃藥就吃藥，該化療就化療，不知不覺已經過去了這麼多年。

這次生病，讓我對自己也有了很深的認識，人不能太好強，也別太愛生氣，別給自己太大壓力。

很幸運的是，在我第二次復發的時候，我加入了「鏗鏘玫瑰戰友團」，認識了杜慶潔團長。我跟姐妹們一起出去旅遊，同時也透過自己的經歷，和同樣患病的病友們進行交流，讓她們看到一種新的活法。

2017 年，我第三次復發，動了一個大手術，腰部的開刀傷口大概二十公分那麼長。做完之後，我就什麼事都不往心裡去了，病來了，我去治療就好，也不想太多別的，一切順其自然。心態好了，時間過得也快，一晃就到了現在，我身體狀態很棒。

在生病治病、修養身心的十來年，我特別感謝遇到了非常好的另一半，他一直不離不棄地陪伴著我，鼓勵我，幫我打氣，真的是患難見真情。幾年前我做了外婆，小外甥今年 4 歲了，每天樂呵呵地陪著他，生活過得舒心快樂。

目前，我的心態觀念和生活品質都有很大變化，吃的東西也講究少而精，十分珍惜現在的每一天，而且淡化生病的感受，經常會忘了自己是個患者。

活著我們可以追夢

張勤

人生最大的幸福是活著，因為活著，我們可以追夢，可以努力，可以去奮鬥，可以去愛與被愛！

2019 年 12 月，那天是我今生最難忘，也是最痛苦的日子。由於身體不適，我去醫院看病，被確診為乳癌，猶如晴天霹靂打在頭頂，整個人都崩潰了，此後終日以淚洗面。那些日子，我就像做了一場夢，經歷了一個世紀一樣。

入院治療，我的心理壓力很大，真是度日如年，自己很脆弱，精神上恍恍惚惚，每天躺在病床上，心情沉重。在動手術的前一天，醫生說了病情的嚴重性，做完手術要做化療，對於愛美的我來說，真是難以接受，我是叫天天不應，叫地地不靈，為什麼這種病會找到我？為什麼老天爺這麼不公平？我鑽了牛角尖，越想越走不出來，越想心情越不平靜。就這樣一天天地熬著，每天各式各樣的檢查一項也不能錯過，眼看離動手術的日子越來越近，我的心裡七上八下，更是忐忑不安，不知術後會是什麼結果。看著同病房的病友，擔心自己也會像她們那樣，頭髮掉光了，臉上失去了光澤。另一半的一句話使我很受感動，他說：「我們用最好的藥，不管花多少錢，一定要把病治好。」

聽了另一半的話，我很感動，親朋好友的安慰關愛，也為我增加了戰勝病魔的勇氣。我想即使疾病選擇了我，我也不能讓沮喪控制自己，必須重新整理自己，將往事清零，一切從頭再來，開始新的生活，重新找回那個心胸開闊、自信滿滿的我。

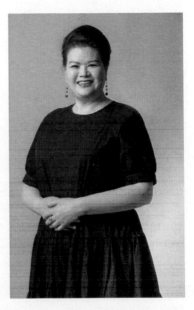

我知道我不能改變天氣，但我可以改變心情；我不能改變容顏，但我可以展現笑容。經歷了一場大病後，在另一半和家人的關愛和照顧中，我從病痛中走了出來，參加社區志工服務隊，加入了「鏗鏘玫瑰藝術團」，參加模特兒表演隊和舞蹈隊，在戰友團裡還擔任了管理工作。為了在演出時讓姐妹們顯得更美，我自己出錢為她們買眼睫毛，為她們選擇穿什麼衣服、配什麼顏色的鞋。

時光匆匆攔不住，歲月無情不停留。我堅信只有學會重新開始，才能展望更加美好的未來，要學會平靜地接受現實，學會對自己說聲順其自然，學會坦然地面對厄運，學會積極地看待人生，學會凡事都往好處想。把心騰空，只裝載美好，讓心安靜，遠離病魔纏身。

歲月可以贏去我們的生命，卻贏不去我們一路留下的歡聲笑語。人生是一個充滿奇遇的旅途，又何必在乎一城一地的得失。只要我的生命還在，只要我們不屈服，只要我們還有夢想，一切都可以再來。

即使看不到未來，也相信自己的選擇不會錯，自己的未來不會錯，自己的夢想不會錯。不管遇到怎麼樣的困難，不管遇到多大的挫折，人總要活在

希望裡，哀莫大於心死，要在困境中奮起，在失望中充滿希望。昨天已經過去，重新開始新的生活，每天給自己一個希望，試著不為明天而煩惱，不為昨天而嘆息，只為今天更美好。

　　人生最大的幸福是活著，因為活著，我們可以追夢，可以努力，可以去奮鬥，可以去愛與被愛！

眼淚永遠無濟於事

劉麗

對於那些讓你難過的事情，總有一天，你會笑著說出來。

「Tears will never help —— 眼淚永遠無濟於事。」這是我非常喜歡的一句話。

那年春節，我去探望生病的好友。在聽她講述自己虛驚一場的就醫經歷時，看到了她的超音波報告，瞬間一種不好的感覺悄然襲來，這與我之前做的乳腺增生超音波報告，簡直就是如出一轍。

次日一早，我趕緊前往離家最近的知名醫院分院就診。醫生問「你哪裡不舒服？」我出示了超音波報告，問「乳腺增生有沒有問題？要不要吃點什麼藥？」醫生看了一眼超音波報告，又看了我一眼，很不友善地說：「報告上沒說有問題，那就是沒問題啊。你想吃什麼藥呀？沒藥。比如我想天天快樂，有藥嗎？」面對醫生的這番言行我很悶，很無語，也很生氣，但只能快快而去。

兩週後，當我躺在手術檯上面對即將發生的一切時，忽然想起了那位醫生的那句話，此時此刻我沒有抱怨而是慶幸，正是他那種不負責任的態度，才促使我積極求醫問診，為自己贏得了寶貴的治療時間，同時我也覺得，他的那句話其實是個很好的命題，值得探究一下。

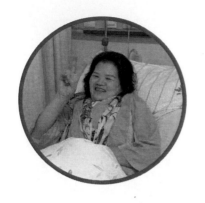

　　人非聖賢，孰能不痛苦，剛從手術麻醉中清醒過來時，面對已經殘缺的身體，面對尚不確定的未來，我失聲痛哭。那時的我既不需要任何人的安慰，也不需要任何人的陪伴，只想讓自己痛快地哭個夠。漸漸平靜之後，我又想起了那句話，並在心裡追問自己「我想健康長壽，有藥嗎？」我陷入了沉思。我想既然我還活著，未來就有希望。醫生只能救我於當下，卻救不了我的未來，我的命運就在自己的手中。我想活下去，我想好好地活下去，我想長長久久地活下去，我一定要找到健康長壽的靈丹妙藥。從今天開始，我要微笑著面對一切經歷，我堅信「天空飄過五個字，那都不是事！」

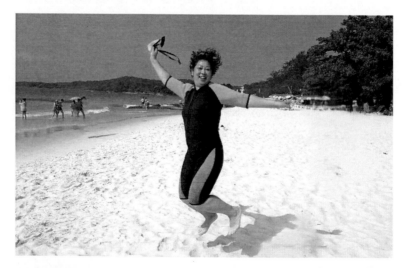

　　歷經八個月的治療，無論是在病房的走廊裡，鍛鍊術後不能抬起的手臂，還是在化療藥物帶來的疼痛、嘔吐、發燒過程中，我都始終保持著積極

配合、樂觀應對的心態，鎮定的笑容從未消失過。面對醫護人員的救助，面對病友們的鼓勵，面對家人無微不至的關愛，我沒有理由讓自己沉淪，我必須以堅強自信的心態、積極樂觀的笑容去回應他們，去回應今後的每一天。

We get to decide what our story is —— 我們的故事由我們自己來決定！

當治療結束回歸正常生活之後，我才發現，原來對於疾病的恐懼才剛剛開始。由於沒有了醫生、護士的每日照料，我也就沒有了心理上的依賴感，雖然還有輔助藥物可用，但總會覺得心裡空落落的，安全感大大地缺失，就像一隻剛剛長大的動物幼崽，突然被放歸森林後，面對未來有點不知所措。好在這種焦慮徬徨的時間不長，我就幫自己制定了全面詳盡的康復計畫。

透過查閱資料，我為自己制定了有利於康復的每日食譜，學著製作以前不會做的食物，吃著自己做的飯菜覺得很香，很滿足。

我購買了全套練習書法的用具、字帖，從網路上下載了很多講座影片，每天練習 2 小時。從手抖得握不住筆，到漸漸能寫出個字形，再到能寫出一篇還看得過去的作品，堅持數年終有長進，我覺得很值得，很滿足。

正當我躊躇滿志地實踐著自己的康復計畫時，可愛的小外孫降生了。儘管身邊很多人都勸我為了自身的健康，千萬不要幫忙帶孩子，但我還是選擇了帶孩子，因為我覺得凡事都是辨證的。帶孩子的確會消耗體力和精力，但與一個幼小的新生命相伴，又何嘗不是一種人生重新來過的體驗呢。於是，我的康復計畫又多了一個項目—— 帶孩子。一般來說，因為帶孩子就會被迫終止自己的計畫，但我沒有，白天帶孩子，晚上和週末時間繼續自己的各項計畫：每週錄唱一首歌曲，到目前為止已有 470 首作品；自學了工筆、水墨、素描、彩鉛、針管筆等多種繪畫方法；自學了套色刻紙的技巧，累積了豐富的繪畫、刻紙作品；透過網路課程，我有系統地學習了實用英語，豐富

了自己的知識結構；透過線下培訓，我學習了民族舞蹈的基礎舞步，學習了鋼琴彈奏的基本技法。

努力必有回報。我的工筆牡丹圖在女兒公司的家庭作品展中獲得二等獎，套色刻紙作品獲得某比賽優秀獎，歌曲在某作品展示中被長期展播。在「鏗鏘玫瑰戰友團」成立之初，我為集體作詞的歌曲《我們是玫瑰》譜曲，並被著名的樂團配器合成，成為我們團隊的第一首團歌。在「鏗鏘玫瑰戰友團」的紀念活動中，我與歌唱家同臺獻唱，抒發了昂揚向上的積極情感。

這些年，在陪伴大孫子、二孫子成長的過程中，我收穫了許許多多意想不到的開心時刻，與他們一起旅遊時，既欣賞了美景，又享受了天倫之樂。可以說一路走來，我忙碌並充實著，辛苦並快樂著，樂觀並健康著。

For the things that make you sad, one day, you will laugh out and say it. —— 對於那些讓你難過的事情，總有一天，你會笑著說出來。

時光飛逝，轉瞬已是十載春秋。過了這麼久，我，我們變了沒有？答案是肯定的，因為變是永恆不變的法則。

時間，帶走了無助的焦慮和脆弱的淚水，幫助我們癒合了傷口、磨平了疤痕，讓我們重啟新生。

時間，帶走了曾經的自卑和隱隱作祟的恐懼，幫助我們重拾自信，坦誠地講述自己的故事。

時間，帶走了我們健全的身軀和年輕的容顏，教會我們正視改變，接納改變，順應改變，從容改變，優雅地改變。

時間，帶走了獨處的無奈和對未來的幾多茫然，告訴我們獨行快、眾行遠的道理，讓我們在相遇、相知、相助、相惜中品嘗到了人間大愛的甜蜜味道。

眼淚永遠無濟於事
—— 劉麗

今天，我，我們能夠微笑著講述那段充滿艱辛和痛苦的經歷，是因為我，我們已不再是昨天的自己，生命變得更有活力，容貌變得更有味道，生活變得更加精彩。而這一切的改變，則是源自內心深處那從未改變的意志 —— 好好地活下去！

有句名言說得好，「在醫生的手冊中寫道：開懷大笑，睡個好覺，此乃靈丹妙藥。」

幫助他人快樂自己

李亞琴

不是還有 5 年時間嗎？得把這 5 年好好活下來。保持樂觀的心態，相信奇蹟一定會發生。

我叫李亞琴，今年 21 歲的生日剛過，噢，我說的是癌齡。我是 2002 年 2 月 27 日住的院，28 日做的手術，到現在已經 21 年多了。

回憶這 21 年的經歷真是不容易。那是 2002 年的春節前，一天晚上正要睡覺時，我無意中發現乳房有個腫塊，就隨口說：「怎麼這有個包？」我另一半說：「明天上醫院看看去。」

當時馬上就要過年啦，我想先安安穩穩地過個年，就回答：「看什麼看，不痛不癢的，過完年再說吧。」

正月初七一上班，我就去某醫院，掛了個普通門診，誰知醫生一看，又一摸，就說：「怎麼這時候才來？」

我問：「怎麼啦？」

醫生說：「您這得住院動手術。」

當時我就傻了，愣怔了一會，心想應該是弄錯了吧？醫生看了我一眼，手下不停地寫著，開了幾份檢查單，我就一個個去做檢查，心裡默默地想著「沒事吧」。

等檢查結果出來一看，確診是乳癌，醫生要我住院治療，可當時又沒床位，一直等到 2 月 27 日住進醫院，第二天一早就動了手術。過了幾天活檢結果出來了，醫生確診為三陰性乳癌末期，所以無藥可救，醫生當時就說也就 5 年的存活期。

術後緊接著就是化療，我對化療藥的反應太大，同病房有個房友建議我看中醫、吃中藥調理一下，由於西醫對中醫有看法，醫生不同意。直到 7 月 28 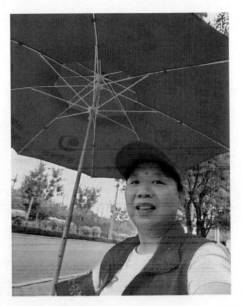 日，我又到某醫院再次做放療，一直做到 9 月 30 日放療結束。

按照治療方案，放療之後還得接著再做化療，可沒想到，全血細胞計數指標太低，化療做不了啦。醫生說：「出院回家吧。」

我問：「怎麼不做啦？要我回家等死嗎？」

醫生說：「怎麼？你以為做化療就死不了啦？」

我一聽這話，沒指望了，那就回家吧。

那一年，我才 42 歲。在娘家我是老大，下邊有 2 個弟弟，家境不是很好。結婚後，我就用賢妻良母、爭做好兒媳來要求自己，家裡家外爭強好勝，生怕人家說個不字，好不容易熬到孩子大了，剛要喘口氣就得了這樣的病。我感到心酸難過，心裡有太多的委屈、太多的不平衡，我又沒做什麼缺德事，老天爺為什麼這麼對我呀？想想這，想想那，再加上無藥可救，醫生又說只能存活 5 年，真想死了算了。在那段黑暗的日子裡，我眼裡有流不完

的淚，心裡有說不出的苦，後來冷靜下來想想，雖然得了這麼不好的病，但是一時半刻也死不了，不是還有 5 年的時間嗎？為了孩子，為了這個家，我得在這 5 年好好活下來。

想法通了，心裡也就輕鬆起來，我要學會堅強，坦然面對現實，保持樂觀的心態。接下來我就想能做什麼就做什麼，絕不能成為家人的累贅。我相信奇蹟一定會在我這發生。

2004 年退休後沒多久，我就加入了社區志工的團隊，積極參加社區的各項活動，我還積極參加社區的每月 28 日的環境日，把社區當家，維護靠大家，為把社區維護好，我也要貢獻我的一份力量。

特別是近三年在疫情期間，我經常參加志工值班。做好防疫工作，是我的職責，我認為為社區居民做事是應該的，我的具體工作是維護好做核酸檢測排隊的秩序，做好住戶訪視，一直堅持到疫情結束。我想，只要我能做到的事，就一定要做到，有一分熱就要發一分光。

疫情工作期間，對於我們來說走訪住戶是最難的，首先是穿戴得十分臃腫複雜，在爬樓時感覺很累，出汗也多。有些住戶不能理解配合更是最大的問題，無論什麼問題，我們都得非常耐心地跟住戶一一解釋。但是不管有多難，最終我們總算戰勝了困難，戰勝了疫情，心裡非常高興。

這些年來，我還積極參加其他社會活動，還參加了抗癌樂園，成為志工，經常做一些助人為樂的事，幫助那些需要幫助的人，跟她們交流我的經驗，參加樂園組織的各種活動，還給一些有心理負擔的姐妹做心理輔導。我還認識了一位家裡經濟狀況不好而且沒有醫療保險的患者，我就想辦法給她一些幫助。

幫助別人也是幫助自己，做這些事的時候我會感到非常快樂。我想跟大

家分享一下一件事，那是 2002 年 10 月下旬的一天，在公廁裡發生的一件事。那天特別的冷，當時廁所裡就我一個人，這時來了一位老人，我就聽她說：「真冷。」因為沒有別的人，我就順口說了句：「點火呀。」老人說：「嗨，從早點到現在還沒著呢。」我又說了一句：「如果您不介意我幫您看看去。」

當時老人特別感激，連忙向我作揖，嘴裡還不停地說，謝謝大姐！然後我跟著去了她家。老人是獨門獨院一個人，我們又不認識，她的火爐是三眼的土暖氣，我沒弄過還真有點發傻，但即使不會，我也得想辦法弄好，幫人幫到底是我做人的原則。想了想，我先點著一個火眼，稍等一會再點第二個、第三個，慢慢的三個火眼都燃著了，等一切都弄好後，我把自己的姓名、住址、聯絡方式都告訴了老人，要她有事就來找我。

跟老人接觸幾次我才知道，老人的媽媽伺候她 50 年走了，老伴伺候她 21 年半也走了，老人除了會打算盤、會寫水筆字以外，其他沒什麼會做的。從那以後，老人家的大事小事我全包了，因為她是一位沒兒沒女的老人，所以我就讓她跟我一起吃喝了。那時候我還有點擔心，怕別人說我幫助老人是有什麼企圖，但是看著老人家孤苦無依的，我也管不了那麼多了，就當自家老人一樣地照顧著，一直到 2009 年 9 月 7 日，老人去了養老院。

日子就這樣，一天天一年年地過著，我在堅強、樂觀、助人為樂的歲月裡，重生 21 歲了。

我有信心繼續好好地活著，快樂地活著，我會盡自己的能力，繼續多做好事、做善事、做好人，走到哪做到哪。我覺得好人周圍都是好人，這也可能是「超期服役」的善果吧。

最後，我要用一首歌詞來做結尾：「太陽跳出了東海，大地一片光彩，河流停止了咆哮，山岳敞開了胸懷。鳥在高飛，花在盛開……」

走出陰霾心態很重要

田改華

走出陰霾心態很重要。生活中無論遇到什麼事，我都提醒自己，一定要保持好的心態。

我叫田改華，今年 64 歲，2015 年 9 月底體檢時被查出乳癌，並動了左側乳房全切手術，癌齡將近 8 年。

我的分型是三陰性，在乳癌裡最不好治的一種，本來癌症一聽就很嚇人，再一聽是最嚴重的，我當時非常害怕，覺得像是世界末日到了，特別悲觀，有過放棄治療的想法。我跟孩子說：「如果真是確定了，你也別花冤枉錢幫我治了，到時候弄得人財兩空不值得。」後來在家人的勸說下，我決定還是先手術，要正確面對這個病，積極配合治療。

當時，因為臨近連假，手術被安排在了假期後，我心裡特別著急，擔心延後幾天會讓我的病情產生不好的變化，我感覺每一分鐘都在跟病魔賽跑，需要爭分奪秒，就去問醫生：「再過 7 天，病情不會耽誤嗎？」但醫生特別樂觀地跟我說：「7 天算什麼呀，手術做完了還且活著呢。」聽了這話，我心裡懸著的石頭才稍微落地。

　　7天假期，孩子放假也沒閒著，為了安撫我的情緒，每天帶我出去散心，一起郊遊、看電影，7天很快就過去了。假期後我如期進行了手術，老公和孩子都需要上班，不能天天陪著，但他們盡可能以我為主，我這邊一有事，他們就會請假過來，對我比生病前更加體貼。

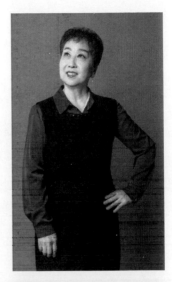

　　我對自己的病總想多一些了解，經常在網路上檢視這方面的資訊，網路上說的都挺嚇人，我情緒受到很大影響，心情糟糕到了極點，總是怕這怕那，手術後很長時間也不敢洗澡。記得第一次洗澡面對鏡子，看著自己殘缺一側的前胸，心裡非常難受，想著未來的日子不知該如何面對，不由得悲從中來，眼淚像開了閘一樣，順著面頰嘩嘩地往下流。

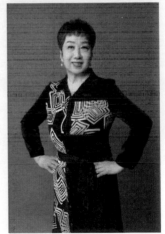

　　屋漏偏逢連夜雨，化療時又出現新的問題，當時醫生要我選擇使用國產藥還是進口藥，說是藥效都一樣，進口的刺激性稍小一些，所以我選擇了進口藥，確實頭髮沒怎麼掉，外表看不出異樣，但在化療到第5次的時候出現了貧血。醫生建議說，就剩最後一次了，還是堅持一下，否則前面的治療會前功盡棄。我聽了醫生的建議，堅持把第6次化療做完。

之後還是一直貧血，輸了 3 次血也一直不見好，就找了血液科的主任會診，被確診為外傷性障礙性貧血，醫生說就是血癌！按照醫生的治療方案，需要打一些促紅針，吃激素。激素的影響大家應該都有聽說，就是整個人開始臃腫，體態發胖，但是我運氣不錯，療效還是挺好的。

有次我去醫院複診的時候，化療的主任說我心態真是太好了，多數患者心裡都解不開這個結，總想為什麼會這麼倒楣，老鑽在牛角尖裡不出來，而我沒有絲毫抱怨，出現問題就去解決問題，積極治療，雖然是同樣的病情，結果就會截然不同。其實我想說，這和家人的態度也是密不可分的。我生病治療的全程中他們沒有像大多家庭那樣恐慌，而是表現得很理智，從沒發愁我得了這個病可怎麼辦，都是非常積極的態度，也讓我減少了許多焦慮和負面情緒。所以，心態對這個病是一個影響很重要的因素。經歷這些事後，後面生活當中遇到什麼事，我都提醒自己一定要保持好的心態，這點真的特別重要。

慢慢習慣之後，表面上生活還是正常的，但內心裡還是很在意，我不再去泡溫泉，也不去游泳了，感覺去公共場所沒有原來灑脫。

在和護士聊天以及和病友的接觸中，我了解到了一些關於這個病的知識，同時也知道了有「鏗鏘玫瑰戰友團」這個公益組織，當時看到全部相同疾病的姐妹們一個個活蹦亂跳、精神抖擻、活力充沛，不深入接觸的話完全看不出誰不健康，我在病友的引薦下便加入進來。積極參加團裡的活動後我受益匪淺，慢慢地也從陰霾中完全走出來了，還跟著「鏗鏘玫瑰戰友團」姐妹一起加入了「守護天使」，用我的經歷經驗給予新的病友姐妹們安慰，每次講完看她們的表情能放鬆一些，我就覺得特別開心。因為我很熱衷從事積極向上、正能量的事，所以我覺得這是我應該做的，是有使命感的。

我身體恢復得也不錯，感覺現在體力和精力都很好，我就積極地參加團裡的各種活動，去藝術團跟姐妹們走台步、跳呼拉舞，每週都去訓練，覺得能投身到喜愛的事物中，還能和大家在一起做些公益事業，非常開心。在家也不胡思亂想了，閒下來就做些自己喜歡的事。

如今，我已在抗癌路上走了近 8 年，我的信心越來越強，現在也不把自己當成患者，按時配合複檢，我希望在「鏗鏘玫瑰戰友團」裡能繼續盡我的微薄之力，幫助更多的姐妹們從病困中走出來。

向死而生不向厄運低頭

邱先平

累了就休息，傷心了就哭出來，遇到再大的事也無所謂。當你無法改變命運時，你就得接受現實向前看。

每年，到了大棗收穫發貨的季節，是我最快樂的時候，期盼有個好的收入，賺到足夠的錢來養活母親、外甥和自己，還要好好替自己治病，用自己病弱的身體支撐起這個風雨飄搖的家。

我叫邱先平，一生多災多難、歷經坎坷。然而性格倔強的我從不向命運低頭，從小到大，從弱到強，一步步地走過艱難曲折，一次次地戰勝病魔走到今天。至今厄運依舊在我身邊徘徊，但我還是能微笑著從容面對。因為我是曾經自殺過，被救活後向死而生的人，已經懼無所懼。

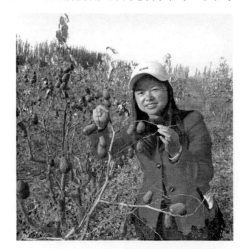

被確診為三陰性乳癌那年，我才28歲，住院治療期間動了患側乳房根除手術，接著做了化療，在整個病區，我是年齡最小的乳癌患者。當時，我便能冷靜地反思自己生病的原因，並做出決定要勇敢面對現實，不再和一些人計較，不再為一些瑣事生悶氣，今後的生活自

向死而生不向厄運低頭
—— 邱先平

己要開心一些。

手術和化療需要一筆龐大的開銷，家裡的錢用光了，婚前在外面工作賺的錢全部拿來看病也還是不夠，三陰性乳癌的後續治療也沒什麼好辦法。無奈之下，我帶著老公和孩子去投奔姐姐。

那時姐姐家的居住環境很差，屋裡都是燒爐子，爐子上面燒一鍋開水。那天水燒開了，姐夫把開水鍋端下來，直接放到地上，當時我的孩子正在旁邊玩，一屁股坐到了滾燙的開水鍋裡，送醫院裡治了七、八天就沒了。

俗話說「屋漏偏逢連夜雨」，自己的病是個絕症，好好的孩子突然間就沒了，那真是晴天霹靂打在我頭上，黑暗的生活好像無窮無盡，我看不到希望，感到痛不欲生。

然而，厄運並未就此結束。孩子沒了，婆婆還想要孫子，解決的辦法就是離婚，我跟老公就這麼離了。我淨身出戶，財產一分錢都沒要，因為生病已經花了很多錢，想著老公以後還得找個人過日子，家裡那點東西就留給他了。

孩子沒了，婚姻也沒了，我的生活和精神狀態徹底崩潰，陷入了人生最谷底，感覺生活沒有意義，前途很渺茫，看不到任何希望。心灰意冷之下我便離開了這個傷心之地，拖著病體去其他城市工作了，要想活著就得去賺錢。

工作期間，我的身體狀況越來越差，骨頭痛得也越來越厲害，直到最後實在無法走路了，才去醫院檢查，骨掃描的結果又是一個晴天霹靂，癌細胞轉移了。這時我陷入了絕望，既然如此不如一了百了，就去商店買了個刀片，到旅館開了房間，在裡面洗了個澡就割腕自殺了。刀片劃開手腕時很疼，我心裡流著淚，眼裡也流著淚，心想痛吧，痛過了就解脫了，以後再也不會痛了。

　　姐姐、弟弟到處打電話找不到我時打了電話給我的主治醫生，醫生查詢到我的住處，打開門時看到我那樣子已經不行了，急忙送醫院搶救。醫生給了我及時的救助，親情喚醒了我生的慾望，被急救後我又跟姐姐一起生活。

　　回到姐姐家，我感覺自己的日子也許不多了，就放下所有的想法，過著有一天是一天的日子，心裡已經沒什麼期盼，想著死就死沒什麼大不了，也就沒有了恐懼，什麼都無所謂了。結果我沒想到心裡放下來輕鬆了，身體反而慢慢地好起來。

　　這對我來說是個意想不到的驚喜。

　　我想，其實上帝也是公平的，身患癌症並且轉移，我是不幸運的；另外我也是幸運的，幸運的是我有好的娘家人 —— 我的弟弟和姐姐。這是上帝對我關了一扇門，又為我開啟了一扇窗。我高高興興地從醫院回家後，跟姐姐、弟弟相依為命，弟弟幫我租了一塊地，日子慢慢地好起來，一家人總算是風雨過後見了彩虹。

　　天有不測風雲，當我身體正在逐步好轉，一家人都很開心的時候，意想不到的打擊再次降臨。2010 年，相依為命的姐姐也得了同樣的乳癌，那時姐姐 37 歲，她的孩子才 3 歲多。

　　姐姐生病後，我感覺到天都塌了下來，情緒很不好。姐姐治病 5 年後，在 2015 年復發了。復發時醫生一直要她做基因檢測，她怕花錢沒有做。醫生要她吃標靶藥，她也是怕花錢沒有吃。她什麼都怕花錢，怕治不好人財兩空。她總抱怨上天不公平，為什麼姐妹倆都得這個病，她的想法就好像已經鑽進死巷裡出不來了，誰勸她、開導她都沒有用。

　　姐姐也骨轉移了，癌細胞還轉移到了肺和肝上。她平時吃了飯就吐，不吃又餓，實在痛苦，骨頭痛得躺不下，一躺下去就痛醒了，在沙發上坐著睡

了半年。最終姐姐沒有熬過難以忍受的疼痛，選擇了自殺。

　　相依為命的姐姐走了，我心裡的痛無以復加，可還得忍著，得趕快轉移注意力，因為理智告訴我，自己不能倒下，我要是倒了，媽媽、姐姐的孩子怎麼辦？

　　照顧姐姐的孩子，照顧生病的媽媽，壓力實在太大，我甚至想過放棄一走了之，還好慢慢冷靜下來，咬著牙堅持，熬過了最艱難的那段日子。

　　日子就這樣過著，年復一年，我的身體有了明顯好轉。2020 年，當疫情席捲而來時，我毅然走出家門，為社區居民做志工服務，我的工作主要是向社區的 36 戶人家提供生活服務，包括買菜、送菜到居民家，每天兩次替走廊消毒。

　　為表彰在疫情期間做出積極貢獻的志工，我被授予了「粉紅口罩俠」稱號，也被授予「最美抗疫志工」稱號。

　　這一生，我歷盡坎坷，受盡磨難，但我從不抱怨，也不怨天尤人，而是不向命運低頭，一步一個腳印，腳踏實地地走過來。至今已達到一個大徹大悟的境界，每天就想著活著真好！我就這樣與癌共存。

　　回顧所走過的路，我和姐姐做了個對比，我是大病大難之後能徹悟的人，完全放開了自己，放下了許多心理上的負擔，一切順其自然、隨遇而安，做事不再要求非要極致完美，累了就休息，傷心了就哭出來，遇到再大的事也無所謂。當你無法改變命運時，你就得接受現實向前看。

　　我今年 47 歲了，已在抗癌路上走過了艱難曲折的 19 年。去年，另一側乳房又發現了癌細胞，我到大醫院動了根治手術，接著做了多次化療。儘管如此，我依然開朗樂觀地面對生活，在抗癌路上堅定不移地繼續向前。

重生十五年

劉玉娥

　　希望大家一生無病無災，但我也相信，有時生病是另一種福氣，它能讓人懂得珍惜身體，珍惜家庭，活得更明白。

　　我叫劉玉娥，今年 61 歲。人食五穀，總會生病，但我從來沒想到過會在 46 歲還年輕的時候，突然診斷出乳癌末期。這個診斷嚴重地打擊了我，一時間我無措、自閉，無法面對，怨恨老天爺不公，但同時也悔恨自己對身體和疾病的忽視。之前明明診斷出纖維瘤，醫生建議密切觀察，但我並沒有太在意，我覺得年輕啊，從來沒有想過癌症會這麼快找上我。

　　如果我當時重視，可能就是一個小手術；如果我遵醫囑密切觀察，也不至於到了末期……但是很多時候，沒有如果。我一不小心把警鐘養成了炸雷，但我還有愛的人等我陪伴，還有很多沒到過的地方等我去看。我必須要堅強地面對，讓自己少一些遺憾。

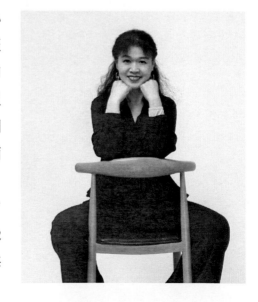

　　確診後接下來的時間裡，我經歷了 4 次術前化療，之後是手術以及術後 2 次化療。治療過程中有很多痛苦，我每

天在痛苦中煎熬，感覺度日如年。痛苦的記憶隨著時間的流逝，慢慢地淡忘了。經歷了這場大病，我刻骨銘心地感受到，健康真好，活著真好。

　　老天爺把人拋入谷底的時候，也往往是人生轉折的好時機。累積能量，就能獲得福報，自怨自艾必會錯失良機。

　　時至今日，我已經成功地與乳癌抗爭了 15 年，我加倍珍惜這劫後重生的 15 年，學會了保持樂觀和堅強。這期間我也遭遇過疑似肺轉移，規律的複檢，尋求醫生最專業的診斷和治療建議，密切觀察，從初診時的慌亂到後來的沉穩應對，我沒有被疾病困住，而是不斷地從焦慮中平靜下來，從容地應對。

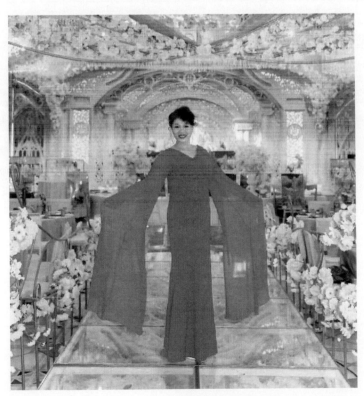

　　與癌症抗爭的這 15 年，我特別感謝我的家人。另一半給予我最大限度的愛和支持，讓我可以更加關注自己。治療結束後的日子，我嘗試著不斷走出去，參加社團活動。我認識了很多新朋友，找到了自己熱愛的新的生活方式。我還愛上了走秀和音樂，和一群志同道合的夥伴一起努力地練習。在這個過程中，另一半儘管工作很辛苦，但他一直支持我、關心我、陪伴著我。在我們結婚 30 年紀念的時候，「鏗鏘玫瑰戰友團」舉辦了一次婚紗走秀活動，一生內向的另一半為了我克服重重心理障礙，陪我一起參加了這場走秀，讓我們 30 週年的結婚紀念日變成深刻又美好的閃亮時刻，讓我留下了美好的回憶。

　　活到老，學到老，學習新東西的過程也讓我不斷地重新認識自己，也更加自信。希望大家一生無病無災，但我也相信，有時生病是另一種福氣，它能讓人懂得珍惜身體、珍惜家庭，活得更明白。生一場病，人就活通透了。願我們享受著未來的每一天，一起健康地度過一個又一個充實的 15 年。

心態的力量

石雲

唯有一個好心態，才能將生活的苦，化為前行的力量，一路向陽。

把一切都看淡了，心裡就輕鬆了，好的心態伴我行，將自信寫在自己的臉上，不是什麼難事。人活著，就活一顆心，心是我們的本，是我們的根。心若有光，好運自會來，心若黑暗，做什麼都不順。唯有一個好心態，才能將生活的苦，化為前行的力量，一路向陽。這，便是心態的力量。

5年前的春節，我拜訪親友，不亦樂乎。閒談間，一個長者無意間說，她認識的一個乳房科教授真厲害，看病特別準，摸一下就知道個大概……

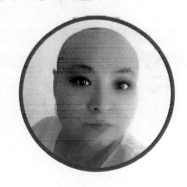

聽到這，想到前一天晚上我發現左乳有一個腫塊，不知是不是月經前期的原因。大意的我在上班時像開玩笑一樣跟同事提及此事，同事都勸我去醫院看看。

又拖了半個多月，月經後感覺腫塊更大了一點，我去了妹妹工作的那家醫院，正好遇到了傳說中那個很有經驗的教授，檢查後說得動手術治療。當時我沒有意識到嚴重性，第二天又到另一家醫院看了一下，醫生說先辦住院再檢查，必須得手術，而且建議我要全切不要保乳。不同醫生都是同樣的建

議，我還是沒有意識到問題的嚴重性，直到我被推進病房，一切都好像很匆忙，沒有時間恐懼。更搞笑的是，手術後恢復的那幾天，看到同病房的姐妹做化療，我才知道原來不是動了手術就完事了，還需要做化療。那時候，我都不知道自己患的是什麼病，是癌嗎？

之前，只有老公、妹妹、妹夫幾個人知道，不敢跟家裡老人家透露半個字。一切檢查完畢，手術前一天正是婆婆生日，全家人在一起幫老人家祝壽，老人們都很開心，大家一起吃飯、聊天、拍照。第二天，我瞞著 4 位老人家進了手術室。治療期間我要經常回家看望老人家，還要不被發現，即使我躺在病房裡，老公也要拿著我手機出去走一會。因為父親如果發現我手機裡的步行軟體沒有顯示，就會打電話給我，我真是太難了。

5 個月後，我開始嚴重掉頭髮了，洗澡時候一堆一堆地掉，正趕上週末要回家看老爸老媽，這可怎麼辦呢？動員了幾位表姐、表妹故意在家庭群組裡討論，可以試試頭髮全都剃光，吃點營養品長出來的頭髮就沒有白色的了，然後我就果斷地去髮廊把頭髮剃光了。媽媽見到後還說，你什麼都信，那都是騙人的。不管怎樣，我在父母面前矇混過去了。

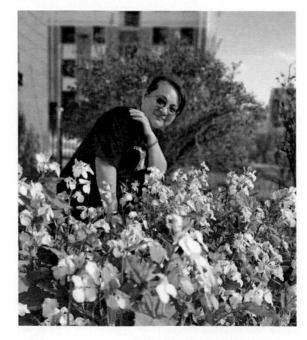

心態的力量
—— 石雲

　　正值夏天炎熱，我沒有戴假髮，不管去哪裡都是光著頭，去泡澡的地方也是一樣。我不會在意，別人是否把左胸凹陷的我當另類，總覺得只要我自己能坦然地接受、正確面對，別人並不會過多關注，前提是只要父母沒看到就行。

　　我沒有買假髮，是因為覺得自己不需要，自信跟髮型關係不大，但我買了一個很好的義乳，義乳讓我有安全感，相當於在心臟位置多加了一個保護層。

　　治療期間我盡量不影響工作，化療完馬上回公司，直到第 4 個療程，我向主管發了一句話，我實在堅強不起來了。主管多次鼓勵我，養好身體最重要，其他都不要想。同時，主管跟公司裡的人說，工作上有什麼事都不要打電話給我，不要影響我休息。放療後，我向主管發訊息說我可以上班了，主管馬上就安排，派司機接我上班。

　　我不知道跟誰探討一下病情，直到 2 年後加入了非常正能量的病友群，大家互相自我介紹，互相分享，互相鼓勵。我喜歡聽姐妹們聊天，喜歡跟姐妹們聚會，一起旅遊、唱歌、跳舞，變著花樣探尋讓自己快樂生活的方式，不讓自己困擾在病痛之中，跟姐妹們在一起，實在太開心了。退休後，我要參加更多的團體活動來充實自己。

　　我發自內心地覺得，上天對我真是太眷顧了，讓我得了一種最好治療的癌症，讓我有機會繼續開心快樂，讓我有機會繼續陪伴老人家、孩子，讓我有機會做之前未做過的事……

跟姐妹們分享康復經驗

李金玲

希望正在治療中的姐妹們，也能振作起來，好的心態會對身體康復有很大幫助，我們一起加油前行！

我叫李金玲，今年 60 歲，2005 年在某醫院被確診為乳癌並動了根除手術，抗癌路上已走過 19 年。

我是在一次洗澡時偶然摸到胸部有個硬塊，就去醫院就診的，到醫院後直接被收留住院。第一次去病理科取穿刺檢查報告時顯示未發現癌細胞，我開心地連跑帶跳回到病房，第一時間就向家人打電話報平安。

沒有過多思考，我按照良性腫瘤上的手術檯，做了個快速冷凍，把硬塊取出來，在手術檯上等了 20 分鐘，等待過程中病理科就打來電話了，說發現是惡性，緊接著就全麻切除了單側乳房，這種事猶如晴天霹靂，讓我的心情像坐雲霄飛車似的。

術後我經歷了 6 個療程化療和一個半月的放療，當時也不太懂，只記得醫生說是三陰性。陽性的還有藥可治，比如吃一些抑制雌激素的藥，而我這個是三陰性的就沒有那麼多後續治療方法了。回家後我就去看中醫，吃中藥調理。這些年的心路歷程，只有自己知道有多麼痛苦。

化療全程都是很痛苦的，因為食慾不振，原本就吃不下多少東西，即使胃裡空著，也能在化療藥物的作用下吐得昏天黑地。孩子守在身邊不停地清

理我的嘔吐物，倒溫水給我漱口，無微不至地照顧我。看著孩子忙前忙後，我心中不捨，對未來很茫然，總在想自己還能活多少年啊，就想多陪陪孩子，多照顧他幾年，哪怕孩子再大一些也好。

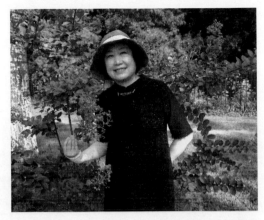

　　術後本就殘缺的身體，加上放化療藥物造成的不良反應，我的頭髮和眉毛都掉光了，被折騰得疲憊不堪，情緒上也極度自卑、低落，不願意出門，也不願意見人。然而出於母親的本能，我心中有個信念，無論如何也要堅持下去，為了孩子也要多活幾年。那時孩子小還在念書，住院期間就怕我不放心，每天都跟我彙報他的課業成績，另一半也精心照顧我的生活，陪我度過了那段自卑、絕望的日子。

　　放化療結束後，我大約又吃了 2 年的中藥來調理，其間還參加了個抗癌樂園組織的活動，去學郭林氣功，無論颱風下雨每天都堅持鍛鍊，至少堅持了 2 年。

　　之後在病友的介紹下，我加入了「鏗鏘玫瑰戰友團」，杜慶潔團長親和力很強，團裡姐妹也不斷勸慰我，大家一起交流經驗，同病相憐的人在一起更能懂得彼此，自己也慢慢地想開了，勇於去面對現實。

　　從起初的徬徨、絕望、自卑，到重新振作起來，我也在分析，為什麼我會得這個病呢？把我的想法分享給廣大姐妹參考共勉。得病前我性格內向，不愛表達，開心不開心都憋在心裡，愛生悶氣，自身情緒不得以宣洩，日積月累便對身體造成淤堵。生病後，我結交了很多朋友，遇到什麼高興不高興

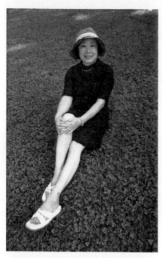

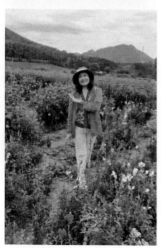

的事都跟朋友們說說，不再自己悶著，全說出來心情就好多了。飲食也要注意調整，以前我家人喜歡吃肉，醫生建議要更多攝取維生素和優質蛋白質，我家的餐桌上就多了素食雞肉和魚肉，這些都對病情恢復有一定的幫助。

在「鏗鏘玫瑰戰友團」裡，我認識了很多新病友，大家相互關心，經常分享康復心得和好的經驗，讓我感受到了大家庭的溫暖，幫助別人的同時，我自己也很有成就感，希望正在治療當中的姐妹們也能振作起來，好的心態會對身體康復有很大的幫助，我們一起加油前行！

愛的包容和陪伴

李豔麗

愛情不是終點，陪伴才是歸宿。現實生活中，有許多無聲的感動和兌現，彼此包容原諒，相互接受，用心珍惜，感情才有驚人的色彩，才會不離不棄。

我叫李豔麗，今年 66 歲，癌齡 16 週歲。2007 年 12 月我患上乳癌，診斷為乳腺浸潤性導管癌，腋下淋巴轉移，經保乳術後，完成了常規放、化療全過程。隨後我一直在某醫院腫瘤內科萬冬桂主任門診就醫，服用中藥 5 年，同時介入內分泌治療，服用「Anastrozole」10 年。

「癌症」二字的出現，打破了我家和諧美好的平靜生活，當時我整個人完全崩潰，難以形容焦慮的心情，更不要說家人的感受，老公和兒子都非常沉悶痛苦，手足無措。突如其來的癌症讓我們全家人沒有一點心理準備，更不要說能有戰勝病魔的勇氣和信心。眾所周知，「癌症」不光是做個手術就能解決的問題，主要是心靈上的打擊，以及給整個家庭帶來的傷害和考驗是多麼的龐大與沉重。

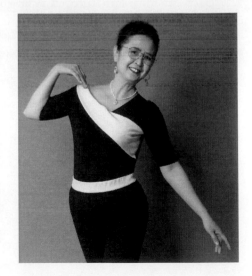

　　在我一生中最痛苦最無助的時候，是我溫馨的家人、老公、兒子以及我的主治醫師萬主任給了我力量和信念，他們一直陪伴在我左右，使我受益終身、永生難忘！老公不離不棄，給予我溫暖撫慰、關照和寬容；兒子孝順、體貼又幽默，時常開導我；加之萬冬桂主任精心診治，為我量身打造治療方案。所有這些，讓我沒有任何理由不勇敢地面對眼前的一切，去接納撲面而來的脫髮、厭食、嘔吐、無力和難以忍受的各種痛苦。因為我家是回族，醫院沒有單獨的回民餐，我住院時的一日三餐都是老公在家做好了送給我，而我吃剩下的飯菜就是他的午餐或晚餐了。

　　記得在我第二次住院化療的過程中，老公與往常一樣給我送來午餐，他拎著兩個保溫桶走進病房，面帶微笑地對我說：「你猜今天我幫你做了什麼好吃的？」順手為我放開小飯桌，拿出碗筷，一邊打開保溫桶，一邊對我說：「我幫你熬了一鍋香噴噴的鴿子湯，你快嘗嘗好不好喝。」

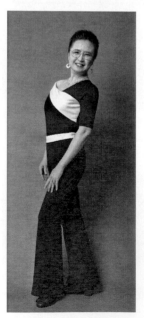

　　在打開保溫桶的一瞬間，熱氣騰騰的鴿子湯味道我實在接受不了。在化療的過程中，我的各種機能都低下，只有嗅覺異常靈敏，聞到不適應的味道後噁心、嘔吐就會蜂擁而上。那天我完全不假思索，兩手一抬就把小飯桌掀翻倒地，「鴿子湯」和飯菜全部灑落在地上和病床上。

　　我的舉動把老公和同室的病友們全都驚呆了！立刻間我老公說了一句：「啊！鴿子飛啦？」一句話飽含著多麼寬廣的胸懷、包容和理解。剎那間，同病房的兩位姐妹幾乎和我一起掉下了感動和幸福的熱淚。

愛的包容和陪伴
—— 李豔麗

伴隨痛苦與現實的無奈，我非常努力地配合各科醫生完成了近一年之久的放、化療全部過程。我是贏者，在現實生活中其實有許多無聲的感動和兌現，彼此包容原諒、相互接受、用心珍惜，感情才有驚人的色彩，才會不離不棄。

打動我內心世界的不再是那句「我愛你」，而是一句「我陪你」。愛情不是終點，陪伴才是歸宿。在我的信念裡有個強大的精神支柱，我一定要活下去，活出個精彩讓大家看，絕不辜負所有愛我的人。

本著正視現實、解決現實的原則，我把「癌症」當作禮物收下它、接納它，而後感悟它、解決它。各種治療完畢後，我每天堅持服用內分泌治療藥，從不間斷，日常堅持各種體能鍛鍊、調養精神、調節飲食、鍛鍊形體、適應寒溫。

身體狀態好時，我邁開雙腿走向大自然，在老公的陪伴下去各地遊山玩水，欣賞美麗的大好河山。我去西藏挑戰過 5 千公尺左右高原的反應，站在空曠遼闊的大草原上，遠處的高山層林盡染，腳下的草原一馬平川，懸崖峭壁像一幅幅美麗的畫卷展現在眼前，真是人間仙境、美輪美奐。

我也曾去菲律賓長灘島，體驗潛深 10 公尺的潛水運動，水下世界五彩斑爛，盡收眼底。

16 年光景就這樣在心情愉悅、幸福快樂中度過，猶如枯木逢春，我已不再是癌症患者。

這些年，我還參加了醫院粉紅絲帶俱樂部和社群的各項公益活動，服務他人，綻放自己，用 16 歲的心態穿上時裝和美麗的旗袍走向大舞臺，盡情地享受生活，把笑容和歡樂留在人生的不同節點。

讓夢想的種子開美麗的花

王開陽

內心的充實會讓身體受益，積極樂觀的情緒是治癒的良藥。心存希望，能讓夢想的種子開出美麗的花朵，結出飽滿的果實。

還記得青春年少時的夢嗎？像朵永遠不凋零的花。

1970 年代的我，一直在按部就班地學習、工作、生活，時代的洪流推著我們步步前行，為今後的生活努力打拚著。在忙忙碌碌中，那些小小的夢想和愛好彷彿都消失不見了。

然而，夢想是一顆小小的種子，根植在內心深處，靜靜地等待著破土而出、開花結果的那一天。

2015 年，我的生活有了改變。對於這場病，其實我是有預感的，所以並沒有過多的恐懼，特別希望我的坦然可以減輕家人的壓力。做了 8 次化療後，我的身體不如之前強壯，不適合再從事之前的工作，那就得重新思考一下要做些什麼來充實今後的生活。

我是個喜歡嘗試新鮮事物的人，所以在接觸了冷製皂後，立刻決定了要做這些純天然無添加的產品。

我進入了一個全新的領域。資訊如此發達的時代，入門是很容易的。我動手做了幾次後就開始了專業的學習，買了專業的書籍，重新學起了化學，累積理論知識。我報名參加各種課程，從網路課到實體課，一次次地製作，

一次次地扔掉，直到可以做出完美的手工冷製皂。之後我又學習了護膚品配方課、精油的芳療課等相關課程。那個時候的我有些忙，有些累，但是很充實，很開心。現在回想起來，我當初義無反顧往前衝的力量，就是種子發芽的力量，是可以衝破一切的力量。

當學到的知識和工藝都比較成熟後，我成立了一個小小的手工工坊，這是一個很佛系的工坊，但這是我的夢想。

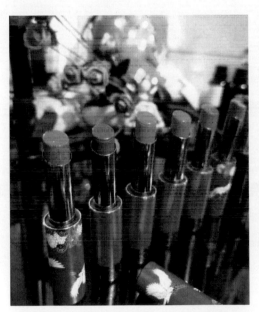

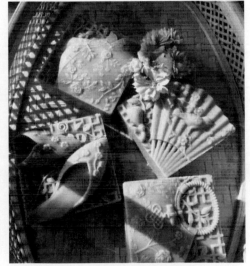

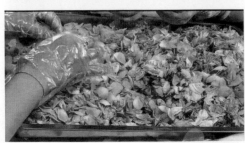

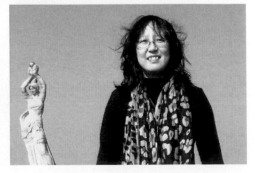

做冷製皂是一項創意十足的工作，雖然有些費體力，但成就感滿滿。從設計皂的功能到油脂的配比分析，從植物的添加到工藝流程的設計，從入模到溫度控制到皂化完成，每一塊皂都是獨特而有溫度的。

做純露是我相當開心的時候。根據花期，總有不同的新鮮花朵陪伴著我。玫瑰花、梔子花、德國洋甘菊、野薑花、藍蓮花、金盞菊、茉莉花、桂花……然後還有茶樹、迷迭香、積雪草、人蔘、乳香……一朵朵摘出花瓣，慢慢地蒸餾。在此期間，整個屋子甚至整個走廊都飄滿了植物的香氣。心情的愉悅，完全遮蓋了身體的疲憊。

刺繡是我的另一項工作。記得小時候，我除了看書就是拿個小小的繡花繃，描上花樣，無師自通地開始繡了。我覺得自己是有天賦的，沒有人教，小小年紀就可以繡得有模有樣。30多年後我又重新拿起了繡花針，技藝還在，只是買一些材料包繡製。繼續下去，最終我可以自己設計圖案，完成一幅百分百自己的作品。

能寫出書法作品是我另一個小夢想，有了大把時間就去實現吧。我不假思索地買了本字帖就開始臨帖，寫了一段時間後突然覺得要有系統地學習一下，現在正在自學的階段，也在著手準備寫我的第一幅作品了。

養花，從種植、澆水、施肥，到滿眼的花朵，開心無比；畫畫，帶上一個本子、一支筆，就可以心無旁騖……我做著這些美好的事情，享受著慢慢流逝的時光，內心無比的平靜和滿足。內心的充實會讓身體受益，積極樂觀的情緒是治癒的良藥。

有了家人的支持，有了自己的努力，心存希望能讓夢想的種子，開出美麗的花朵，結出飽滿的果實。

樂觀的心態是希望的渡船

岳玉蘭

擁有樂觀，就擁有了透視人生的眼睛，擁有了力量，只要活著就有力量建造自己輝煌的明天。

在人生漫漫長河中，18 年的時間說長不長，說短也不短。患病那年，我還不到 50 歲，如今已經朝著 70 歲去了。

當年確診後，我動了根除手術，接下來陸續做了 6 次化療、28 次放療，之後是 5 年的內分泌治療。從一開始 2 年內 3 個月複檢一次，到 5 年內半年複檢一次，再到後來的每年複檢一次，我不知不覺就到了 2023 年。在這漫長的康復過程中，我的體驗是既然得了病，就踏踏實實地去治療，不用把這個病放在心裡瞎捉摸，這個病最怕的就是心態好，心態好就什麼都不怕了。

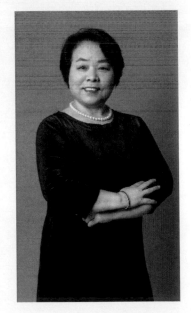

妹妹跟我一樣也得了乳癌，她也一直好好的。我這個人性格外向，所以在確診後也沒有像其他人那麼恐懼，一得病就跟天塌下來似的。我的想法很簡單，已經得了病了，沒別的辦法，那就好好治療，治療以後好好康復，一切都沒什麼大不了的。

　　家裡人和朋友也沒把我生病當成特別大的事，大家都很樂觀，用積極的心態鼓勵我。1月我被確診乳癌，幾個月後另一半被確診為結腸癌，我夫妻倆相互照顧、相互扶持，共抗癌症，身邊一些朋友還戲稱我倆是「戰癌俠侶」。在這期間，孩子該上班去上班，該做什麼就做什麼，不耽誤他的事。同事朋友們來看我，陪我談天說地，說些家長裡短雞毛蒜皮的事，不涉及生病和治療的事情，這樣對我的情緒也是一個調節，心裡很輕鬆。說句心理話，其實作為一個患者，有人來探望、關心，是很溫暖的事。但患者往往不願意提及自己的狀態，每一次重複回答探望者的提問，反覆描述自己病情，對自己的情緒都會有不好的影響。

　　我還算幸運，心態好，化療反應也不是特別大，只是化療當天或第二天有輕微的嘔吐，白血球下降，打完升白針也沒感覺到疼痛難忍，比較容易度過化療這關。由己及人，我也勸生病的姐妹們，別把手術化療這些治療想得

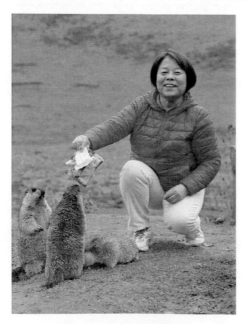

那麼恐怖，心裡不害怕才有底氣，這樣身體也會回饋給我們輕微的反應，支持我們戰勝癌症。

　　乳房切除造成的身體缺陷，一開始我很不習慣。在浴池洗澡或泡溫泉時，會有人偷偷地看過來，我就用眼光把她們頂回去。其實自己心裡也感到不好意思，這種時候就拿毛巾遮擋。後來想通了，為什麼要在意陌生人的眼光呢？我沒了乳房的美，但是健康還在，這就夠了。從此之後我就放開了，再不會顧及

其他人的反應。神奇的是，自己不介意了以後，發現其他人停留在我身上的目光也不見了。我分享這個小情節是想告訴大家，不管我們是光頭，還是身體和之前有不同了，千萬別自卑，別難過，世界看向我們的目光其實是我們自己內心的投射，我們內心強大，那生活就陽光燦爛，所向披靡。

由於手術切除後身上少了一個部分，所以對日常生活還是有些影響。我總想著盡量克服，但過分的逞強，讓我忘了注意保護自己。術後第 4 年，由於我長期用左手臂做事，致使承受太多造成了水腫，雖然腫得不是特別厲害，但這是不可逆的，沒有辦法恢復。醫生說，上肢水腫徹底康復很不容易。在這裡我得提醒一下姐妹們，這是我的沉痛經驗教訓，生病以後一定要多愛惜自己的身體。

如今，我加入「鏗鏘玫瑰戰友團」已經 9 年了，加入後我開始進行病房探訪，每個月去兩、三次，每次跟三、四個患者聊天，當志工幫助了別人更愉悅了自己。我是個抗癌路上的過來人，希望盡自己的一份力量，靠自身的能量去影響更多的病友，向那些剛確診的病友分享一下我的經驗和教訓，在各方面為姐妹們提供一些幫助和建議。

擁有樂觀，就擁有了透視人生的眼睛；擁有樂觀，就擁有了力量；擁有樂觀，就擁有了希望的渡船。只要活著就有力量建造自己輝煌的明天，與各位姐妹共勉！

做自己的光溫暖而有力量

李光

　　每個人都是一束光，照亮別人，也溫暖自己。我們都是獨一無二的，要接受不完美的自己，活出自己想要的樣子。

　　我總以為癌症離自己很遠，不會發生在自己身上，所以當它真的來到時，我猝不及防。

　　2015 年，在公司體檢時，醫生觸診用手摸到我右胸部有個硬塊，很嚴肅地跟我說：「這裡有個硬塊，你自己摸到過沒有？別耽擱，趕快去大醫院做個詳細檢查吧。」

　　一週後，我去了某醫院做了相關的各種檢查，結果出來後，醫生建議住院治療，並開具了住院單。因為工作原因，我要出差去外地參加一個會議，會議期間，醫院打電話詢問是否已回家，要我盡快住院治療。於是會議結束後，我請外甥女預約了 11 月 18 日上午某醫院的乳房科專家門診。17 日下班前我跟主管請了假，這一天因為一些文件要處理，我加班到晚上 9 點多。當時我的隨身工作紀錄本就放在辦公桌上，想著等看病回來還要繼續工作，根本就沒往壞處想，殊不知，這一天竟是我職業生涯的最後一天。

　　18 日上午 8 點，我和外甥女如約來到醫院，當天就診時，醫生看了在另一家醫院的診斷後什麼都沒說，直接就把我收治住院了。我問醫生是什麼情況，醫生回答：「你的這個情況已經確定是有問題的，但要想知道是什麼

做自己的光溫暖而有力量
—— 李光

性質的，就要等術後病理報告出來才能確
定。如果是良性的，當天就可以出院；如
果是惡性的，要繼續手術全部切掉，你要
做好心理準備！」我問醫生：「有這麼嚴重
嗎？」他還是那句話：「一切要等病理報告
出來才能確定，但以你的情況，想要做保
守治療是不可能的了。」

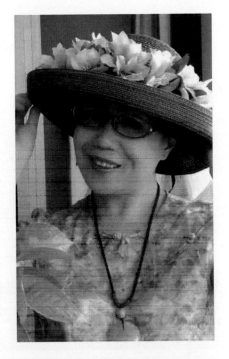

我慊慊地辦理完住院手續，之後回家
簡單打包一下住院用的東西，又匆匆趕回
醫院。晚上，主治醫生助理為我詳細介紹
了手術治療方案及注意事項，並在紙上寫
著、畫著。看到密密麻麻畫有橫道豎道的
這張紙，我終於徹底死心了 —— 明天必
須得手術了。但我心裡還是很平靜的，就像什麼事都沒發生，沒有糾結，
很鎮定地簽了字，同意進行手術。獨自躺在病床上，回想著醫生的話，雖然
他自始至終也沒有說出「癌症」兩個字，但從言談話語中，我感覺到確診無
疑了。想著想著，一種莫名的傷感和委屈湧上心頭……我怎麼會得癌症呢？
為什麼呀？這次生病之前，我很少去醫院，有病經常撐著，更不會想到自己
會得癌症，而且還這麼嚴重。此時的我真的希望這一切都是幻覺，不是真實
的。然而，現實是殘酷的，由不得自己，這是一個無眠之夜……

首次手術採用的是局部麻醉，我能聽到醫生們商量是橫切還是豎切。大
約 10 點我被推出手術室，切除物已送至病理檢驗科，我在手術室門外的走廊
靜等病理結果，心裡祈禱著腫瘤是良性的，這樣下午就可以出院了。然而等

來的結果卻是惡性的，得接著動手術。那個時刻，我就是隻待宰的羔羊，只能點點頭同意，便再次被推進手術室，這次是全麻，實施乳房根除手術。

接下來就是化療，那反應真是太大了，那種滋味現在想想仍心有餘悸。從第一次化療開始，我胃裡翻江倒海，嘔吐不止。那個時候真的是日不能食，夜不能寐，本來免疫力就低下，白血球更是急遽下降。3天化療結束後，我還要再去急診室點滴一天，難受的程度難以形容。一個療程過後，身體還沒有恢復，就要接著下一個療程。

印象非常深刻，第一個療程後第18天，我用手輕輕捋了一下頭髮，那頭髮就一綹一綹地往下掉。知道這是化療的副作用，為了不讓頭髮掉得到處都是，我索性到理髮店直接剃個光頭。化療致使我手上腳上的指甲全部變黑，

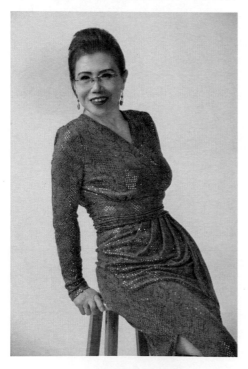

身上所有的毛髮全部掉光，所有的副作用在我身上都出現了。6個療程終於結束了，當護士把PICC管拔掉時，我像重新活過來一樣，覺得天都分外晴朗，空氣也特別清新了，痛苦的治療終於熬過去，迎來了春暖花開。

這些年來，我感覺命運像是跟自己開了一個不真實的玩笑，沒想到，我居然要以癌症患者這樣一種方式去面對自己的未來。面對這樣沉重的打擊，我只能不停地開導自己，接受現在的自己，並一直幫自己加油打氣。2016年6月，在化療剛結束後，我又

相繼得了骨髓抑制、淋巴水腫、膽囊炎、膽
管炎、膽總管結石、五十肩、骨關節炎等一
連串疾病，患臂腫得像小樹幹一樣，痛得抬
不起來，只能靠打封閉針減輕疼痛。之後我
又接連動了 3 次雙拇指腱鞘炎手術和膽總管
結石手術。在這些疾病面前，我選擇的都是
樂觀面對，癌症都挺過來了，其他疾病又算
得了什麼呢？

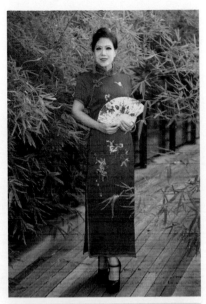

　　諸多病痛並沒有吞噬我的意志，我反而
是勇於面對，快樂生活。在身體稍有好轉
的情況下，我一邊積極治療，一邊開始規劃
自己今後的生活方向。由於在職期間工作
繁多，我很少跟家人、朋友外出旅遊，同
學也經常聯絡我，希望能有機會跟姐妹們一
起出去遊玩。生病了，退休了，正好也有時
間了，改變生活計畫首先從旅遊開始。從
2016 年 10 月開始，兩個外甥女為了讓我換
個環境，走出去散散心忘掉病痛，帶我四處
遊玩，就此開啟了我的旅遊之路。2017 年
起我又與幾個同學好友相約結伴旅遊。幾年
來，我已經去過 20 個風景區、5 個國家，
領略了大好河山，飽覽了異國的美景。從此

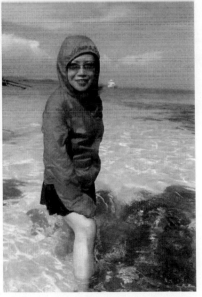

之後，我與同學們經常相聚一起遊玩，春天一起去賞花，夏天一同去避暑，秋天一起賞楓葉，冬天一起拍雪景，讓生活的每一天都是快樂充實的。

在家裡養病期間，我喜歡種花養草，家裡大大小小開花的、不開花的，細細數來有幾十盆。儘管沒有一盆名貴花草，也絲毫沒有減少我愛花的熱情。每天看著自己精心培育的植物，不斷長出一簇簇花蕾，開出一朵朵鮮花，雖然有大有小，有豔有淡，當一聞到花的清香時，我那種喜悅感是之前做任何事情都無法比擬的，養花就是一個修身養性的過程。

每個人都是一束光，照亮別人，也溫暖自己。我們都是獨一無二的，要接受不完美的自己，活出自己想要的樣子。

擁抱自然，怡情樂活

李秀玲

　　喜樂的心是良藥，活著就得變著方法地讓自己高興。希望更多的姐妹跟我一樣，趁著春光燦爛，陽光正好，趕緊整理起行囊，向著新生活快樂出發！

　　常言道，人生在世事難料，人生無常乃平常，真不知明天和意外哪個先來？對於這樣的話，一向爭強好勝的我一直都不以為然，覺得那個所謂的意外離我甚遠。2018 年我辦理完退休手續，想著這下徹底有空閒了，一來可以好好盡孝照顧雙親，二來可以實現多年來說走就走的旅行……

　　然而我的一次常規體檢，爆出右乳結節異常，須做進一步檢查，一時間各種不祥的預感充斥了我的腦海。帶著忐忑不安與恐慌的心情，我進行了一系列檢查，最終還是在 2019 年 2 月躺在了某醫院的手術檯上。術後的病理報告顯示「乳管內乳突瘤」，主刀醫生對我說：「你的病情微乎其微，既與生命無關，也無須做放化療。」醫生的話，像是一劑強心針，瞬間給了我莫大的安慰和鼓舞，讓我對新生活有了足夠的信心和力量。

　　術後休養階段，我躺在床上，回想乳癌光臨的歷程，往日情景像電影一樣一幕幕在腦海中重現……工作上加班加時，學習上從不甘示弱，生活上追求完美，性情上急躁易怒，這一系列的做法使自己人生的弦繃得太緊，導致心力交瘁。身體是不會說謊的，我只是之前沒有意識到，甚至誤以為是更年期症候群。術後傷口的疼痛，彷彿一下子點醒了我，是時候該改變自己了。

人物故事篇

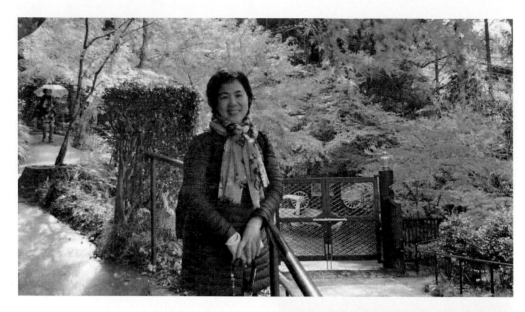

作為一個女人，我的角色是女兒、妻子和母親，我不僅屬於他們，更屬於我自己。我們每個人都是獨一無二的生命，無可替代，無法複製。改變就從愛自己開始！愛自己，就是把關注點放在自己身上，放慢生活節奏，滿足自己的身心需求，做自己力所能及的事情，規律生活，遠離負面情緒的人與事。

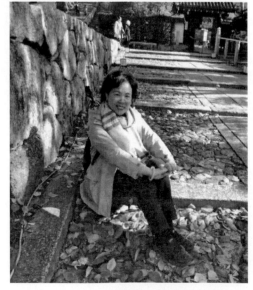

俗話說，喜樂的心是良藥，活著就得變著方法地讓自己高興。旅行是

擁抱自然，怡情樂活
—— 李秀玲

一項既鍛鍊手臂腿，又怡情樂心的活動，看山看景看古蹟，遍嘗美食，了解風土民情。走出戶外，置身於大自然的山水之間，人與自然和諧共生，融為一體，那感觸是何等的美妙！登上山巔，一覽眾山小，頓感所謂的跌跌撞撞不過是熱身而已；站在大海邊，遠眺一望無際的大海，頓感自身的渺小和海納百川的博大；置身花海，會感受到生活的美好；即使是旅行中見到的平凡人和事，也無時不讓人感受到世間的溫暖和美好。

2019 年 3 月，術後一個多月，我就和朋友一起展開了遊山玩水賞花的行程。春天百花盛開，不去賞花豈不辜負了花？我們先去看了玉蘭花，接著去看桃花，而後又賞梨花、杏花，最後去賞海棠花。一路的賞花，讓我忘記了病痛，悅目怡心。

當年盛夏，我接連去了一些山上避暑，在小院民宿逗留幾日，吃幾頓農家飯，烤玉米餅燉小魚，玉米粥來 2 碗，既驅除了暑熱，也見山見水飽了口腹。

到了秋天，我約上三五好友飛到了日本大阪，逛了心齋橋，在奈良餵了小鹿，又去京都滯留了一週時間，遊覽名勝古蹟，走訪親友，觀賞京都紅葉，一站又一站，馬不停蹄。

旅途中的所見所聞，讓我身心愉悅，樂此不疲，甚至忘記了自己的癌友身分。蝴蝶破繭展翅，那是生命的力量，是信念，更是堅持。患病只不過是身體受了小小的擦傷，有了這樣的經歷，人生一定會更加豐富和完整。感謝乳癌，敲響了生命的警鐘，讓我痛定思痛，覺醒成長；讓我調整方向，輕裝前行；讓我珍惜生命，珍愛自己；讓我更懂感恩，取捨有量；讓我心門敞開，盡享陽光；更重要的是讓我懂得了用愛去溫暖身邊的一切。

　　耳邊悠悠地響起了那首歌：她說風雨中，這點痛算什麼，擦乾淚，不要怕，至少我們還有夢……哈哈！活著才有希望。

　　風雨過後見彩虹！重生後的我定會綻放更美好的人生光彩！希望更多的姐妹跟我一樣，趁著春光燦爛，陽光正好，趕緊收拾起行囊，向著新生活快樂出發！

感悟獨特的生命價值

趙偉

治療期間，親情的陪伴很重要。自我關注和自我照顧的態度，有助於病情的處理和應對。

我叫趙偉，今年 57 歲，2016 年被確診為乳癌，當年 8 月動了乳房根除手術，術後做了化療，隨後進行了內分泌治療，現已過去 7 年。

生病之前，我沒有特別關心乳癌這個話題，自認為做完手術就會痊癒。後來我在經歷了化療和其他一些治療後，了解到乳癌在女性中的發病率很高，身邊有很多朋友也得過這種病，這讓我對乳癌有了更深刻的了解和認識。

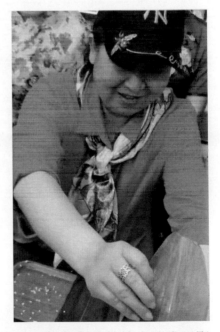

在我生病的前一陣，老公去世了，他的家人從此對我不聞不問。此外，我的工作與人事有關，會對我帶來一些壓力。這兩方面可能都對我的健康造成了影響。家人對我的病情很擔心，但我個人並沒有太過關注。因為我是一個獨自生活的人，沒有丈夫，所以在家裡也沒有太多生活上的不便。

　　治療期間，親情的陪伴很重要。看病、手術和化療時幾個妹妹都是輪流陪護。在日常生活中，她們對我的照顧也很周到，幫我洗衣洗澡、做飯買菜、整理家務。每次做的飯菜，她們都會先嘗一下口味，確保合適的鹹淡和溫度。我們住得很近，她們就像上班一樣，每天早上來，晚上回去。姐妹親情的貼心照顧，不但給了我溫暖和幫助，也鼓舞了我的士氣，增強了戰勝疾病的勇氣。感謝我的好妹妹！

　　兒子是個很棒很貼心的男子漢。我生病時，他正在外地上大學，但每次放假回來，他都非常關心我、照顧我，只要有時間就陪我去複檢。讓我感動的是，在我生病期間，他正好要報到入學，我說可以先送他去，回來再動手術。但他說不用，說他已經長大是個男子漢了。最終，他自己一個人去完成了入學的事情，我非常欣慰。

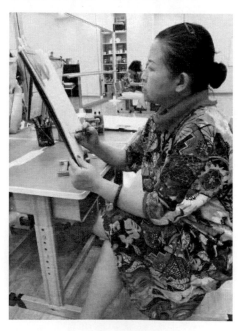

　　從一開始，我就十分冷靜和理智，並沒有像其他人那樣，因為生病而感到焦慮或擔憂。這種病其實很常見，很多人都會得，已經成為慢性病，所以不需要太過擔心。我經常提醒朋友們要注重自己的身體健康，平時要多檢查，每年體檢都要引起重視。我認為，這種自我關注和自我照顧的態度，有助於病情的處理和應對。我現在學會了畫畫，也經常參加一些社會活動。我一直保持積極的態度，配合醫生的治療和管理。

感悟獨特的生命價值
—— 趙偉

一次偶然的機會，有位病友邀請我參加了一個活動。活動中我認識了團長杜慶潔和其他一些病患姐妹，她們的心態和精神狀態都比我好，讓我眼前一亮，覺得她們真的很特別。就此，我也加入了「鏗鏘玫瑰戰友團」併成為守護天使志工，之後參與了病房探訪、門診諮詢等義務工作，對其他病友姐妹給予了很多幫助。

發揮自己的能量，為他人做些事情，是我的驕傲。每次和病友們聊天，感覺到她們的情緒逐漸變得開朗，變得更加快樂，看到她們從生病和困惑中逐漸走出來，我真的很開心。

在一次病房探訪中，有位病友讓我留下了深刻印象。當時她情緒非常低落，萎靡不振，缺乏信心，經過我和另一位姐姐的開導，她變得樂觀了很多。後來得知她去世了，我感到非常難過。失去病友是一段令人傷心的經歷，尤其是在已經與她們建立了深厚情感連結的情況下。在探訪病友的過程中，會遇到不同的情況和經歷，每個人都是獨特和有價值的。

希望未來能夠變得更好，大家團結起來，一起抗擊病魔，共同進步，不斷改善和提升我們的團隊。

醫生說怎麼治就怎麼治

張夢妤

我的今天就是你們的明天，將來你們一定會跟我現在一樣健康，甚至比我還要好，所以一定要想得開，往遠處看！

我叫張夢妤，今年 65 歲，2005 年 8 月確診為乳癌，動了保乳手術，術後進行了放化療，在康復路上已走過 18 個年頭，目前身體健康狀況能令自己滿意。

生病那年我 47 歲，正趕上更年期內分泌失調，飲食不規律，睡眠也不足，當時工作壓力很大，脾氣也不好，也許這種種因素疊加在一起，導致我患了癌症。

確診期間，正趕上某醫院趙醫生剛從德國回來，她在德國學的是保乳手術，屬於新的醫療技術，當時我的腫瘤比較大，醫生徵求個人意見後選擇手術類型。可我工作 30 多年，幾乎沒得過病，甚至都很少感冒，完全沒經歷過這些，對癌症又知之甚少，一聽是這個病，只感覺像天塌了一般，心裡沒了主意。我就跟醫生說，一切聽您安排，您說怎麼治療就怎麼治療，我這 50 多公斤就交給您了。

醫生說，乳房是女性身上的重要器官，為保證你未來的生活品質，如果能保肯定幫你保，要是保不了那也沒辦法。起初家人不同意我選擇保乳，擔心保乳以後容易復發轉移，但我堅持無條件地信任趙醫生，選擇了保乳。

早在 18 年前，保乳手術從技術上講是較大的挑戰，我也曾擔驚受怕，現在看到其他患者的手術開刀傷口時還覺得揪心可怕，再看一下自己術後這麼齊全平整的胸部，就感到十分萬幸，還好自己當時的選擇是對的。

手術剛做完時，我左臂使不上勁，不能拎一點重的東西，只要累著了就會腫起來，我只能辭掉工作，等於提前退休了。

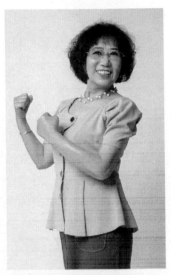

我做了 6 次化療，全程反應都很大，吃不下喝不下，看什麼都噁心，感覺從頭到腳像被無數根針尖在刺一樣疼痛難忍，躺在床上痛得直打滾，都有了死的想法。

當時孩子還小，他是我堅持下來的最大動力。不管怎樣，為了家庭、為了孩子，我強忍著一切痛苦默默地堅持治療。另一半得賺錢養家，不能在家全職照顧我，就由我姐姐來代替，姐姐給了我很多鼓勵和支持。

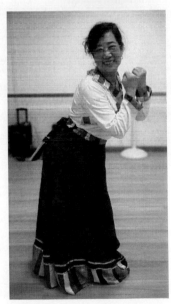

做完化療，我的眉毛、眼睫毛、頭髮都掉光了，那些日子都不敢照鏡子面對這樣的自己，心裡的坎過不去。父母已年邁，也不敢回家看望二老，怕他們看到我這受罪的樣子而難過，當父母前來看我時，母親一見我的樣子，眼淚嘩嘩地往下流。我

開玩笑說：「媽你看我這光溜溜沒有毛髮的樣子，蚊子在我頭上都站不住。」母親聽著就樂了。說這話時，我自己心裡並沒有釋然，也是強裝的鎮靜。

待身體狀況稍微好些了，我還想出去工作，公司主管說什麼時候去都行，哪怕不做事在那裡待著都行。聽主管這麼說，我還挺開心，結果家裡人卻都反對，不讓我出去工作，擔心萬一累著了會復發或轉移，說是賺點錢還不夠看病的。

生病之前，我一直處於緊張的工作狀態，突然停下來特別不適應，全家的反對讓我感到特別沮喪。我屬於一做起事來就不要命的人，多累多苦都不怕，可是突然停下來，就像疾馳的列車猛然一腳剎住了，讓我一時無法適應。

在我萬般無奈時，還好加入了「鏗鏘玫瑰戰友團」，跟姐妹們一起做些公益活動，參與的過程中，猶如經歷了重生，一心就想著讓自己的生命再次發光發熱，用自己的方式去回報社會，只要有時間就去醫院探訪新病友，向她們講述自己的經歷，為她們帶來生活的希望，少走彎路。

去病房探訪時，新病友看到我精神面貌那麼好，往往會錯愕不解，說我不像患者。

我把自己恢復健康的經驗傳授給她們，有時也會碰到一些還在痛苦中走不出來，不願意見人的姐妹，作為老病友的我能理解，這些也勾起我的很多回憶。我也曾不想讓別人看到自己最悽慘的樣子，這種痛苦沒有經歷過的人永遠無法做到感同身受的理解。

每當這時，我也不著急，就慢慢地做工作，耐心去勸解，日久見人心，慢慢地新病友也願意跟我交流了。這是每個病友必經的過程。

在這裡，我想對更多的新病友說，你們看我現在很陽光，很讓人羨慕的樣子，未來你們也一定能做到，我的今天就是你們的明天，將來你們一定會跟我現在一樣健康，甚至比我還要好，所以一定要想得開，往遠處看！

予人玫瑰手有餘香

周建宏

只要建立好的心態，相信科學，積極配合醫生治療，一定會戰勝疾病。

我是周建宏，2010 年被確診為乳癌。看到結果的那一刻，我傻了，覺得天旋地轉，天塌下來了，壓得我喘不過氣來，一下子就覺得生命走到了盡頭。委屈、失落、絕望和沮喪這些情緒包圍著我，我看不到一點希望。我決定不治療了，等待生命的結束。家裡人卻絕不放棄，苦口婆心地勸導我，特別是女兒，她特意去某醫院找了李豔萍主任，諮詢關於乳癌的知識，詳細了解了我的病情，傾聽醫生建議，選擇治療方案。女兒說這個病只是慢性病，不是什麼絕症，是可以治好的。

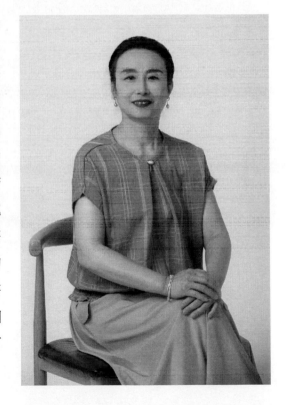

病在我身上，痛在家人心上，他們比我還難受，希望我趕快好起來。看著家人著急的樣子，在他們的強烈要求和勸導下，我同意接受治療。

手術前先進行了兩次化療，僅僅兩次化療，我的頭髮全部掉光了。手術後，隨著化療次數增加，我的身體日漸虛弱，白血球降低，抵抗力下降，經常感冒咳嗽、口腔潰瘍、吃飯、喝水都很困難。身體難以承受化療後的痛苦，我開始打退堂鼓，不想繼續化療。同病房的姐妹們看到我這樣，都紛紛勸我要堅強，要堅持治療不放棄，一定咬著牙撐過去。

同病區的姐妹們和我患同樣的病，同樣做化療，同樣承受著化療副作用帶來的痛苦，可她們忍受著一次次的痛苦，忍受著諸多不良反應，堅持著完成所有化療。看到別人都這樣堅強，我受到鼓勵，也要像她們一樣堅強起來，勇敢面對。在姐妹們的支持影響下，我堅持了七個多月，完成了 8 次化療和 25 次放療。雖然完成了治療，但我心裡一直很鬱悶。因為身體外形有了很大的變化，頭髮掉光了，手上、臉上、身上的皮膚都變黑了。所以，我出院回家後就把自己封閉起來，不願出門，不願會客，不與人交流，每天過著鬱鬱寡歡的日子。

2013 年，「鏗鏘玫瑰戰友團」成立了，我加入了戰友團，參加了幾次活動，結識了很多病患姐妹。她們跟我一樣都經過化、放療，有著治療以後的身體不適，但她們並沒有因為疾病影響到心態和情緒，她們樂觀向上、充滿陽光，嚮往美好生活，互相傳遞著大愛。在這個大家庭裡，大家暢所欲言，互相關心，互相激勵，分享抗癌心得和患病後的體會。她們的這種熱情深深影響著我，我倍受感動，增加了對生活的信心，改變了對待生活的態度。我感覺到和姐妹們在一起非常開心，非常溫暖，心情很舒暢，慢慢地打開了心結，願意與人交流了，還積極參加了守護天使志工培訓，多次參加門診諮詢和病房探訪。經過幾次門診諮詢和病房探訪，我得到了很大鍛鍊，既幫助了別人，也豐富了自己的語言，收穫了快樂。

予人玫瑰手有餘香
—— 周建宏

在完成門診諮詢和病房探訪的同時，我還對團外的姐妹給予了幫助。有位患者的女兒透過熟人進了「鏗鏘玫瑰戰友團」群組，她想在群組裡尋找一位三陰性患者，諮詢一些問題。我是三陰性患者，又是志工，看到這則訊息，我想自己有義務幫助她，便馬上回覆了訊息，之後我們加了好友。透過聊天我了解到，她們的母親在某醫院確診為三陰性乳癌，聽說這個病不好治療，心裡很害怕，想了解一下其他相同類型患者的情況。

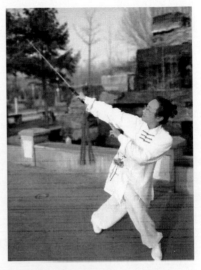

那時，我已患病 10 年。我跟她分享了自己治療後的調養經驗，告訴她這病不可怕，只要建立好的心態，相信科學，積極配合醫生治療，一定會戰勝疾病。她聽了以後打消了恐懼，並說一定告訴媽媽要堅強，勇敢面對疾病，好好配合醫生進行治療。後來我們又溝通了幾次，主要是針對手術後的恢復、化療期間的飲食、患肢的保護等問題。

幾個月後，她母親順利完成了全程治療，回到老家。那年春節，她發給我一張全家福照片，全家人圍著擺滿美酒佳餚的餐桌，每個人臉上都洋溢著幸福快樂的笑容。看著照片，我深感志工的責任重大，心裡為她們感到高興的同時，也同樣感到幸福而且很自豪。這就是予人玫瑰，手有餘香。

目前，我的生活很快樂，生活內容也很豐富，除了照顧家人外，還養花種草、寫字畫畫、打太極拳。養花是個樂趣，每天有空就幫它們澆水、施肥、剪枝、換盆，看著花葉綠油油地生長，開出美麗的花朵，我滿滿的收穫感，真是樂趣無窮。畫畫、寫字能讓自己心無雜念，心神寧靜，陶冶情操；打太極拳能健體強身，增強免疫力，提高抗病能力。

今年，「鏗鏘玫瑰戰友團」成立十週年了，有了這 10 年的陪伴，我走到了今天，至今我患病已經 13 年了。

感謝「鏗鏘玫瑰戰友團」姐妹們 10 年的陪伴！為了所有愛我們的人和我愛的人，好好活著，活出精彩的人生。加油，姐妹們！

廣闊天地體驗重生

劉秀紅

最難受的時候，我想過死，但還是堅持下來了！

我叫劉秀紅，今年 55 歲，曾經是一名公車司機，兩點一線的工作生活都很充實，我也非常喜歡那份工作，所以每一件事都想做到盡善盡美，性格也十分要強。但這樣的生活在 2009 年 4 月徹底終止，我被診斷出患有乳癌。

醫生說，我這種情況相當嚴重，建議動手術去除病變組織。當我聽明白醫生說需要進行全切手術時，心裡感到非常震驚，也非常矛盾。一方面，我知道手術可能是最好的治療方式，可以幫助我擺脫疾病的困擾；但另一方面，我也對手術的風險和後果感到擔憂，害怕手術會對我的身體和生活造成不可逆的影響，讓我變得更加脆弱和不自信。

我內心在矛盾中煎熬，而且很自卑，不願意讓別人知道自己生病了，心裡越發迫切地想要去上班，好像那樣就表示自己是個健康人了。

經過非常激烈的內心掙扎，在醫生和家人的不斷勸說下，最終我還是決定接受手術。

手術後，我明顯地感覺到身體上的不適和恢復過程的艱難。那些日子真的很痛苦，我經常吃不下飯，吃點東西都吐出來，胃裡沒有東西時就乾嘔，口腔也不舒服，喉嚨發熱，聲音變得沙啞，白血球下降到很低，必須用升白針治療。

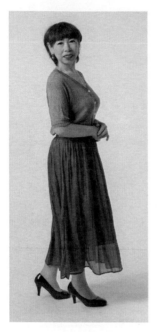

我雖然做化療前，用了抗過敏和止吐的藥物，但實際上沒有什麼效果。那時候連肉類的腥味都聞不了，聞到這種味道就更噁心難受，最難受時對生活失去了興趣，不想再活下去，甚至想過跳樓。

好在我有三個姐姐，她們一直輪流陪伴著我，在我身邊二十四小時照顧。她們的親情陪伴和安慰，讓我感到非常幸福，打消了輕生的念頭，不再想不開。

那時我也很擔心，如果我去世了，孩子會面臨很大的困境。當時孩子才十六、七歲，即將上高中，我已經不能工作了，每個月的薪資也不多。孩子還在上學，但生活很困難，他甚至放假期間都在打工。我擔心自己的健康狀況會對孩子造成更多的困難和壓力，所以迫切地想回公司工作，哪怕是打掃環境。

作為一個母親，我希望能夠照顧好孩子，確保他們有良好的成長環境和未來；作為一個患者，我需要關注自己的健康，讓自己盡快好起來，這樣才能更好地照顧孩子。現在讓我欣慰的是，我康復了，也收到了兒子的愛，過生日時，兒子送上親手用我的網路暱稱做成的蛋糕。

這次突如其來的疾病和困難，讓我更加珍惜生命，更體驗到身邊人的關愛。我知道，自己並不是一個人在戰鬥，我有家人、朋友和醫護人員的支持。如果我需要傾訴、聆聽或者需要更多的支持，隨時可以與他們交流或尋求專業幫助。我會保持積極的心態，關注自己的身體和心理健康，讓自己在面對困境時更加堅強和勇敢。

廣闊天地體驗重生
—— 劉秀紅

　　一個偶然的機會，我加入了「鏗鏘玫瑰戰友團」。雖然曾經有人告訴我，不要和其他患者過多接觸，因為都是患者，可能聊的話題離不開疾病，會傳播一些負面情緒。但我透過和團長杜慶潔還有其他姐妹的接觸，發現她們並不像其他人想像中的乳癌患者那樣，每個人都特別陽光、開朗，生氣勃勃。我看過一次姐妹們的表演，真沒想到，她們能表演得那麼好。這些人還都特別團結，對我也一視同仁，非常友善。在她們的影響下，我的思路被開啟了，開始放飛自我，不再拘束。

　　在戰友團裡，大家對每個人都特別關心。我感覺這些人經歷了一次生死，對生活有了新的認識，變得更加堅強和豁達，就像是重生了一樣，重新認識自己。所以，別人對她們說什麼，怎麼說，她們都不太在意，只在乎自己的開心和快樂。我從她們身上學到了這一點，開始更加注重自己內心的感受，不再讓別人的看法左右自己。

　　重生後的我，更加珍惜生活中的每一天。我深刻地體驗到，這段經歷對我的改變，於是我揹著相機開始了旅行。旅行對我來說是最快樂的事情，我在各地遊歷，欣賞各種花花草草，還喜歡爬山。我的目標就是要走遍大好河山，去探索三山五嶽、名山大川，爬越高峰，領略壯麗的自然風光。

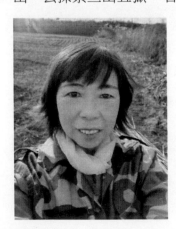
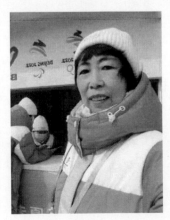
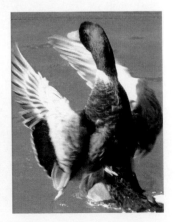

笑看明天

梁屹立

　　癌症並不可怕，可怕的是胡思亂想，被自己嚇死；可怕的是偏聽偏信，不堅持正確的治療。

　　起了「笑看明天」這個網路暱稱，是因為我 2006 年 4 月被確診乳癌。

　　我動了乳房根治手術，還好乳癌只是二期，這得感謝公司每年的體檢讓我早發現、早治療。出院在家等待 21 天後的化療，那期間我的心情無比失落，而且不敢出門，也不願說話，深怕有人知道我得了癌症。人相當消極萎靡，身體一天比一天虛弱，臉色也一天比一天蒼白，總抱怨老天不公，為什麼這樣的不幸落在我身上？當時，孩子高中還沒有畢業，幾個月後將面臨大學入學考。他放學回到家裡總是看著我發呆，不敢發出一點聲響，走路靜悄悄的，說話也是想說不敢說的樣子，想掉眼淚又怕我看到，也不知道怎麼安慰我，更是無心學習。看著孩子坐立不安的樣子，我心裡很難受。現實讓我清楚，如果我不振作起來，孩子的學業就會受到影響。

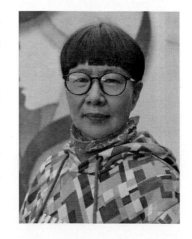

　　不能因為我而影響到孩子的情緒和學習，必須讓自己的身體好起來。因此我買了一雙輪滑鞋，學會輪滑是我很早就有的夢想。

笑看明天
── 梁屹立

孩子上一年級時，學校有輪滑課，看著孩子們熟練地滑翔，那時候我就萌生了學習的願望。我扶著桌子、椅子，從站不穩到能滑 1 公尺、10 公尺、30 公尺……汗流了一身又一身，衣服溼了一件又一件。隨著家裡的空間變小，滑行技術的日漸順暢，我開始想往外面更廣闊的地方。

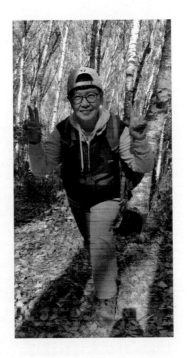

6 期化療完成後，我第一次走出家門，望著高高的藍天，沐浴著溫暖的陽光，有些激動，有些感慨。激動的是，又沐浴在了陽光之下，感慨的是，重新回到了熟悉的環境，一草一木都讓我倍感親切。我穿好輪滑鞋，在樓下的小廣場滑了起來，心裡是抑制不住的喜悅。為了自己重出家門的勇氣，也為了家庭的平安、孩子的安心，我終於邁出了第一步。

一開始，我只敢挑人最少的中午出來，害怕有人跟我說話，詢問病情，看到鄰居我都低下頭，裝作沒看見。其實我也知道這樣逃避不是辦法，總不能逃一輩子吧？別人知道我患癌症又能怎樣？誰還不得病了？勇於面對熟悉的鄰居和同事也是戰勝病魔的先決條件之一。我想通了這些道理，內心強大了，只要想出來，就可以心無旁騖地走出家門了。

隨著頻繁地走出家門，我的身體一天比一天好轉，孩子的笑臉也一天比一天燦爛。同時我再次感受到了生活的美好，這讓我萌生了取個「笑看明天」作為網路暱稱的想法。帶著「笑看明天」，我到公園去跳廣場舞，並因此結識了一些好朋友。用「笑看明天」跟大家交流、傳送照片並互相問候，很

長時間她們都不知道我是一名癌症患者。直到現在，我還在用「笑看明天」與她們聯絡。

2015 年 12 月，我檢查出了肺癌，動了肺切除手術，但化療使用消除乳癌細胞和消除肺癌細胞聯合藥物。兩種藥一起輸入身體後，我的白血球和免疫力迅速下降，而且高燒不退，緊接著出現比乳癌化療時更屬害的嘔吐，頭髮也掉得一根都不剩。當時，跟我一個病房的是個剛果黑人，為了治療乳癌來到這裡，看到我的樣子，她嚇得哇哇大哭。陪伴她的是她的妹妹。她妹妹當時在某大學讀書，充當了我們的翻譯。我請她妹妹告訴她不用害怕，這裡有最好的治療癌症的專家，你來這裡治療是最正確的選擇，一定會沒事的。

治療 3 個月後複檢，發現 5 個轉移病灶：胸椎兩處、腰椎兩處、左肺尖一處。那時，我已經沒有了第一次患病時的慌張和無助，因為身邊有最好的醫生和護士，她們都是守護我們的天使。按照醫生制定的治療方案，我又做了 18 次化療。由於頻繁的化療，我的腎功逐漸衰竭，不得不放棄化療，專心治腎臟。我吃了半年的藥，腎臟的各項指標也恢復了正常。就連醫生都暗暗稱奇，她表示腎病幾乎是不可逆的。

經過 5 年的中藥調理，我的胃口好了起來，吃得很香，身體也一天比一天健康。提起中醫，還得從我化療完開始。當時喝口粥、吃個核桃大小的包子，就像一塊大石頭壓在胃裡，讓我痛不欲生，真想一死百了，可是又死不了。為了活著好受一點，我去看了中醫。替我把脈的是聞飛飛，中醫院一個很年輕的小醫生。把完脈，她對我說：「沒事，會好起來的。」我面無表情地看著她，表示懷疑，心想，不用安慰我，我的病情自己最清楚，活不了多久了。我回到家裡熬藥，喝到第 3 付時，明顯感到胃裡舒服多了，而且吃飯也比以前多了點。從那以後，我相信了中醫學，深信中醫可以救我的命。每

笑看明天
—— 梁屹立

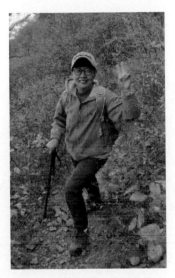

週我都會找聞飛飛醫生開藥，把中藥當咖啡喝，而且更加堅信，中醫博大精深一定會讓我擺脫病魔，恢復健康。就這樣我一直堅持了 5 年，之後又可以和朋友們一起爬山，一起游泳，一起唱KTV。

其實，癌症並不可怕，可怕的是胡思亂想，被自己嚇死；可怕的是偏聽偏信，不堅持正確的治療。保持好的心態，按時檢查，按時服藥，注意飲食營養，適當運動，就可以讓癌症離自己遠一些，再遠一些。雖然不能完全治癒，但最起碼可以讓生命活得更久一些，可以多感受每一個春夏秋冬，享受每一次花開花落。每多活一天，我們就多一點活著的喜悅，向戰勝癌症勝利的里程碑多邁了一步。

沉舟側畔千帆過，病樹前頭萬木春。「笑看明天」對於我來說，不僅是一個網路暱稱，更是我的靈魂伴侶，它讓我樂觀、豁達，讓我每一天都快樂無比。

經由朋友介紹，我加入了「鏗鏘玫瑰戰友團」。這個戰友團是為鼓勵不幸患上乳癌的病友戰勝癌症、互相取暖、共同抗癌而成立的抗癌團體。

在這個團裡，我看到了每個人的笑臉，感受到了每個團員之間的友愛，還有為大家默默付出的組織者。

願我們的鏗鏘玫瑰越開越鮮豔！為讓更多的姐妹嗅到玫瑰的芬芳，我會與戰友團姐妹們一起，守護好我們的玫瑰！我也會在玫瑰的陪伴下，越走越遠，越走越好！

拋去憂鬱迎接新生活

王慶華

　　我希望自己能夠保持樂觀心態，健康地生活，並盡我所能去幫助更多的病友，幫助更多的人。

　　人人都想擁有健康的體魄，但往往事與願違。我是王慶華，今年 64 歲。2012 年，我不幸患了乳癌，當年動了手術治療，術後沒有接受化療，而是選擇中藥治療，堅持了將近三、四年時間。最終讓我走出疾病困擾的，一方面是中醫藥的療效，另一方面主要是我一直保持樂觀的心態。

　　患病初期，我確實很難接受，總感到沮喪和憂鬱，曾經很困惑，覺得自己性格開朗樂觀，為什麼還會得上這種病？現在想想，主要原因可能與我當時的婚姻破裂有關。當時我也面臨工作上的困難，因為我的性格決定了我會忍耐，而不會像別人那樣，把不開心的事情說出來或者發脾氣，所以產生了憂鬱情緒。

　　那個階段，孩子對我的擔心加劇，他獨自找醫生諮詢我的病情。那時，我的癌症已經發展到了中晚期，血小板總是很低，因此醫生不建議我做化療。他說，如果接受化療，可能連 3 個療程都做不完就會失去生命。如果不化療的話，可能再活 3 年。考慮到自己的身體狀況，我決定吃中藥治療。

　　那時候，雖然我自己感覺特別樂觀，但實際上我的臉部表情出賣了自己。有一次，我去買衣服時，老闆娘看著我說了一句話：「看你怎麼滿臉都是憂愁？」這

句話讓我開始反思自己，為什麼別人看到的我與自己感受到的不一樣？我感到十分無助。還好，我認識了一些病友，我們互相鼓勵，相互慰藉，我逐漸恢復了信心和樂觀的心態。

目前，我感覺身體越來越好，我相信自己可以走出陰影，重新開始美好的生活。後來我參加了一些組織的活動，其中，我遇到了「鏗鏘玫瑰戰友團」，感覺她們真的特別樂觀，這讓我對生活有了新的認識。我也開始一點點地走出來，儘管這需要很長的時間和努力。而老闆娘的話也一直在我腦海裡迴盪，提醒著我要時刻保持樂觀和積極的心態。

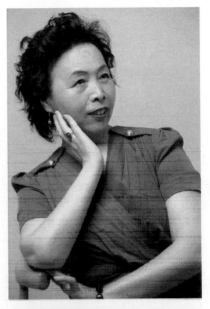

聽到其他一些病友的故事，有同病相憐的感覺，我想要幫助她們，解答她們的疑惑，幫助她們重新振作起來。透過「鏗鏘玫瑰戰友團」這個組織，我得到了最大的收穫，那就是幫助別人的同時也在幫助自己。予人玫瑰，手有餘香。這樣的經歷讓我更加堅定了戰勝病痛的信心。即使有時候我不知道應該說些什麼，但我會透過實際行動去幫助那些需要幫助的人。我還積極參加社群活動和志工工作。目前，我已經走過了康復期最艱難的時刻。

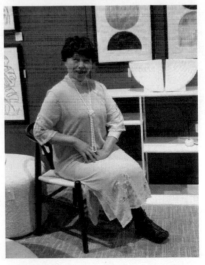

對於未來，我希望自己能夠保持樂觀心態，健康地生活，並盡我所能去幫助更多的病友，幫助更多的人。

人物故事篇

幫助別人就像拯救曾經的自己

寧培軍

幫助病友，就像拯救了曾經的自己。

我是寧培軍，今年 67 歲，2009 年 4 月確診的乳癌。

我在一次洗澡的時候，無意中摸到乳房長了一個腫塊，覺得有點不對勁，就趕緊去了醫院，做完檢查醫生就通知我住院。

一開始，醫生說這個腫瘤位置長得不好，不能保乳，需要全切，但需要先做 4 次化療，把腫瘤稍微縮小一點再進行手術。沒想到，我第一次化療就非常難受，吃不下飯，喝口水也吐出來，治療期間，白血球很低，每次打完升白針，渾身疼骨頭疼痛難忍。第二次化療完，我幾乎掉光了所有的頭髮。身體難受，又沒了頭髮，我心情特別不好。我婆婆得肝癌去世，對我的情緒也有影響。她治療了兩次，第 3 次就不給治了，說已經擴散轉移得到處都是了，半年時間人就走了。

癌症對於我來說，平時聽到的很少，沒輪到自己也沒當回事，輪到自己了，就覺得這回可完了，就是判了死刑，會跟我婆婆一樣，不知道哪天人就沒了。所以心裡很害怕，不知道哪天就擴散到不能治了，提心吊膽地在家裡等死。

我也不敢見人，有人來看我時，我就拿個手絹扣在頭上擋著。那陣子正好是夏天，天氣開始熱了，戴上個布料薄的帽子，我心裡也覺著彆扭，做完第 4 個療程以後，慢慢地有些習慣了，心裡的感覺也好多了。

幫助別人就像拯救曾經的自己
—— 寧培軍

　　住院期間，我認識了一些十分開朗的病友，她們不太在意自己的光頭形象，出去上飯館吃飯，天太熱就把帽子一摘，誰愛看就看，沒什麼大不了。在她們的影響下，我慢慢也懂得了，有病就得面對，沒有其他辦法逃避。

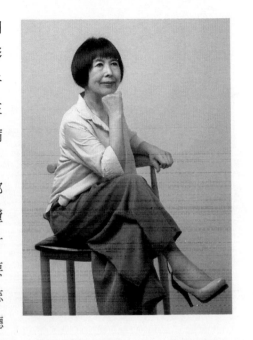

　　生病前，我一直做會計工作。那時，有些人不了解會計工作程序，不懂報銷發票得經過財務主管的批准簽字才行。不少人是拿了發票來，就說主管要辦的，辦完了要報銷，跟他們解釋要怎樣辦才行，但一般工人相當粗魯，不聽解釋，還經常說一些不好聽的話。因為這些，我經常生悶氣，自己想不開，也不懂得變通，弄得雙方都不愉快，這可能也是我得癌症的原因。所以，我必須得慢慢調整心態。

　　生病後我不想讓人知道，對同事、同學、朋友都不說，大約有三、四年時間就在家待著很少外出，也不跟親戚朋友聯絡。公司裡有個同事，以前和我關係相當好，打電話問我怎麼沒上班，我就說有事出不去。時間長了總是瞞不住的，我也就慢慢想開了，有些轉變，接受自己生病這個事實，並且改變了生活方式，只要老伴休息，我們就開車出去散心。老伴的工作是在公司幫主管開車，所以他休息了就不願意再開車出去，但我有病以後心情憂鬱，他就常帶我出去玩，很多景點，還有我們家附近的這些個公園，只要我想去的地方，他都帶我去。老伴是個獨生子，以前全家人都慣著他，在家裡什麼

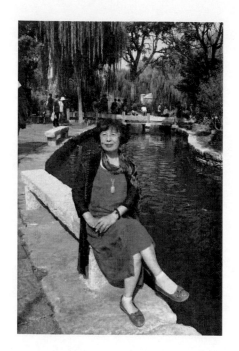

事都不做。但我生病後他什麼事都做，對我照顧很周到，很體貼，讓我感覺到了溫暖。

接觸到「鏗鏘玫瑰戰友團」之後，我感覺到了這個組織的能力和善意，看到組織裡的一些活動很吸引人，就毫不猶豫地加入了這個團隊。我跟其他姐妹一起去病房探望病友，幫助她們擺脫情緒，鼓勵她們能夠在病痛中解脫出來。每次完成病房探訪任務，我心裡特別高興，感覺到幫助了別人，就好像拯救了曾經的自己一樣。

用心傾聽陪伴成長

杜桂格

　　孩子的命運和我的命運緊密相連，有我在的一天，就有他的一天，所以我要挺住。

　　我叫杜桂格，從 2011 年確診乳癌到今天，已在康復路上走了 12 年。我這一生有過很多的身分，在人生舞臺上扮演著多重角色，是父母的可愛女兒，又是丈夫的賢惠妻子，是孩子的知心母親，也是和樂家庭裡的保母、廚師和潤滑劑，在公司還是能幹的半邊天。

　　平淡生活中有很多淚點、笑點和調味劑，人間煙火中充滿著過日子的酸甜苦辣鹹。今天就和大家聊聊，我特別喜歡的 3 個身分。

▶（一）堅持鍛鍊的太極拳教練

　　手術後，我的右手臂不能疲勞，左手做事又很難施展，即使嘗試用左手拿勺炒菜，也常以失敗告終，多數情況下只能依賴右手完成日常活動，這樣卻使右臂一直腫著。例如擀餃子皮的時候，累積的勞累往往導致手臂再次腫起來。生病前，我還能打太極拳，之後卻難以將動作全部完成。難道以後都不能運動了嗎？那段時間，我心情很消沉，經常一個人到公園散步。這期間看到幾個人用一種很特別的方式在走路，我有點好奇，又不好意思問，就默默地觀察。可能是我羨慕他們運動的眼神太熱烈了，被其中一位大姐注意到

人物故事篇

了，她主動和我聊了起來。原來，她也是一位癌症患者，練習的是郭林氣功，這對我們恢復身體有很大好處。於是，我在她的鼓勵下，也跟著他們練習起來，透過 3 年多的練習，我的身體漸漸恢復如初。

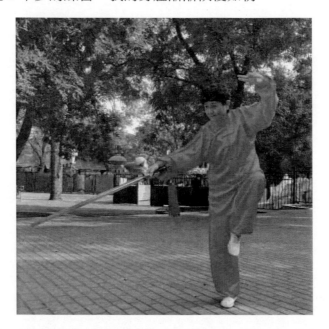

　　在那之後，我恢復了之前的愛好，風雨無阻，每日打太極拳，以積極的心態鍛鍊身體，享受生活。在朋友們的鼓勵下，我參加了吳氏太極拳表演賽，拿到了二等獎，這給了我很大的信心和鼓勵。乘勝追擊，我鼓起勇氣參加考試，拿到了太極拳國家級教練證書。

▶（二）被人照顧的高齡寶寶

　　我的兒子在百天時窒息過，從此以後身體就不太健康，我天天無微不至地照顧他，兒子的命運和我的命運緊密相連，有我在的一天，就有他的一

天。生病後我很苦惱，家裡兒子還需要我呢，我倒下了，老伴太辛苦了。老伴幽默地安慰我：「以前我和兒子讓你操心，現在你就當休假，這段時間裡，換我和兒子來照顧你，相信我們是可以的。」

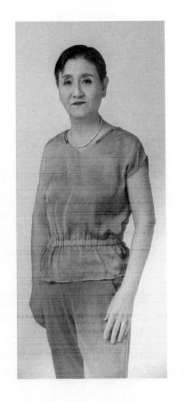

接受別人的照顧，也不是一時一刻馬上能習慣的。手術後，我記憶力有所下降，連簡單的物品放在哪裡都需要老伴幫忙記著。有一次，我把要吃的藥放在茶几上，但就是怎麼也想不來，我為自己的不爭氣默默流淚。兒子笑我說：「媽媽，你和我一樣啦，我知道你生病了，等你好了，你就記得啦。」聽到兒子的話，我既心酸又欣慰，但也真心接受了自己的狀態，做個像兒子一樣長不大的寶寶讓人照顧也沒什麼不好，付出愛，收穫愛，這是人生難得的體驗。

▶（三）默默陪伴的傾聽者

2017 年，我成為「鏗鏘玫瑰戰友團」守護天使志工中的一員，和姐妹們一起參加病房探訪活動。我的做法和其他姐妹有所不同，大多時候是聽病友姐妹傾訴，自己說得不多。選擇這種陪伴方式是因為我覺得每個生病的姐妹心裡會有很多苦楚，家人們可能總是要求她們堅強起來，但是她們對我講講，我再順著她們的講述補充一下我那時是怎麼走過來的，感同身受地交流，能讓她們的害怕恐懼得到疏解。與此同時，我送溫暖給別人，自己也得到了一些治癒。

在「鏗鏘玫瑰戰友團」的陪伴下，我不再感到孤獨和迷茫，而是得到更

多的關心和支持。我希望透過自己的經驗和力量，能夠繼續幫助更多的癌症患者，讓他們不再感到恐懼和絕望，相信只要積極面對，科學治療，一定能夠越過難關，重新投入到美好的生活中去。

　　我很慶幸自己擁有家人和朋友的陪伴，擁有對健康的重視和積極面對生活的態度。患病讓我明白了，健康不僅僅是身體的健康，心理和社交方面的健康同樣重要。

真正的樂觀態度是勇於面對死亡

李京梅

把收到的愛傳遞下去，幫助更多的患者，讓他們擁有戰勝病魔的勇氣。

我叫李京梅，今年 68 歲，命途多舛的我是癌症體質，2010 年剛退休時患黑色素瘤，2016 年患子宮癌，2018 年患乳癌，2019 年又查出肺癌。但是，如果你在生活中遇見我，你肯定看不出來，我是一個患有多種癌症的患者。

乳癌確診兩個月後，醫生幫我動了根除手術，我當時心裡非常難受，看著自己殘缺的前胸經常掉眼淚，害怕被別人注意到，感覺難看也不敢出門。後來在醫院治療期間，我遇到了做病房探望的守護天使，神奇的是看到她們，我就感覺自己得到力量了。看著她們開朗的樣子，這麼多年也恢復得不錯，我改變了認知，改變了心情，開始積極認真地配合醫生治療，希望自己也會很快好起來。

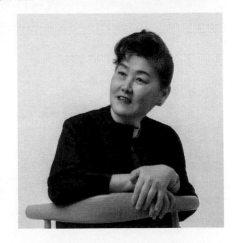

由此，我加入了「鏗鏘玫瑰戰友團」成為守護天使志工，跟著其他姐妹一起做病房探訪，也參加其他公益活動，做這些事感到特別開心，對自己的病也就不想那麼多了，該怎麼治療就怎麼治療。

　　團隊裡全是積極的正能量，大家在一起互相幫助。開朗樂觀，有人說和性格有關，有人說和環境有關，這些都對。但在我看來，樂觀也是一種能力和習慣，可以透過練習來獲得。和戰友團的姐妹們在一起，讓我學會用積極的心態解釋面對的事情，也就是說，樂觀的祕訣在於「解釋風格」，即樂觀的「事件翻譯器」。

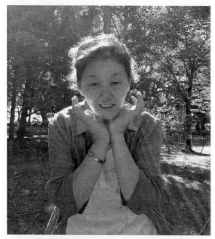

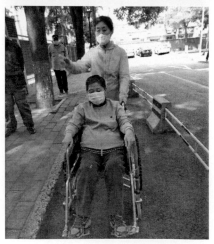

　　比如化療特別難過時，我這樣跟自己解釋：「其他患者也是這樣難過，不是我一個人這樣，都覺得難受。」這樣解釋後，我覺得自己不是最難過的那個，大家都不舒服，這時心理會平衡，自然也會緩解一些副作用的影響。

　　再如，當我看到其他病友情況不好或離開時，我會這樣向自己解釋：「我和她們情況不一樣，我們病情不同，年齡不同，什麼都不同。」這種找不同點的解釋風格會讓我覺得自己情況還不錯，沒有那麼糟糕。有了這種積極的心理暗示，我漸漸走出了由於生病帶來的悲觀情緒。

　　我性格比較內向，生病之前不愛說話，不善於跟人聊天，但學會樂觀以後，我從內心深處熱愛生活，並且想讓這種心態去影響更多的姐妹。我認識的一個病友確診後經常哭泣，我就用樂觀解釋風格勸

真正的樂觀態度是勇於面對死亡
—— 李京梅

導她：「生病了是讓你停下來看看人生的另一面。」她一開始不認可，總說我的樂觀解釋是盲目樂觀，後來恰巧她不小心摔了不能動了，我就主動上她家照顧她1個月，這期間她感受到了我的樂觀，她的心態也發生了轉變，慢慢走出了生病的痛苦，接受了生病的現實。最後我離開她家的時候，她開玩笑地說：「摔了也挺好，要不怎麼有機會讓家人，還有你這麼好的姐妹來照顧我。」聽到她這話，我心裡特別高興，知道自己對這位姐妹的幫助是成功的。其實每個人都一樣，只要內心還有希望，就會有活下去的動力。

我最後還想說一個觀點：對於癌症患者來說，真正的樂觀態度，就是要勇於面對死亡，接受死亡這件事。接受死亡，意味著我們勇於面對死亡的到來，活著盡力就好，最後的結果不重要，哪怕是最壞的結果，我們都可以接受；接受死亡，意味著無論處於何種境地，我們都有選擇的權利，抗癌路上有很多不確定性，但是怎麼應對，以什麼樣的態度應對，是我們自己的選擇；接受死亡，意味著我們可以回歸真正的生活，每天都高高興興地把自己的身體保養好，不要想那麼多，多參加活動，力所能及地幫助身邊所有的人。我也希望把在「鏗鏘玫瑰戰友團」收到的這份愛傳遞下去，讓更多的患者有勇氣戰勝病魔。

願做抗癌路上的標竿

倪素娟

用一個「活下去」的信念鼓舞自己，保持良好心態，每闖過一關，就是向著光明又邁進了一步。

疫情爆發 3 年多來，緊張的是老百姓，忙碌的是政府官員、醫護人員以及所有參與防疫的各類工作人員和志工。在龐大的戰「疫」隊伍中，自始至終有我這樣一位年過 80 歲的高齡老人，風雨無阻地堅守職位，我就是「鏗鏘玫瑰戰友團」中的一員 —— 倪素娟，是這個團體中年齡最高的長者。如今，我已過了 84 歲生日，仍然樂此不疲地忙碌著，堅持站好自己人生的最後一班崗。疫情期間，我每天在所住的社區義務執勤，最忙的時候每天上、下午執勤兩次，人員充足時每天執勤一次，後期這段時間，有時兩天執勤一次。我幫出入社區的人員測量體溫、檢查證件、叮嚀注意事項；下雪天還清掃道路。看著我那活力四射、忙碌的身影，還有臉上洋溢的熱情笑容，人們難以想像我竟然是一名雙癌症患者。

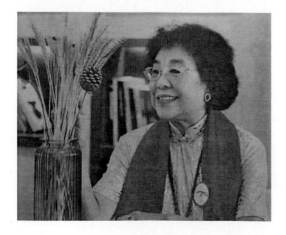

我身患乳癌已有 25 年、肺癌 20 年，帶瘤生存多年，每天與癌共舞，忍受著常人難以想像的痛苦。令很多人都想不到的是，如此高齡的我竟然不用別人照顧，出門搭公車，還積極參與社群公益活動和工作。在疫情期間，即使再忙，執勤結束後，我也會騎腳踏車去買菜。是怎樣一種精神力量的支持下才能做到這些呢？是長達 23 年的軍旅生涯，鑄就了我鋼鐵般的堅強意志。

我不僅是抗「疫」隊伍中的志工，而且被人們讚譽為抗癌路上的英雄標竿。我想，在漫長的抗癌路上，需要這樣的標竿，我願意做這樣的標竿，帶動更多的姐妹戰勝癌魔。

我的抗癌經歷從 1998 年的一天說起，那時我才剛退休沒幾年，正打算跟老伴一起安享晚年生活，卻忽然被告知患了乳癌。當一紙診斷書像一枚重磅炸彈一樣甩在頭上時，我感覺自己瞬間跌入了萬丈深淵，黑暗中找不到出路，找不到方向，痛苦得不能自拔。

痛定思痛之後，我慢慢冷靜下來，心裡有了一個堅定的信念，為了老伴和孩子，為了這一家三口的幸福，一定要堅強地活下去。

目標明確下來，我不再徬徨，積極配合醫生治療，動了右側乳房根除手術，接著又做了幾期化療。最初階段，每當看到自己右胸上手術後乾癟猙獰的傷口，每當穿衣、行走、做事情都感覺不平衡時，心裡總有些沮喪。但我知道，每個乳癌患者都會經歷這樣一個過程，慢慢地就適應了。但誰能料到，就在我要邁過「癌症 5 年存活期」這道檻時，又一道晴天霹靂打在了頭上，經腫瘤醫院檢查確診，身上的癌細胞轉移到了兩肺。

不幸再次降臨，老伴心疼得嚎啕大哭，我卻非常堅強，告訴老伴說：「我一定要堅持治療，好好活下去。」

憑著自己「活下去」的堅定的信念，我咬牙忍受著常人難以想像的病痛

折磨，堅持著闖過了一個又一個難關，前後做了 24 次化療，臀部肌肉注射高達千次以上。化療帶來的脫髮、噁心、嘔吐、眩暈、骨痛等各種症狀都令人難以忍受，我總是咬緊牙關告訴自己：「每闖過一關，就是向著光明又邁進了一步。」

秉持這種樂觀心態和強烈的求生意志，我頑強地與死神抗爭，終於使自己的病情逐步趨於穩定，左肺的多處病灶基本消失，右肺仍留有一個病灶。至今，我已帶瘤生存 20 年，被姐妹們譽為「抗癌明星」。我用一個「活下去」的堅定信念鼓舞自己，保持良好心態，積極配合醫生的治療，積極進行康復鍛鍊，咬緊牙關熬過一次又一次病痛的折磨，使病魔在堅強的意志面前卻步。

罹患癌症之後，我感覺自己餘下來的時日不多了，沒有悲悲切切、怨天尤人，也沒有深陷痛苦無法自拔，而是充滿信心，樂觀向上，更加熱愛生活，珍惜生活中的每一天。

我喜歡拍藝術照，還在老人大學學習國畫，我喜歡唱歌和表演，加了老人合唱團和老人模特兒隊。我要努力讓自己活得更加精彩，要想方設法豐富自己的生活內容，我還喜歡穿色彩亮麗的衣服，每週到理髮店去護理頭髮，精神面貌看起來永遠是那麼光彩奪目。

眾人讚譽我就是一道亮麗的風景，而且具有超強的正能量氣場，跟我接觸時很自然地能感覺出我的人格魅力。的確，我不僅自己活得精彩，每天樂呵呵地生活、做事，還熱心幫助他人。我那身穿橘紅色背心、後背印有「天使志工」字樣的身影，時常出現在乳房科病房，我用自己的現身說法和實際行動，影響著那些面對病魔情緒低落、灰心喪氣，甚至想放棄治療的癌患姐妹們，幫助更多的癌症患者重新燃起求生的慾望，堅強地面對生活。

願做抗癌路上的標竿
—— 倪素娟

　　我是粉紅絲帶築夢空間的第一位會員，在粉紅絲帶癌友群組享有很高的聲望。我還是一名紅絲帶志工，儘管自己身患癌症，卻仍然熱衷於公益事業，堅持在基層宣傳愛滋病防治。我曾經到醫院看望愛滋病患者，跟他們擁抱，並用歌聲溫暖他們的心，被愛滋病患者親切地稱為「愛心媽媽」。

　　人的生命是有限的，但做公益是無限的，我現在做不了大事就做點自己力所能及的事，希望在有限的生命中，盡可能多做一些有益的事情，傳播正能量，幫助到更多的人，也幫助更多的癌症姐妹們振作起來，使她們重燃生活的希望。

抗癌路上的樂觀與堅持

王秀娟

珍惜每一天時光，不為瑣事糾結，把更多的時間和精力，投入到自己的身體健康和家人之間的關愛上。

我是王秀娟，今年 69 歲，患有乳癌已經 11 年了。經過治療後，我一直堅持喝中草藥湯藥來預防疾病復發，至今狀態很好。

在生病之前，我對醫學相當關注，看過一些醫書，所以當我在自檢時摸出了異常，懷疑可能是惡性腫塊時，我立刻去醫院進行檢查。醫生安慰我，要我別緊張，但我很坦然地告訴醫生我不在意，因為無論早死還是晚死，都是人生必經之路。

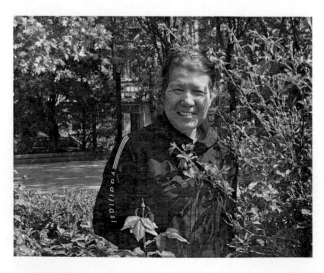

抗癌路上的樂觀與堅持
—— 王秀娟

　　我家裡也注重用中醫做身體的理療調整，父親雖然不是醫生，但他曾經成功地治好了我弟弟的一種疾病。受到父親的影響，我也讀了些醫書，對中醫有一些了解。我認為中醫的湯藥對於防範癌症復發較為有效，所以在完成治療後，我選擇了繼續用中醫的方式進行保養和預防。

　　還記得在手術當天，我和另外兩位病友一同動手術。我一向比較開朗，對她們說這就像感冒一樣，不必太擔心。第一位病友手術後，穿刺檢查結果顯示是惡性的，並且已經擴散。我是第二位，也有一些擴散，但相比她，我的情況較好。於是我安慰她說：「為了兒子，你要好好活著，別想太多。」幫她鼓起勇氣。另一位女孩，她在手術前也很苦惱。我安慰她說：「妹妹，別太擔心，一切都會好的。手術只是我們戰勝癌症的一步，而且中醫湯藥在術後的調理中會有很好的效果。我們一起堅持喝湯藥，相互支持，一定能夠戰勝病魔。」女孩聽後，臉上露出了微笑。

　　在手術前後，我和病友們一直相互支持和鼓勵，一起度過了手術和檢查的日子，彼此分享著情緒和經驗。儘管面對癌症的診斷和治療過程，充滿了不確定性和困難，但我們都努力保持積極的態度，相互鼓勵著堅持下去。經過手術和湯藥的調理，我和病友們的身體狀況都有了明顯的好轉，並一同度過了化療期的艱難時刻。

　　後續調養中，幾位病友也和我一樣選擇了中醫，我們一直堅持喝湯藥。患了癌症後，我意識到生命的可貴，所以跟一些病友姐妹聚在一起互相鼓舞，互相分享經驗和情感，共同努力好好活著。我有很強的號召力，她們都說我像是大家的「管家」，因為經常帶她們一起參加樂園活動。這些活動不僅幫助我們保持身體的健康，也增進了我們之間的感情，讓我們在共同面對癌症的過程中更加堅強和勇敢。

　　除了這些，我還注重日常生活中的飲食和運動。我會遵循中醫養生的原則，選擇健康的食材，如新鮮蔬菜、水果、雜糧等，避免油膩和刺激性食物。我會保持適量的運動，增強體力和改善免疫力。此外，我還學會了放鬆和管理自己的情緒。在癌症治療過程中，我經歷了身體和心理上的極大挑戰，學會了面對和接受這些情緒，並採取積極的方式來應對。我會進行深呼吸、冥想和放鬆練習，以幫助我保持冷靜和平衡。

　　這次患癌症讓我對生命有了更深刻的認識，珍惜每一天的時光，不再為瑣事糾結，而是把更多的時間和精力投入到自己的身體健康和家人之間的關愛上。

　　我深知，中醫湯藥對於癌症預防和身體康復的重要性，我會繼續堅持喝中草藥湯藥，保持良好的生活習慣，並與病友們一同前行，共同努力過上更加健康、幸福的生活。

涅槃之蘭 向幸福出發

周改蘭

　　我就是鄭板橋筆下的高山幽蘭，經歷挫折，釋然到超然，傲然地綻放。我很享受現在的涅槃之蘭，全力以赴，向幸福出發！

　　時光飛逝，匆匆 15 載過去，從「優秀女警」到「鏗鏘玫瑰戰友團」優秀的志工，我接受命運的挑戰，不斷戰勝自以為不能戰勝的病魔和時間，收穫滿滿。

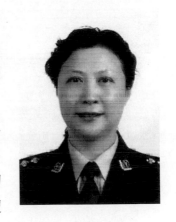

　　我是周改蘭，曾經是一名英姿颯爽的女警，工作雖然繁瑣辛苦，但用心做一名好警察，盡心盡力對待工作的我，多次獲得嘉獎。同時，我對自己的身體健康也很有自信，從不曾想過，人未老卻先遭遇到病魔的襲擊。

　　2008 年 6 月，在單位例行體檢時，我被查出乳腺有結節，病理診斷為浸潤性導管乳癌二期，於 2008 年 7 月 4 日動了單側左乳房根除手術。術後化療 6 次，病理報告結果為三陰性，是乳癌病友們口口相傳的風險最高且無標靶藥物治療的一種。那時候，醫療方式和對癌症的理解不像現在這樣清楚，大部分癌症患者康復後，可歸類為慢性病。化療的痛苦、對癌症的恐懼，作為女性失去乳房、頭髮掉光等多重打擊，讓我度日如年，心如死灰。

　　日子總要過下去，感恩我的家人和朋友，感恩單位的主管和同事，大家的關愛和關懷讓我重新振奮精神。治療後我回到工作職位，在工作中重建自己的身體和心理，不斷告訴自己，要更加熱愛生活，也要盡自己所能發揮餘熱。

　　我一直相信「愛來者愛返，福往者福來」，於是，在工作之餘，我參加了「抗癌樂園」並擔任組長，也同時在「鏗鏘玫瑰戰友團」、「汝康志願團」做志工工作。在這裡，我遇見了很多姐妹，也遇見了更好的我自己，戰勝了「癌症」。眾多帶有自卑和痛苦情緒的姐妹在一起互相鼓勵，相伴同行。我用自己微薄的力量，幫助許多姐妹解除了痛苦，讓她們了解自己的病情，更好地做身心康復，多做公益活動，使每個人的臉上都多了開心的笑容。

　　我和「鏗鏘玫瑰戰友團」模特兒隊的姐妹們一起，冒著風雨在醫院為來自各地的彩絲帶志工和住院患者演出，還記得醫院的病友和志工看到精神抖

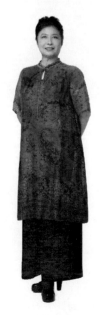

擻的我們，信心倍增甚至淚流滿面。我還去養老院探訪老人，陪他們過個特殊的兒童節，為他們表演節目，幫他們戴上紅領巾。老人們慈祥的臉上洋溢著幸福和笑容，至今歷歷在目。在某養老院，我們志工模特兒隊演出，一位八十多歲的白髮蒼蒼的老奶奶，拉著我的手含著眼淚說：「閨女，你們演得真好！又穿旗袍又打花傘，彷彿回到我年輕時代，我也有好多旗袍，可惜現在不能穿了，你們常來啊！謝謝你們啊！」

　　模特兒隊還應邀參加了電視臺節目，李素麗老師擔任大賽評委，並來到我們姐妹中間親切問候和鼓勵，讓我們也有了更多的成就感。那天在伸展臺上，姐妹們沉

穩典雅，落落大方，看不出曾受病魔摧殘，更看不到歲月痕跡，用形體和旗袍的美豔演繹著雍容華貴、舉手投足的氣韻，展示出不屈服於病魔的精神，展示出自強不息、熱愛生活的積極態度。我們將老師教導的技術巧妙地融合行、轉、停 3 個專業要素，與方線、角線、弧線等線面展示，將高雅的模特兒和優美的舞蹈巧妙地結合在一起，展現了豐富的內在氣質，向觀眾傳遞健康美麗和樂觀熱情的訊息，精彩的表演得到評審及觀眾的高度認可和讚揚，獲得最佳風采獎。

2021 年，在全球乳癌防治日前，電視節目播出了「鏗鏘玫瑰戰友團」的故事。就這樣，癌齡 3 年、5 年、10 年、20 年、30 年，甚至還有近 40 年，平均年齡在 65 歲左右的姐妹們，互相鼓勵，不斷成長，結伴將志工活動做得有聲有色。幾年來，我們在各大醫院以及養老院和軍隊等地演出近百場，直至走向大螢幕，用努力和汗水戰勝癌細胞，在幫助別人的同時也找到了更好的自己，成就了涅槃之蘭。

經過多次系統性的專業培訓和考核，我成為了幾家醫院的專職抗癌宣傳志工，結合自身經歷，常常走進醫院病房，幫正在遭遇乳癌疾病的病友們做諮詢，用所學到的心理諮商及肢體示範等技能，幫助那些病友康復，也用自己的親身經歷，鼓勵她們用科學樂觀的態度面對病魔、面對自己。

在某醫院，我遇見過不同狀態的病友，有辛苦為家庭付出一生的大姐，患病後還在為不能照顧孫子，還要拖累家人感到深深地自責，痛苦得無法排解，治療上態度消極；有年輕漂亮、工作優秀，卻不斷遭遇家庭變故，直至自己患病，情緒極不穩定，拒絕溝通想要輕生避世的病友。我都用自身抗癌的曲折經歷，去鼓勵和幫助她們少走彎路，讓她們卸下包袱，積極治療。

積極參加志工和社團工作的同時，我很珍惜這來之不易的健康和退休時

光，經常出去旅行，有時也和病友相約一起到沒有去過的地方，尋找更好的幸福生活。

「千古幽貞是此花，不求聞達只煙霞。採樵或恐通來路，更取高山一片遮。」身邊的朋友時常說，我就是鄭板橋筆下的高山幽蘭，經歷挫折，釋然到超然，傲然地綻放。

我很享受現在的涅槃之蘭，全力以赴，向幸福出發！

我只想好好地活著

孟凡榮

　　無償的服務，不僅對別人有益，也能使自己受益匪淺，因為善待別人，就是善待自己。

　　我叫孟凡榮，2006 年患了乳癌，那一年，發生了許許多多的事，至今記憶猶新。

　　那年 6 月，父親被確診為胃癌，我和姐妹們急忙回家商議是否讓他動手術。那時正值我家裝修新房，我果斷辭去工作，回家照顧父親並兼顧著裝修進展。在輪流照顧父親的過程中，有一天我感覺左乳房有針刺感，令我非常不安。回到家後，我向老公傾訴了我的疑慮。第二天一早，他便帶我去了某醫院，預約了一名乳房外科醫生，而隨後的檢查結果，證實了我的擔憂。

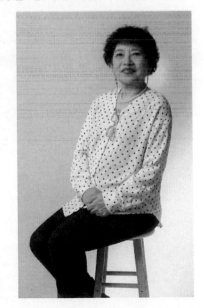

　　醫生發現我乳房裡有一個小疙瘩，經檢查和對片子的觀察，醫生說這個腫瘤是良性的，我感到很慶幸。然而，由於我當時已經 54 歲，醫生說，這個年齡很容易惡變，無論是良性還是惡性，都建議立即手術，以防後患。

人物故事篇

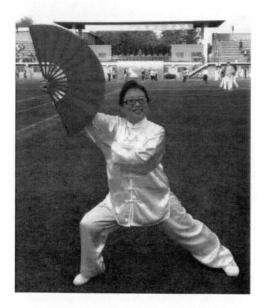

儘管我認為，這只是良性腫瘤，但為了排除惡化風險還是進行了手術。然而在手術前一天，我做了一次穿刺檢查，結果顯示腫瘤有惡性的可能性。我的世界一下子倒塌了，原本以為一切都很簡單，結果卻變得如此錯綜複雜……當時也不知道哪來的勇氣，我決定繼續配合醫生，繼續接受手術治療。手術後，我跟其他病友一樣，不可避免地遭受了極大痛苦和折磨，傷口反覆積液，乳房還出現流血的情況。

術後，妹妹和弟弟來看我，當他們告訴我父親已經去世了，我們幾個不由自主地傷心流淚。沒能送父親最後一程，是我終生的遺憾。

術後我做了化療，藥物導致掉光了頭髮，還引發了很多身體上的不適反應，但我總算挺過來了。整整一年，從年初到年底都很忙碌，我感到很疲勞，同時也很不解。不知道為什麼是我得了這個病，上天跟我開了個玩笑？他們醫院替我診斷錯了？這些可能我永遠也想不明白。

經病友介紹，我參加了「鏗鏘玫瑰戰友團」，加入這個團隊後，我向姐妹們學習，使自己心態更好，變得更年輕。雖然我已經 70 歲了，但我還是充滿活力。因為我沒有病情復發的跡象，我也不再把自己當作一個患者。如果別人不提起我的病情，我也就當作自己是一個正常人。在團裡，我的心態一直在不斷地調整，隨著時間的推移，我也慢慢地適應了從生病治療到後續康復的過程。看到病友們都在與癌症抗爭，我感到很寬慰。

我只想好好地活著
—— 孟凡榮

　　過去一提起癌症，人們都很避諱，看到我的光頭，都會避開跟我目光相對。現在的我已經不再有任何心理負擔。

　　慢慢地，我開始感受到生命的意義，我只想要好好地活著。我身邊有不少人因為疾病而苦惱，我會盡自己的微薄之力去幫助她們，我發現無償的服務不僅對別人有益，也能使自己受益匪淺，因為善待別人就是善待自己。

在抗癌路上一直走下去

童芷玲

戰友們走過了風風雨雨，得到了各界人士的支持和認可。全團癌友們團結一致，共同努力，互相取暖，在抗癌路上我們會一直走下去。

我叫童芷玲，今年 70 歲，癌齡已經 26 年。

回憶 26 年前，1997 年 6 月 20 日的一個早上，我和往常一樣騎腳踏車去上班，半路上突然感到乳房一陣劇痛，下意識覺得自己可能是生病了。可在此前，公司剛做完體檢，一切都很正常。為了讓自己心安一些，我請假去了某醫院，做了幾項檢查後，醫生告訴我是腫瘤。我在手術室門口轉了五個來回，決定先不做這個手術，之後就去了腫瘤醫院，想再檢查一下。隨著檢查的深入，我心裡有一種不祥的預感。做完穿刺 3 天後，結果出來了，醫生說是乳癌，要我趕緊去辦手續立刻住院，不能再耽誤了。那時，醫院床位很吃緊，排隊可能需要 1 個月。

我腦子裡一片空白，強忍著淚水，騎車離開了醫院，不知道怎麼就騎到了公司的醫務室，控制不住地大哭起來，公司主管要我放心，說馬上幫忙安排住院，並讓我回家準備住院的東西。我心裡有些慌亂，不知如何是好。我是家裡的支柱，上有 70 歲的老母親，下有 15 歲的兒子，父親很早就離開了我們，母親沒有工作，兒子還在上學。自己得了絕症不知道能活多久，能否活著下手術檯？如果沒有了我，母親和兒子該怎麼辦？

　　回到家後，我強忍著淚水，心裡五味雜陳，我不怕死，但害怕之後兒子和母親沒有人管。我一邊整理東西，一邊雜七雜八地想著這些，然後告訴母親說，公司有工作要出差，這次去的地方比較艱苦。第二天一大早，主管打電話給我，說住院的事已經聯絡好了，我又高興又害怕，高興的是我馬上能動手術，害怕的是不知道自己這一去，還能不能回來。

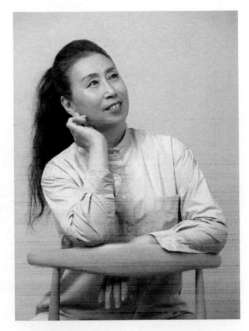

　　1997 年 6 月 26 日，我住進了醫院。經過又一遍詳細檢查，醫生確定了手術方案，左側乳房要全部切掉。那一刻我已經沒有其他想法了，只要能下手術檯，能活著就行。

　　手術那天，公司主管和同事們、家裡的親戚們都到醫院看我，鼓勵我。那時，我感動得淚流滿面，為了這些親人，我要相信自己一定會努力加油撐過去。

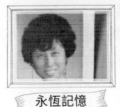
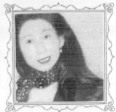

永恆記憶

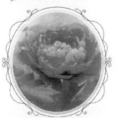
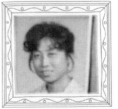

　　經過三個半小時的手術，我回到了病房，在麻醉藥的作用下，昏昏沉沉地半睡半醒之間，聽到親人們叫著我的名字。我哭了，不是因為被切掉了乳房而哭，而是因為看到主管和同事

們、家人們那麼關心我而感動地哭。從那一刻，我就下定決心，雖然自己是殘缺的女人，沒有乳房沒關係，只要活著就好，我相信未來依然會很精彩。

術後的我全身插滿了管子，一動都不能動，不想吃也不想喝。弟弟勸我要吃飯，說等把管子都拿下來，就把媽和兒子接到醫院來看我。我開始吃點流食，但吃一口吐一口，為了老母親和兒子我強忍著堅持吃東西。幾天後，母親和兒子到醫院來看我。一進門，母親就哭著說：「為什麼不告訴我？」兒子也哭了，他說：「媽你不用怕，你有我呢。」從那一刻起，兒子似乎一下子長大了，照顧我的任務落在了他肩上，小小年紀的他每天往返兩次，騎車 40 分鐘回家取老媽幫我做的飯菜；晚飯後他幫我盥洗擦身；晚上，他就睡在地上陪床；早上起來，第一件事先幫我盥洗，還幫我洗頭髮。住院樓那一層的病友都非常喜歡他。我單身一人把孩子帶大，看到他這麼懂事，我的付出沒有白費，所以我要努力恢復身體，好好活著。

出院後，休息半個月我就上班了，我得賺錢養家。公司主管和同事都很照顧我，不讓我做重活。兩年後，被要求 45 歲職工全部退休，沒辦法我只能退休。退休後，我每月只有 2,000 元的退休金，既要調整好身體，好好生活，又要供孩子上學，日子過得很艱難。但兒子非常爭氣，考上了第一志願高中，之後又上了大學。

一年又一年過下來，我的身體狀況逐步好轉，有時會和病患姐妹一起參加一些癌友組織的活動。在這期間，我有幸認識了杜慶潔團長，跟她成立的「鏗鏘玫瑰戰友團」大家庭結了緣。我被這些青春漂亮有活力的癌友所感動，她們都大公無私，每天高高興興地付出，做一些公益活動。她們也有家人和孩子，卻為戰友團的工作付出了那麼多。

在抗癌路上一直走下去
—— 童芷玲

在杜團長的領導下，戰友團每年舉辦的活動都不一樣，充滿了新鮮感。記得有一年的主題是婚紗走秀，那是我第一次穿婚紗，心裡不知道有多麼高興。當時，我看中了一件婚紗，穿著非常合適。杜團長知道我的經濟情況不好，便替我墊了一些錢，我的心情非常激動，下定決心，一定在婚紗走秀中走好每一步。這次活動圓了我穿婚紗的夢想，我堅信自己是世界上最漂亮的新娘。杜團長還帶領我們走進了電視節目，在那裡表演模特兒，我非常自豪。

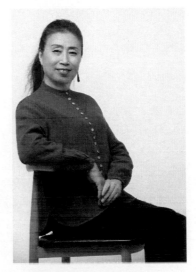

杜團長成立了守護天使志工隊伍，她最大的心願是讓所有的新病友能像我們一樣，好好康復，健康地活著。我加入了這支志工隊伍，經常做病房探訪，看望那些新病友，用自身經驗為她們答疑解惑，幫她們加油打氣。

每次去病房探訪，我都能回想起我得病住院的過程。有的新病友看我不像是患者，我就把衣服解開，讓她們看到我確實是過來人。看完後，她們激動地問：「以後也能像你們一樣嗎？」我高興地回答：「只要有信心就會的。」如今，我已經是第 26 年了，只要有信心，一定會戰勝病魔。從我們走進病房時的牴觸，到最後我們都互相鼓勵，我心裡不知道有多麼高興。其實，生了病沒什麼可怕，怕的是自己不能面對自己。

至今，「鏗鏘玫瑰戰友團」已成立 10 週年，10 年來，在杜團長的領導下，走過了風風雨雨，得到了各界人士的支持和認可。全團的癌友們團結一致，共同努力，互相取暖，在抗癌的路上我們會一直走下去。

披荊斬棘傳遞愛的光輝

韓毅

　　最難得的喜悅，莫過於遇到一群善良的朋友，她們充滿著正能量和智慧，時刻傳遞著愛的光輝，感激著你、我、她，感動著你、我、她。

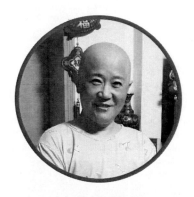

　　我叫韓毅，今年 71 歲，曾患有卵巢癌、皮膚癌、乳癌等多種癌症，一度身心俱疲，但我並沒有放棄。至今，已經過去了 18 年，我依然堅強地走在人生的路途上。

　　2005 年年初，我感覺到右腹部有輕微脹痛，因為忙於工作，沒有及時去醫院檢查。直到年度體檢時，醫生發現我右腹部有一個鴨蛋大的腫塊。同年 11 月 24 日，我被送進手術室，歷時 5 個多小時切除了惡性腫瘤，最終診斷為早期移行性細胞癌。

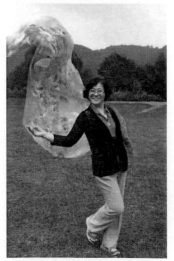

　　在當今談癌色變的時代，我心裡十分痛苦，不禁落淚，但我是一個性格開朗樂觀、堅強獨立的人。年邁的父母與我生活在一起，丈

夫又是一個責任心很強的工作狂，家裡不能沒有我，我不能被無情的癌症擊倒。術後 6 天，我忍著 7 吋開刀傷口的疼痛接受了化療。

和許多經歷化療的癌症患者一樣，我也面臨噁心、嘔吐、厭食、消瘦、脫髮、關節疼痛等問題。為了能更快、更好地與病魔對抗，我忍耐著，克服著，將情緒調整到最佳狀態，不懼痛苦咬牙堅持。在抗癌的路上，精神絕不能垮，再難過再疼痛，我也從不在別人面前流露。

可能老天覺得我仍需要歷練，2016 年我又經歷了皮膚癌的考驗。在治療的過程中，我又痛苦地撐了過去，因為我知道在抗癌之路上還有許多的坎坷，但我秉持著快樂的信念，努力前行。

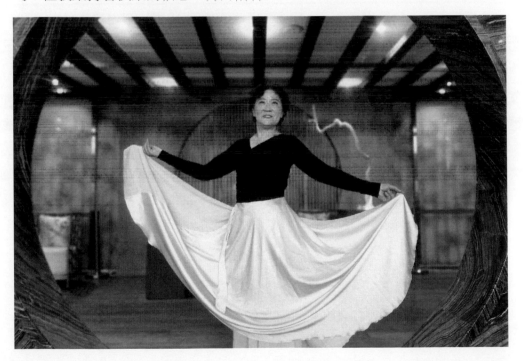

　　作為一個家族遺傳病癌症患者，我時刻關注著自己的身體變化。到了2018年年底，我在自檢乳房時發現左側有一個花生豆大小的腫塊。直覺告訴我，必須立即去醫院檢查，經過醫院診斷，我被確診為乳癌。2019年春節後，我接受了某醫院的雙乳切除手術。對於女性來說，完美的身材線條是一種驕傲，但我聽過一些失乳友人說過他們的困境，殘疾、疼痛，尤其是在夏天，現在我也成了其中的一員。每次對著鏡子，我看到乳房處兩道閉合的開刀傷口，在人前我堅強不肯示弱，但在人後也難免時常流淚。我鼓勵自己，為了好好地活著，我願意失去美麗。只有活出自己精彩的人生，才是對醫生、家人、社會和自己最大的責任。

　　我的積極治療態度和強韌心態得到醫生的讚嘆，對於獲得抗癌的勝利，我深感心靈的滿足。化療後，我繼續服用中藥調理身體，保持良好的體魄狀態。調養身體很重要的一點是每日三餐的合理搭配以及注意多吃綠色蔬菜、蕈類和水果。我還堅持少食紅肉，多喝熱水，並確保充足的睡眠。

　　除此之外，積極參加抗癌組織也成了我應對癌症的良好途徑。在這個特殊的團體中，在磨難及分享中，我和癌友們建立了相互扶持的聯結，得到了及時的建議和鼓勵，更強化了抗癌策略，並增強了生命的勇氣。

　　從患癌開始，我就加入了各個抗癌組織，他們陪伴我18年。加入抗癌組織真的是一件很好的事情。這些組織為廣大癌症患者帶來了福音，真正為我們解決了許多難題，帶回了歡樂，激勵了我們生命的航行。作為團體抗癌的受益者，我深切感受到了關愛和支持。在心存感激的同時，我始終將團體抗癌的理念和精神帶在身邊。我和身邊許多癌友走過了3年、5年甚至更長的時光。現在，我們能夠參加癌友舞蹈隊、合唱團，在舞臺上展示著迷人的風采，享受著幸福的生活。在抗癌的路上，我們並不孤單，愛讓我們手相攜，心相連。

披荊斬棘傳遞愛的光輝
—— 韓毅

　　每年團體抗癌組織都會舉辦豐富多彩的大型活動，這是癌友們非常喜歡和期待的時刻。在我患癌的十幾年中，醫院和抗癌組織一直給予我關心和照顧，我深感他們的心意。我要用自己的親身經歷和所見感激地回饋，將愛全部奉獻給需要幫助的人。

　　與死神多次接觸的我，更深刻地懂得時間的寶貴，懷著一顆感恩的心，我編寫了群口相聲，在聯歡會上表達了廣大癌友對組織的依賴和感激之情，凝聚了團體抗癌的力量。我的群口快板在醫院聯歡會上表演，產生共鳴，真誠表達了感恩的心。我的付出鼓舞了更多患者參與團體抗癌，走出風采，創造奇蹟。

　　感激「鏗鏘玫瑰戰友團」給了我們這樣一個平臺，讓我們有機會為患病的姐妹服務，讓患病的姐妹從憂鬱中破涕而笑。

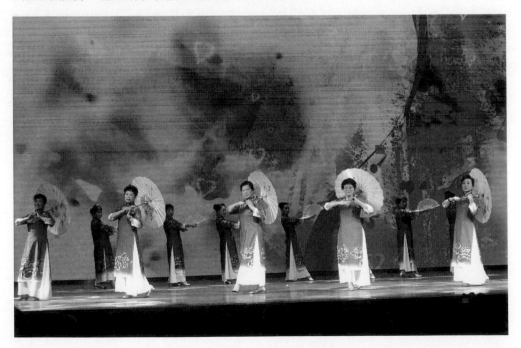

　　在人生中，最難得的喜悅莫過於遇到一群善良的朋友，她們充滿著正能量和智慧，時刻傳遞著愛的光輝，感激著你、我、她，感動著你、我、她，因此成了我們人生裡不可或缺的重要夥伴。互相取暖讓我們日漸成長，每時每刻都能夠學到許多有價值的東西，使生活變得更加充實、快樂，更重要的是，帶給了我們無限的幸福感！我的目標是能夠與這群好友共同迎接未來的 10 年、20 年⋯⋯

春風化雨歷艱難 領悟生命的可貴

曹鳳琴

跨越世紀的與癌症抗爭經歷，風雨彩虹，鏗鏘玫瑰，明天越來越好。

我叫曹鳳琴，今年 74 歲。被診斷為乳癌那年，我才 30 歲，如今已在風雨飄搖中走過 44 年的艱難歷程。

1980 年 3 月，當我得知自己患上乳癌時，心情十分沮喪，慌亂無主，悲悲戚戚地哭了一個晚上，感覺整個世界都崩塌了。後來，隨著手術的完成，我逐漸平靜下來，開始思考生命的真諦。當時的我年輕力壯，但經歷這場大病後，我深刻感受到生命的脆弱。尤其我想到自己的孩子才 4 歲，如果我離開了，孩子怎麼辦？家庭如何維持？我的母親也深感不安，擔心這場病會對整個家庭帶來致命打擊。於是，我開始用另一種眼光看待生命，盡全力配合醫生，用積極的態度去治療。回想起那段艱難的經歷，我深深感慨生命的可貴，珍惜每一個值得擁有的瞬間。

手術初期，我有點自卑，因為乳房全切手術導致胸部凹陷、外觀欠佳，這不僅影響我的整體形象，而且使我心境十分低落，不敢就這樣出門見人。那是 1980 年代，沒有義乳可買，也沒有整形再造手術，只能自行想辦法解決這一難題。我和另一半多次探討，終於想出用海綿做出跟乳房相似的形狀，放在內衣裡權當義乳使用。當時真是被逼無奈，還真逼出了這樣的辦法，想想也挺有意思的。

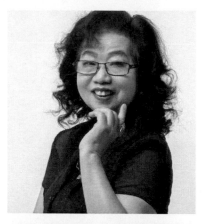

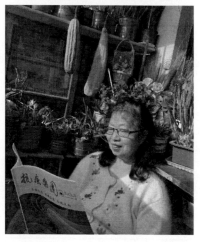

那時，醫院掛號相當困難，而且只有大城市的醫院才能做放療。公司幫我寫了介紹信，我才掛上某醫院的號，放療帶住院共一個多月。出院回家後，我吃東西很難，但沒有脫髮。

生病前，我在兵工廠從事槍彈生產工作。術後我沒有去上班，直到 1985 年，我離開兵工企業，被調至郵局工作。其實，兵工廠的工作壓力並不大，但我感覺患病與工作有關。銅和鉛是子彈生產的原料，工作人員必然要接觸到鉛皮和銅製外層。作為檢驗員，我每天都要接觸這些重金屬，當時的勞動防護措施相對較差，重金屬在身體內不斷蓄積，有可能導致各種相關病症。

我性格直爽，脾氣有點大，容易發火，這也可能對身體健康有一定影響。在工作之初，我就加入了公司的宣傳組，是十分有名的廣播員。那個時候太年輕，喜歡唱歌、跳舞、打羽毛球，不懂得患肢保護。某些劇烈運動導致我患肢腫脹，血液循環不暢，手臂最粗的時候，比正常人粗五、六公分。

自從參加了「鏗鏘玫瑰戰友團」的活動，我的生活變得充實而愉快，唱歌、跳舞、走秀，和姐妹們暢快聊天，每一個活動，每一處細節，都令我心情愉悅。此外，我特別喜歡花花草草，在家裡種些小辣椒、小番茄之類的，

春風化雨歷艱難 領悟生命的可貴
—— 曹鳳琴

養些好看的花，再拍張照片發個社群平臺，朋友們瞬間互動按讚，這種感覺真的太美妙了。

有幸成為「鏗鏘玫瑰戰友團」的守護天使，我與姐妹們分享自己 40 多年的寶貴經驗，告誡大家千萬不要像我一樣手臂腫起，最重要的是放鬆心態，積極面對生活。能為姐妹們提供一些幫助，我感到莫大的滿足和愉悅，我非常喜歡「鏗鏘玫瑰戰友團」的活動。

隨著社會的進步、科技的發達，醫藥方法不斷更新，乳癌已逐漸按照慢性病來管理。親愛的姐妹們，無論你遇到多少困難和挫折，都不要輕言放棄。只要你堅信自己會越來越好，就會迎來幸福美滿的人生。

堅持傳遞愛的力量

王鳳茹

只要身體允許，我會堅持傳遞愛的力量，讓自己和身邊的人都更強大。

俗話說「人生七十古來稀」。對於一個癌症患者來說，經歷了 14 年的抗癌歷程，活到今天是我的幸運。我叫王鳳茹，今年 70 歲，2009 年確診的乳癌，動了根治手術，之後做了化療。患病到現在將近 14 年，身體恢復得很好，目前只吃一點中藥調理，其他治療癌症的藥物都停用了。

我在第一次化療時，身體接受不了，用藥 10 分鐘就休克了，醫生採取了搶救措施。化療產生的脫髮也很嚴重，頭髮全掉光了。那時，我請了個看護，她說：「洗頭時，我都不敢讓您看，頭髮一把把地都掉盆裡了。」當時，我特別悲觀，覺得禿頭太可怕了，不敢見人，不想讓別人知道我得了這個病。

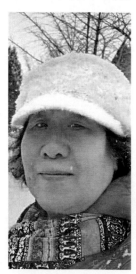

動根除手術，身體方面在後期會有一些不良反應，到現在患側手臂還有些麻木，和患病以前比起來，動作上還是差一點。我屬於那種特別要強的人，以前在上班時特別能幹，曾經是勞動楷模，有了光環和稱號，無論自己還是公司主管，對自己各方面的要求就更高一些，因為推到了這個高度，就一定得比別人做得更好，得比以前做得更好，所以身上的壓力很

大。手術後我徹底不行了，稍不注意就會引起水腫，所以就得按照醫生說的，注意約束自己，照顧好自己。

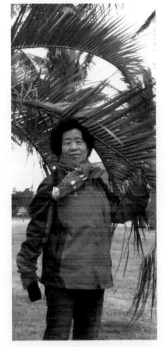

治療期間，孩子為了更好地陪伴我，辭去了工作。另一半也為我打氣加油，給我信心。他們的愛和支持從未間斷，直到我恢復健康。他們的付出讓我深受感動，也讓我堅定了戰勝疾病的信心。對於這樣的親情，我會更加珍惜、感恩。

做化療時，周圍都是相同的病友，知道了做化療都是這個過程，大家都這樣就沒有什麼可怕的了。我覺得，患乳癌是自己人生當中的一個挑戰，邁過去了以後就會非常好。

有位姐妹帶我參加了一次「鏗鏘玫瑰戰友團」的活動，看到很多同樣的病患姐妹們把自己打扮得優雅亮麗，身上充滿了朝氣，擁有非常樂觀良好的心態，而且她們當中好多人都還在工作。我被深深地感動了，決心要向她們學習，便毅然加入了這個團隊，並積極參加「鏗鏘玫瑰戰友團」舉辦的各種公益活動，去幫助更多的姐妹走出陰影，提高她們戰勝疾病的信心，用我們自己的親身體驗和經驗告知大家這個病沒有那麼可怕。

在我患病最初幾年裡，還沒有出現這樣一個組織，也沒有什麼人做病房探訪這些事，當時就覺得眼前看不到光明。所以，我加入這個公益組織後，覺得推展病房探訪活動是非常有必要的。得了這個病，首先要有一個良好心態，這是戰勝疾病的重要因素。有些人病得並不是太嚴重，但因心態不好使

自己的病情越來越嚴重。我周圍也有些原本病情嚴重的人，就因心態好，反而康復得很快。

　　做病房探訪，不僅僅是幫助病友，更是對自己的提升和昇華。我在和各種職業、不同心態的病友交流時，不僅能幫助他們，更能從中汲取特別有益的東西。只要身體允許，我會堅持傳遞愛的力量，讓自己和身邊的人都更強大。

為了家人一定要活下來

劉有志

雖然與疾病抗爭是一條艱難的道路，但我從未放棄。

我是劉有志，今年 71 歲。2000 年我被診斷出乳癌，於是開始了漫長而艱辛的與疾病抗爭之路。當時的情形讓我感到惶恐不安，但我並沒有放棄，我選擇堅強地面對疾病。當我躺在手術檯上時，我告訴自己，一定要活下來，因為父母還健在，兒子也剛成年，自己剛剛退休，美好的生活還在等著我，我想更多地陪伴父母、另一半、孩子。

等我睜開眼睛時，手術已經結束，我望著天花板，心想原來我還活著，窗戶外的陽光灑了進來，感覺活著真好。原以為做完手術治療就結束了，沒想到這才是開始。兩年時間內，我做了 5 次化療，25 次放療，每一次治療都很痛苦。我頭髮掉光了，出門戴著帽子也怕被人看到，有人問起我就說頭痛怕風，不敢也不願看到光頭的自己。

住院期間，另一半比較辛苦，白天上班，晚上回來幫我送飯，我每次做化療放療時都是另一半陪著。做化療時跟大家的反應一樣，嘔吐很嚴重，但是吐歸吐，吃還得吃。我血糖較高，需要控制飲食，一個饅頭分幾次吃完，有時半夜餓醒了就吃上幾口。同房間的病友問我做什麼呢？我說吃飯呢。她說半夜了還吃。我說這一個饅頭還沒吃完呢，我必須得吃下去，要不吃的話下一步治療時，體力就跟不上了。

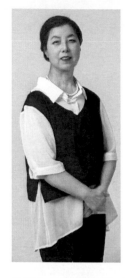

　　2016 年和 2017 年，我被評為抗癌明星和優秀組織者。我還參加了各種活動，不僅自己積極參加社群活動，還帶領病友一起打八段錦，獲得比賽第二名的好成績。我還參加詩歌朗誦活動，豐富了自己的業餘生活，鍛鍊了身體，提高了免疫力，同時我也在傳播愛的力量。

　　那年，正好「鏗鏘玫瑰戰友團」守護天使隊在某醫院舉辦活動，招募志工，為新病友做心理輔導。回想當初，我自己的情緒就挺悲觀絕望的，調整好心態後，我也想幫幫新病友，所以就參加了守護天使隊，成為一名志工。一開始，我也說不出什麼大道理，等聽完病友的經歷，她們有的人家裡人不理解，一聽說得這病以後，身邊的朋友、家人有遠離的，還有分手的。我覺得自己特別幸運，有這麼多朋友和家人的幫助。我就跟她們說：「對你不好的那些負面影響不要去想，你要老想那些東西，對你的恢復不利。」

　　有位跟我一起做病房探訪的病友患有小兒麻痹症，可是她依然堅持到病房去探望，不管天熱、天冷她都堅持，實在有困難時還讓她妹妹來代替，這點很值得我學習。還有一位病友，她當時正在做化療，但還去服務其他病友。我問她做得來嗎？她說能做到。我特別佩服她，換作是我可能做不到，剛做完手術那陣身體非常不舒服。

　　做病房探訪也有少數時候想不開，心想，自己也是患者，做這個不是給自己找累受嗎？可一看別人都是怎樣做的，就想到自己當初生病的時候，別人是怎麼為自己服務，是怎麼開導自己的，所以就願意把自己的愛心分享出去，能夠雷打不動地堅持跟姐妹們一起到病房去探訪，讓更多的病友好好恢復起來。

　　有那麼幾個新病友特別悲觀，不願意跟家裡人說話，整天愁眉苦臉的。經過我們的探訪勸導，她們的情緒都有了好轉，變得樂觀開朗起來。在探訪中，我們經常對新病友說的話是「我們的今天，就是你們的明天，看到我們恢復得這麼好，你們一定要有信心」。我們的做法得到了醫院的大力支持，也得到了眾多病友的歡迎。

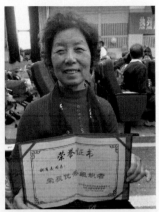

　　在「鏗鏘玫瑰戰友團」這個溫暖友愛的大家庭裡，我們互相取暖，砥礪前行。雖然與疾病抗爭是一條艱難的道路，但我們從未放棄。

　　今年，我已走過 23 年的康復路，爭取邁進 30 年。

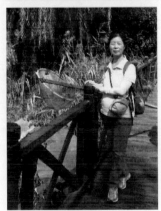

幫助他人是我們的共同心願

陳麗

　　跟志同道合的人在一起，交流做事都是愉快的，大家齊心協力，能幫助到更多的人。在幫助他人的同時，也繼續提升自己。

　　養我的人都送走了，我養的人早已成家立業，有了自己的後代，我也到了該享清福的時候，可以放手了。然而，命運之神卻在不經意間送來一個大禮包，一下子撞到我的左側乳房上，這個部位對於女性來說極易發生事故。

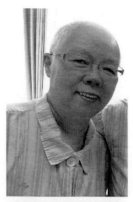

　　2022 年 10 月底，灰暗的一天，被汙染的天空就像遮上一塊灰濛濛的幕布，時不時呼嘯而來的六、七級大風，席捲著天地間能捲走的一切。在去往醫院的路上，我的心情亦如陰晴不定的天氣，時而擔心，時而期盼。掛了乳房科專家的門診，做了各項相關檢查，最後結果一錘定音，我被確診為乳癌，醫生的建議是動手術切除。我已是七旬之人，一生經歷了很多，也見過有些人手術後能夠健康快樂地生活。我想既然醫生定了手術治療，那就做吧。等手術做完了，我也能輕鬆愉快地生活了，還可以跟外孫一起學習新知識。

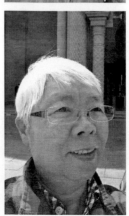

幫助他人是我們的共同心願
—— 陳麗

　　生病至今已有半年，我正在做第 5 次化療，之前聽人說過，做化療對身體有很大影響，會有嘔吐、掉頭髮、拉肚子、便祕等一系列不良症狀。聽別人說時沒有感同身受，自己親身經歷了，才知道那些絕不是輕描淡寫，實際上的反應和難受程度有過之而無不及。好在我是有過經歷的人，也是個開朗樂觀的人，能夠鎮定地面對發生在自己身上的一切。

　　2010 年，我動了甲狀腺手術後咽喉神經受損，術後兩年多的時間裡發不出聲音，之後長期用中藥調理，才慢慢地恢復了很多。但是，我再也不能像以前那樣唱歌了，如果另一側聲帶也受損，那就徹底發不了聲音了。

　　我是個興趣愛好廣泛的人，即使不能發聲，我依然非常喜歡音樂，唱不了歌，彈鋼琴還是可以的。彈鋼琴能享受音樂的快樂，還能練習手指的靈活度。開始學琴時，我手指僵硬，連帶著手臂也疼。老師指點說：「你的手指要放鬆，用手臂大臂帶動小臂，手腕放鬆，手指提起，用手指肚按鍵，抬起落下，手指要保持立柱狀態不能打彎。」經過幾個月的練習，我便可以用雙手同時彈琴了，心裡有滿滿的自豪感。

　　我也是個有點愛得意忘形的人，上班的時候整天忙忙碌碌不得閒，總盼著等什麼時候退休了，一定要把自己的業餘愛好都找補回來。我退休後便閒不住了，實現了自己對聲樂的愛好，跟著老師學習發音的位置，學習怎樣保持氣息，同時樂理知識也增加了許多。經常跟大家一起練習，清唱好一首歌，無伴奏也非常好聽，我常常陶醉在美妙的歌聲裡。我也喜歡參加其他娛樂性活動，閒得

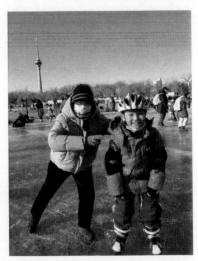

沒事也刻刻剪紙，用毛線鉤織做些個小玩意，自己覺得很開心。

我不僅有多種愛好，有點小才藝，還經常在社群平臺上發個影片自娛自樂。我的最大特點是熱心腸，樂於助人，無論我在哪裡，只要身邊有需要幫助的人，我就會主動熱心地給予幫助。比如說同病房的病友姐妹，有的情緒非常低沉，不好好吃飯；有的整天愁眉苦臉，心事重重的樣子。不管是誰的情緒不好，我都主動過去跟她聊天，開導她們說：「天底下沒有過不去的事，我們得有信心好好治療，生病了身體肯定會難受，但我們咬咬牙就能挺過去，沒什麼大不了的。」

4 月 13 日那天，看到有人穿著志工背心到病房探望我們，我特別高興，心裡想著原來有這樣一些人跟我有著一個共同的心願，在幫助別的病友戰勝困難，闖過這道檻。這是我第一次接觸「鏗鏘玫瑰戰友團」的人，認識了團長杜慶潔，聽她介紹了戰友團和天使志工的事情，也介紹了她自己的抗癌經驗。我一下子就喜歡上了這些跟我同樣的熱心人。

幫助他人是我們的共同心願，跟志同道合的人在一起，交流做事都是愉快的，我立即跟杜團長加了好友，進入「鏗鏘玫瑰戰友團」這個大家庭。大家齊心協力，能幫助到更多的人，在幫助他人的同時，也繼續提升自己。

目前，我的化療期還沒有結束，我會一邊繼續做化療，一邊幫助身邊的病友做些力所能及的事情。等化療結束後，我會積極做康復和後續治療，會申請加入天使志工服務隊，也去做病房探訪和門診值班，發揮自己的能力和特長，跟姐妹們一起互相取暖，在抗癌這條路上一直走下去。

女兒是我戰勝病魔的最大的動力

蕙質蘭心

在現實生活中，只要心態好，無論遇到什麼樣的難關都能跨過去，什麼樣的病都能戰勝它，即使到了最後關頭，也一樣能鎮定從容去面對。

夏季悶熱潮溼，尤其到了伏天更是酷熱難耐，對於我這樣一個怕熱愛出汗的人來說，這個季節裡的日子，每一天都很難熬。然而，一個意想不到的災難就在這個難熬的季節，突然間砸到我頭上，我被確診為乳癌。當醫生把診斷書遞到我手裡的那一刻，頓時感覺到天旋地轉，六神無主，心裡問自己：「在我的人生裡，世界末日就要到了嗎？」

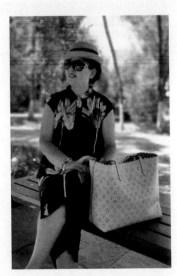

怕熱的人比較貪涼，夏季裡沖澡的次數較多，那是在 2019 年 8 月，正值三伏天氣，在一次晚間沖涼時，我無意間摸到胸部有個腫塊，心裡有些發慌，立即引起警覺，第一時間就告訴了閨女。接下來的日子就是沉重地忙忙碌碌，閨女帶著我在幾家治療腫瘤最有名的大醫院進進出出，奔走在求醫問診、檢查確診、手術化療、後續康復的抗癌路上。

將近一年的時間裡，每一次去醫院，每一次的各種檢查治療，每一次化療，以及每一個痛苦

難熬、徹夜不眠的夜晚，都是貼心女兒陪在身邊，精心照顧；每一批食材，都是她精心挑選；每一頓餐飲，都是她用心烹飪，得保證既有營養，又合我胃口。看著女兒每天為我著急上火，操心操勞，還得顧及她自己的工作，整日心事重重，身心疲憊的樣子，我心裡非常難受，但沒有辦法減輕她的壓力。

我相信，這個世界上沒有誰會預知自己罹患乳癌，都是在不知情的情況下被突然擊中。一開始，大多數病人都會不知所措，會驚慌害怕，甚至會產生輕生的念頭。但過了初期階段後，絕大多數人都會冷靜下來，比較理智地面對現實，積極配合醫生，好好治療，都希望自己盡快好起來。

我也是一樣，經過了這樣的轉變過程，從心理上的抗拒到最終接受；從最初的疑問、抱怨、不解、難以忍受各種痛苦，到能夠勇敢面對，積極治療；終於咬著牙堅持做完了六次化療。手術對身體帶來的各種不適其實不算什麼，傷口的疼痛可以忍受，手臂肩背的疼痛也可以慢慢緩解，引流不順暢可以請醫生解決，最難熬的就是化療這一關。

關於化療，身邊的病患姐妹每個人的副作用都不一樣，有的人反應很大，有的人幾乎沒什麼反應，我的情況應該是比較嚴重的。首次化療後，渾身骨骼痠痛，翻個身都很困難；全身癱軟無力，甚至連個手機都拿不住；腸胃更是折磨得厲害，不吃東西時絞著疼，吃點東西就往外吐，有時聞到飯菜味就噁心，連口水都喝不下去，胃裡空空的沒東西，吐出來的都是苦水；吃不下東西，補充不了營養，也不能好好休息，那種難受勁真是難以形容，感覺自己快熬不下去了，真的是很想死去。

不管怎樣，第一次化療就這麼熬過來了，熬過來後有些猶豫，不想繼續化療了，寧可死都不想做。可是看著在身邊忙來忙去的女兒，心裡有千千萬萬個不忍。女兒從小和我相依為命，吃過不少苦，如果自己不在這個世上

女兒是我戰勝病魔的最大的動力
—— 蕙質蘭心

了，剩下女兒自己得有多孤單。雖說她已結婚有了家，可到什麼時候有個媽都是最幸福的。就算不為自己，為了這個惹人疼的女兒，我也得繼續撐下去。結果就是眼淚伴著痛苦，自己難受自己忍著，就這麼一次又一次撐到了最後，終於熬過了化療關。

　　說到這裡，有件很神奇的事值得一提。在我連續 7 天滴水未進的情況下，女兒一個勁地要我吃個消食片，說吃了這個藥片就能吃進東西了，可這藥片嚥下去後，就卡在胸口這個位置，想吐也吐不出來，嚥也嚥不下也去，還憋得慌，讓我難受得直流眼淚，還是不能吃東西。就這樣到了第八天夜裡，我睡了兩個小時，這期間做了個夢。

　　在夢中我看見好多人圍著一個亭子站在那裡，我也在那裡站著。這時候從天上下來一個人，身上穿著一件藍色大袍子，手裡捧著一個藥片就朝我

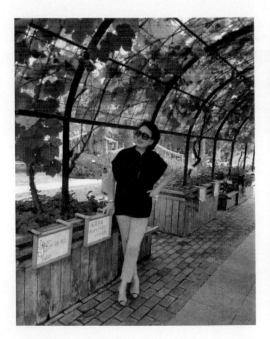
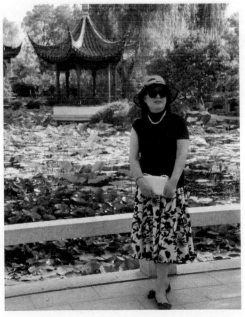

來了，他把藥片遞給我，說你把這個藥吃了，你會好的。我立刻就把藥片放嘴裡吃了，對那人連著說了三聲「謝謝」！之後就突然間醒了，睜眼一看掛鐘，是夜裡三點四十分。這時候我感到肚子裡空空的，特別餓，很想吃東西。女兒就在旁邊躺著，我趕緊把她叫醒，跟她說做了這個夢，也說了我急切地想吃東西。

女兒有點不相信，說真的假的啊？天天都不吃東西，這大半夜的怎麼說吃就得吃呢？我是餓得真等不及了，要女兒馬上去煮麵。滿滿一大碗麵，我三口兩口就全吃了。

這件事很蹊蹺，這個世界上的確存在著很多現代科學解釋不了的事情。但無論怎樣，這讓我有了信心，有了活下去的勇氣，在化療期間，能吃得下東西怎麼說都是件好事。就算是上天對我和女兒的垂憐吧。

自從得了這個病，將近五年了，在我的抗癌路上，一直是女兒在陪伴。她是最辛苦的司機、護理員和陪跑員；是我戰勝病魔的最大動力；是我心中最大的恩人；是我最可親可靠的家人。為了女兒，為了今後還有的期盼，為了更加美好的日子，我們都要好好活下去。

實事求是地講，這個世界上並沒有十全十美的事，生老病死是人生必經之路。在現實生活中，只要心態好，無論遇到什麼樣的難關都能跨過去，什麼樣的病都能戰勝它，即使到了最後關頭，也一樣能鎮定從容去面對。

希望每一位病患姐妹，都能以科學的、積極的態度面對疾病和治療，以寬容平和的心態善待自己，善待家人，過好我們幸福快樂的每一天。

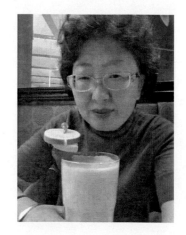

幫患者開創自己的第二春

姜軍

　　人生中總會有逆境，總會遇到一些坎坷，我不能屈服於命運的安排，得有韌勁去奮鬥，得鍥而不捨去抗爭，做生活的強者。

　　時光回轉到 34 年前，那是個談癌變色的年代，那時候如果誰患了癌症，就等於被宣判了死刑，全家人都會感到恐慌和緊張。在 1989 年那年，我剛 41 歲，意想不到地患了乳癌，腋下淋巴有轉移，短時間內體重從 70 公斤降到 59 公斤，人變得消瘦無力，住進某腫瘤醫院進行治療。

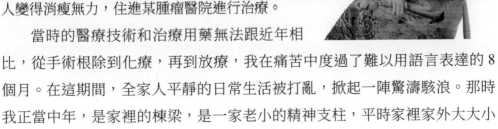

　　當時的醫療技術和治療用藥無法跟近年相比，從手術根除到化療，再到放療，我在痛苦中度過了難以用語言表達的 8 個月。在這期間，全家人平靜的日常生活被打亂，掀起一陣驚濤駭浪。那時我正當中年，是家裡的棟梁，是一家老小的精神支柱，平時家裡家外大大小小的事情都靠我打理，如果我倒下了，這個家就像塌了天一樣。

　　我是幼年喪父，在我不滿週歲時，父親病故了，是母親獨自一人含辛茹苦地把我養大，母女倆相依為命，度過了多災多難的年代。患了癌症，我感到老天爺實在不公，單掐我這棵多難的獨苗！老母親年已花甲，她平凡而又讓人敬佩，為拉拔我長大成人，默默地奉獻了自己的一生。我有兩個尚未成

年、急需母親照顧的可愛女兒，還有對我精心照顧、體貼入微的丈夫，他們是這世上最讓我牽掛的人。我欲喊無語，欲哭無淚，驚慌、憂慮、絕望等情緒交織在一起不可自拔，擔心自己一旦有個三長兩短，誰來替我照顧她們？這是割捨不下的親情。

我思來想去，覺得生命不僅僅是我自己的，也是所有親人的，同時也是國家和社會的。人生中總會有逆境，總會遇到一些坎坷，我不能屈服於命運的安排，得有韌勁去奮鬥，得鍥而不捨去抗爭，做生活的強者。別人能活，我也要活，而且要活得有意義，有品質！

在住院治療的幾個月裡，面對手術後胸部、手臂等部位的疼痛，面對化療對身體帶來的食慾不振和各種不良反應，我都盡可能地默默忍耐，能扛的事自己扛，盡量少讓家人為我操勞，減少家人對我的擔心。但家人對我的關心照顧非常周到，讓我感到無比溫暖。

尤其是另一半，他對我的關懷照顧更是無微不至。有一天，我特別想吃綠櫻桃，天哪！那個年代紅櫻桃都不好買，而且價格昂貴。但另一半為了滿足我的口腹需求，騎腳踏車跑遍整個城市去找，一連幾天都沒找到。後來，一位醫生建議說，去某商店看看吧。那個年代，在某商店能買到市場上奇缺的物品，果然就在那裡買到了。當看到丈夫一臉疲憊又帶著笑容，捧著綠櫻桃出現在我面前時，我激動得滿眼熱淚，馬上把這些櫻桃分給病友一起享用，心中的幸福感無以言表。

在醫院，我學會了郭林氣功療法，出院後擔任了郭林氣功輔導員，經常教授其他病友練習氣功，幫助他們恢復體能和體力。在這期間，我堅持服用中藥調理身體，服用中藥長達 5 年。至此，我走上了一條綜合治療的團體抗癌之路，改變了自己的人生。經常義務為病友服務並分享我的抗癌體會，幫

助病友認識團體抗癌的重要性。這種做法增
進了友誼，傳遞了愛心，大家自救加互助，
攜手共抗癌。

　　我還組織病友旅遊、登山，飽覽大好河
山，到大自然中呼吸新鮮的氧氣，讓大家感
到猶如回「家」的感覺。大家坐在一起談天說
地，都敞開心扉，把愉快的、不愉快的事都
宣洩出來。玩到盡興時，大家一起唱起來跳
起來，從心底爆發出由衷的歡笑聲，每個人
都經歷了生死磨難，更加熱愛生命，更懂得
珍惜生活。

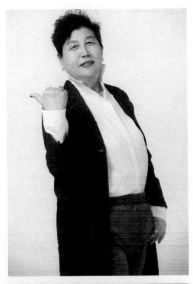

　　癌症患者康復了，就要活得有價值、有
意義，有付出就有收穫。帶出一批病友抗癌
成功後，我想著去幫助更多的新病友，一起
投身到公益活動中，為抗癌事業奉獻自己的
力量，我覺得自己有義務向社會上宣傳關於
癌症的防護知識。

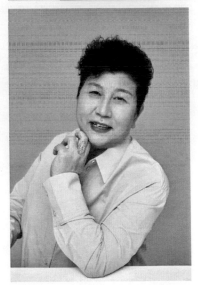

　　有的人知道自己患了癌症後，彷彿生命
走到了盡頭，失去活下去的勇氣，有這種情
緒壓力的影響會喪失治癒的機會，妨礙治療
的最佳時間。要幫助患者開創自己的「第二
個春天」，這就需要社會及每位患者及其家屬
的支持。關心和支持他們的抗癌鬥志，幫他們樹立正確的疾病觀，樹立樂觀
自信的精神，燃起每位患者對生命的希望之光。

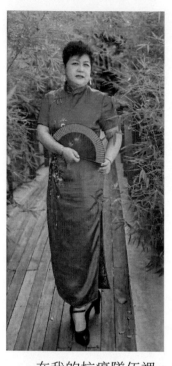

我所做的努力，旨在讓患者迎來自己早日康復的春天，並努力開創自己的「第二個春天」，樹立起癌症是可防、可治、可康復的新觀念，勇敢堅定地與疾病抗爭，這需要建立起自己家庭和社會的兩個樂園，要學會掌握「第二個春天」的三大要素：①物質是防癌的基礎。②精神是治癌的支柱。③科學是抗癌的法寶。也就是說生命要延伸，事業要延伸，要學會運用四個療法，即體療、食療、神療、醫療相結合，用意志、知識和健康去實現人生物質、理想、價值、情愛和歡樂的追求，去瀟灑、健康、有意義地生活，用百折不撓的精神追求崇高的目標，做一名對人類有貢獻的抗癌人。

在我的抗癌隊伍裡，每位抗癌人的背後都有家屬的幫助和支持，這些心存善良的家屬都在默默地做著力所能及的無私奉獻。我的另一半就是這樣，每當我遇到困難的時候，他總會慷慨解囊，出錢又出力，幫我解除困境。

多年以來，我的努力付出得到了相關單位的認可。1994 年 8 月，我被授予首屆「抗癌明星」榮譽稱號。

近年來，加入「鏗鏘玫瑰戰友團」後，我感到團長杜慶潔有著強大的凝聚力，整個團隊在抗癌領域裡發揮了不可忽略的作用，幫助了近萬名患者，使她們樹立起抗癌信心。我也成為守護天使志工隊伍中的一員，和其他姐妹一起參加病房探訪和門診值班等活動，能幫助更多新的癌患姐妹。繼續為社會、為抗癌事業做貢獻，展現了生命的價值和意義，我感到非常欣慰。

專家知識篇

乳癌治療更規範、更精準、更人性化
——三十餘年工作體會

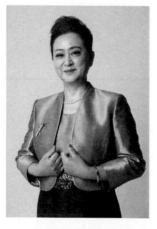

李豔萍

腫瘤學博士 主任醫師 副教授 碩士研究生指導教授

某醫科大學附屬醫院 乳房科副主任

乳房疾病防治學會健康管理專業委員會副主任委員

乳房疾病防治學會群眾工作委員會副主任委員

中西醫慢病防治促進會乳癌整合全國專家會副主任委員

腫瘤學會緩和醫療專業委員會常務委員

中西醫慢病防治促進會乳癌防治全國專家會常務委員

乳房疾病防治學會外科專業委員會常委

乳房疾病防治學會轉化醫學專業委員會常委

中西醫慢病防治促進會常委首批科普專家

外國醫師短期職業資格評審專家

醫療事故鑑定專家

婦女病防治指導組專家

英國牛津大學 Redcliff 醫院 高級訪問學者

美國芝加哥 Advocate 醫院 高級訪問學者

乳癌治療更規範、更精準、更人性化——三十餘年工作體會
—— 李豔萍

▶ 一、乳癌發病的一般狀況

乳癌是發生率高，對女性威脅嚴重的惡性腫瘤。2020 年最新統計資料，全球乳癌新發病例為 226 萬例，成為全球第一大癌種。乳癌也是我們女性患病率最高的惡性腫瘤，每年新發病例約 42 萬，與歐美西方國家相比，我們的乳癌有三個特點：①發病年齡早，我們的女性比歐美國家女性一般發病早10 ～ 15 年。②就診晚，很多患者就診時已經是Ⅲ期或Ⅳ期，臨床中Ⅰ期乳癌約占 20%，而美國卻達 60%～ 70%。③大城市發病率高。30%～ 40%乳癌治療後會發生局部復發或遠處轉移，發展成為末期乳癌，末期乳癌患者整體 5 年存活率不足 50%，因此早期篩檢發現、早診斷、早治療尤其重要。

國內外乳癌指南更新速度快，各類規範兼顧循證醫學的證據和藥物的可及性、是否進入醫療保險等因素對臨床醫生做出不同等級的推薦，更全面地指導臨床實踐。如今乳癌的治療更規範、精準和個體化，每個患者均按照免疫組化分子分型進行精準治療，有些患者需要結合基因檢測進行更細化的治療。某醫院乳房中心高度重視乳癌患者的規範化診療，所有懷疑乳癌的患者均行病灶空針穿刺，按照免疫組化分子分型。主管醫生將初治患者病歷摘要提交乳房中心專家組討論，做出整體治療方案。

▶ 二、乳癌治療的進步

1. 外科方面：乳癌的外科治療更加人性化

乳癌的外科治療方法從傳統的標準根治、擴大根治到改良根治，再到保乳根治，經歷了從大到小的演變過程，反映著乳房外科治療理念的變化，即從局部到全身、從強調局部治療到注重綜合治療的過程。外科治療從最大的可耐受治療到如今最小的有效治療。保乳手術已成為歐美國家的主流治療方

案，外科手術本身也更加精細化，對患者的創傷也逐漸減少。了解腋窩淋巴結狀況可以指導臨床分期、制定後續治療方案及預後評估，大量乳癌患者接受前哨淋巴結活檢替代腋下廓清手術，明顯減少了術後患肢淋巴水腫的發生。即使有 1 ～ 2 個淋巴結轉移，如果接受了保乳，術後進行放療，也可以不進行腋下淋巴結廓清，治療理念發生了極大的變化。現今的手術不僅注重根治同時兼顧美觀、微創和患者的生存品質。

傳統乳癌手術後女性特徵缺失，造成嚴重的心理負擔，影響其社會關係，乃至家庭生活，特別是年輕女性。隨著乳癌治療水準的提高與整形外科技術的發展，乳癌根治手術後同時進行即刻乳房再造越來越廣泛地應用於乳癌的治療中，如今越來越多的患者接受乳房重建，手術後仍能保持女性柔美的胸部外觀。即刻乳房再造的應用還不普及，近幾年隨著衛教宣導及女性自我意識的提升，乳房再造比例明顯增加。外科手術的選擇將會更加合理，全身治療的作用將會越加突顯，未來乳房外科的治療將向著以較少創傷的手術為基礎的個體化綜合治療方向發展。

2. 綜合治療的進步

腫瘤治療的新藥研發進入了新時代，各大藥廠都投入大量的人力、物力、財力進行新藥開發，為患者的治療帶來了希望，即使惡性程度最高的 HER2 陽性、三陰性乳癌，也不斷有各種新藥進入臨床，為乳癌患者帶來極大的獲益。激素受體陽性的乳癌內科治療趨勢是延長內分泌治療的時間，如 5 年的「Tamoxifen」應延長治療時間至 10 年；對於高風險患者，延長 5 年芳香化酶抑制劑治療後仍可繼續增加治療時間。臨床上三陰性乳癌的治療仍以鉑類藥物和 PARB 抑制劑為主。HER2 陽性乳癌推薦 1 年的曲妥珠單抗治療為標準的治療方案，而高風險、淋巴結陽性患者可採用曲帕雙靶的聯合治

療，或是 1 年曲妥珠單抗治療後延長酪氨酸酶抑制劑，如來那替尼的治療。對於末期乳癌，隨著精準分型理念的深入、標靶免疫治療的發展，患者的存活期也越來越長。以前描述末期乳癌為「不可治癒」的，隨著新藥的研發，末期乳癌患者可以透過使用低毒高效的藥物做到長期帶瘤生存，使乳癌成為一種慢性病。「全程管理」的理念應貫穿於乳癌患者治療的始終。

3. 乳癌患者心理康復的發展

乳癌對病友姐妹們帶來身體心靈的多重打擊，許多女性在確診乳癌後和治療的過程中，面對胸部毀損、雌性激素水平下降、化療的毒副反應，精神心理備受煎熬，以致患上憂鬱症、焦慮症，需要藉助藥物來維持日常生活。我們的病友組織「蝴蝶家園・鏗鏘玫瑰戰友團」是醫患共同營造的大家庭，建立醫患、患患之間溝通交流的平臺。在這個溫暖的團體中，大家互相取暖、彼此相愛、共同抗癌，結識到很多志同道合的朋友，更重要的是，在群體的相互支持和鼓勵下，走出疾病的陰霾，恢復生活的勇氣和信心，更加珍惜生命，充滿感恩與快樂，不僅攜手共創生命的奇蹟，還將愛心和力量傳遞給他人。我們的「守護天使」都是康復的乳癌姐妹，她們每週進行病房探訪，做門診志工，用實際行動書寫愛的篇章。

我作為一名乳房科醫生，三十多年來有許多感悟，也和許多患者成為朋友，看到她們好的治療效果，如新輔助化療後腫瘤完全消失（PCR），我的內心充滿喜悅；聽到她們長期治療後懷孕生子的消息，我不禁熱淚盈眶。許多患者面對長期的治療，仍然自信樂觀，熱愛生活，有個患者治癒後獨自帶著狗自駕兩個多月去了西藏旅行。她們對生命的熱愛與執著常常感動、激勵著我，我要與她們同行，為她們提供更優質的治療，為她們保駕護航，讓更多乳癌姐妹有尊嚴、有品質的好好活著！

乳癌生育力保存

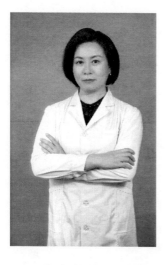

李蓉

教授 博士研究生指導教授 國家傑出青年科學基金得主

某大學第三醫院生殖醫學科主任

某大學婦產科學系副主任

醫師協會生殖醫學專業委員會副主任委員兼總幹事

醫療保健國際交流促進會生殖醫學分會主任委員

生殖感染與微生態分會副主委

中藥協會女性生殖健康專委會副主任委員

醫學會生殖醫學分會常委兼祕書

　　乳癌作為女性發病率最高的惡性腫瘤，發病率急遽上升。隨著腫瘤篩檢、診斷及治療技術的發展，乳癌患者的長期存活率也有所提高，越來越多的治癒者面臨著腫瘤治療的後遺症，例如對生育力的損傷。而在未生育的育齡期乳房腫瘤患者中，大部分都有孕育後代的意願。因此，為腫瘤患者保存生育力，是在提高患者預後生活品質的同時滿足患者生育需求的重要舉措。

　　目前，乳癌的治療主要為手術、放療、化療、標靶治療、內分泌治療等多種方式。化療根據每位患者的個體情況、所使用的具體藥物類型及劑量不同，對患者生殖功能產生不同的影響，如導致卵巢功能的下降，甚至卵巢衰竭；對於乳癌患者的內分泌治療，因其治療週期時間長，患者想孕育後代的

計畫也不得不推遲。但是在等待期間，患者隨著年齡增長，卵子數目、品質數量都會不可逆的下降，成功孕育後代的可能性也隨之降低。

目前，對於小於 40 歲的女性乳癌者，如果有康復後孕育後代的意願，建議儘早明確其所接受的治療方案對生育力的影響，並結合患者的預後，在經患者及其家屬知情同意下實施生育力保存。

那麼，什麼是生育力保存呢？生育力保存是指採用手術、藥物或輔助生殖技術，保護有不孕風險女性的生殖內分泌功能，保存其獲得遺傳學後代的能力。

目前，生育力保存的方式包括卵母細胞、胚胎或卵巢組織冷凍，藥物治療等。卵母細胞冷凍保存和胚胎冷凍保存是運用得比較成熟的生育力保存技術。透過藥物促排卵後，從患者卵巢中取出成熟的卵子，進行冷凍保存，等到已婚可以懷孕時，將冷凍的卵母細胞解凍，透過輔助生殖技術體外受精形成胚胎，移植回患者的子宮內。已經結婚的患者取卵後可以直接和男方的精子授精，形成胚胎進行凍存，等將來乳癌治癒後移植回患者的子宮內。但從藥物刺激卵巢促排卵開始至取卵，需要大約 2 週時間，通常在手術切除腫瘤後或輔助放化療前 2 ～ 4 週內進行促排卵。需要特別指出的是，由於乳癌易感基因突變攜帶者，如 BRCA1 和 BRCA2 基因，有一半的可能將突變傳遞給後代，因此，在凍存或移植胚胎時，可針對是否進行胚胎篩選等問題進行全面的考量。

對於雌激素受體（ER）和（或）孕激素受體（PR）陽性的乳癌患者，可使用抗雌激素藥物（Letrozole、檸檬酸氯米芬或 Tamoxifen）進行促排卵，可以有效降低血清中游離雌激素水平，且卵母細胞成熟率、受精率、優質胚胎率等與常規方案無區別。未成熟卵體外成熟技術，簡稱 IVM 技術，直接從卵

巢中獲取未成熟卵母細胞，在體外培養至成熟卵母細胞階段，避免了藥物刺激，適用對象為不宜進行控制性促排卵的患者。但需要知道的是，透過 IVM 技術凍存的成熟卵，解凍後受精形成胚胎移植，其流產率要稍高於新鮮成熟卵形成的胚胎。

卵巢組織冷凍技術不僅保存了可以發育成卵子的生殖細胞，還保存了可恢復生殖內分泌功能的卵巢組織，是青春期前的女性唯一可用的生育力保存策略，同時也是不能使用促排卵藥物的女性可以採取的生育力保存方式。等到癌症治癒後，再透過原位或異位的形式重新移植回患者體內，以恢復生殖內分泌功能。此技術在我們這裡雖然尚在起步階段，但目前國際上在應用此技術後已有 200 多例健康活產誕生。對於乳癌患者，分娩後可以根據存活卵巢皮片的功能來決定是否需後續切除或藥物抑制。

若無法進行上述的生育力保存時，可考慮藥物治療，應用促性腺激素釋放激素激動劑（GnRHa）保護卵巢。目前，GnRHa 方案運用於生育力保存的效果並無統一結論，但已有的研究大部分認為，早期乳癌患者術後應用 GnRHa 進行卵巢保護有助於減少術後卵巢早衰率，提高生育率，且生育對患者總存活率和無病存活率無不利影響。整體來說，考慮到化療時聯用 GnRHa 臨床使用簡單易行、未對化療療效產生影響，且存在減輕化療導致的卵巢損傷的作用可能，建議 GnRHa 可作為所有乳癌分型、需接受化療、有意願保留生育功能的女性的一種選擇，並可與其他生育力保存方式同時使用，建議在化療前 14 天開始應用。

雖然上述生育力保存技術的安全性相對較高，但女性乳癌患者實施生育力保存仍存在一些風險，如乳癌患者使用促排卵藥物時，不可避免導致患者的激素水平波動，加重原有疾病的風險；或者因疾病的發生發展，患者後續

可能無法使用保存的卵子、胚胎或卵巢組織的風險。

整體而言，雖然隨著技術的進步，生育力保存的方式多樣化，技術越來越成熟，但乳癌患者的生育力保存應遵循多學科共同合作的原則，充分評估風險及安全性。在不延誤腫瘤治療、不影響治療效果、不增加原有疾病惡化風險等的基礎上，經患者及其家屬知情同意進行生育力保存，可為越來越多的乳癌存活者保留將來孕育後代的希望。

乳癌放療意味著什麼？

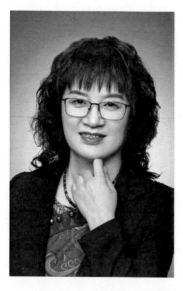

王玉

主任醫師　碩士生指導教授

某腫瘤醫院乳房放療病區主任

抗癌協會乳癌專業委員會委員

抗癌協會乳癌專業委員會主任委員

乳癌診療與質控專家委員會主任委員

乳房腫瘤專科聯盟理事長

醫院發展協會乳房分會主任委員

女醫師協會臨床腫瘤專業委員會主任委員

腫瘤防治協會放療專業委員會副主任委員

　　乳癌的治療是一個系統工程，包括手術、化學治療、放射治療、內分泌治療、標靶治療等，其中手術和放射治療屬於局部治療方法，化學治療和內分泌治療屬於全身治療方法。據各大腫瘤防治中心統計，大約有 70％ 以上的癌症患者在癌症治療的過程中需要接受放射治療。對於乳癌來講，放射治療無論在乳癌保乳手術後、改良根治手術後，還是在末期出現骨轉移、腦轉移等情況下，都發揮著重要的作用。那放療到底是什麼？放療的流程是怎樣的？在進行放療時有哪些常見的問題和注意事項？

　　什麼是放射治療呢？

乳癌放療意味著什麼？
—— 王玉

　　放射治療是利用聚焦的、高能量的放射線，破壞腫瘤細胞的遺傳物質DNA，使其失去再生能力從而殺傷腫瘤細胞的一種局部治療方法。其治療目的在於，能夠最大限度地將放射線集中於病變區域內殺死腫瘤細胞，同時還要最大限度地保護鄰近的正常組織器官。放療可以單獨使用，也可以與手術、化療等配合，提高癌症的治癒率，所以放療在腫瘤患者的治療中非常重要。

　　放療的流程是怎樣的？

　　放療是一個涉及多環節、多步驟的複雜過程。作為患者，了解放療的基本流程，更有助於配合醫護人員完成治療，能夠幫助更好地達到治療的預期效果，基本流程如下。

　　1. 體位固定很關鍵：根據照射部位的不同，醫生要對患者做體模固定、雷射線標記。對於體位的要求包括舒適度好、位置精準、體位重複性好，這是放療中非常關鍵的環節。

　　2. 模擬定位更穩妥：照射部位確定後，我們需要在模擬放療的情況下進行 X 光和 CT 等影像學檢查，使腫瘤的確切位置和大小更清晰地呈現。

　　3. 路徑劑量更準確：為了確保放射線能夠殺死腫瘤細胞又能避開正常組織，需要在模擬定位過程掃描的 CT 上逐層勾畫患者輪廓、腫瘤靶區（需要照射的腫瘤區域）和正常組織的靶區。

　　除此之外，不能一味只看腫瘤的治療劑量是否達標，更要讓放射劑量分布盡可能避開患者的正常組織和器官。

　　4. 設計及驗證放療計畫：物理師根據放療靶區及處方劑量，在專用的電腦工作站上計算模擬出放療計畫。但是這還不能馬上執行，還需要進行照射位置和劑量的驗證。

5. 正式實施放療。

6. 放射治療：一般是一天一次，每週 5 次，放療過程強調連續性。第一次放療時需要確定患者的體位、體模位置和等中心位置，目的是保證放療的精確性。

所以，放療相比其他治療，團隊合作在放療過程的作用特別重要，放療的實施尤其是精確放療，是一個系統工程。放療前，醫師會根據每位患者的臨床特徵、病理診斷、實驗室和影像檢查資料、一般情況等，對其進行分期和多學科治療策略的確定，然後進行放療的定位、照射靶區的勾畫，然後和物理師一同根據患者具體的情況，設計一個最優的劑量設計方案，目的是在保證腫瘤獲得足夠放療劑量的同時，盡可能控制和減少重要器官組織的照射劑量，從而保護重要器官組織的功能。綜上所述，治療計畫時間受多種因素影響，每一步都至關重要，任何草率的、盲目求快的態度都是不可取的。這就像廚師做菜一樣，在做菜前要先把各種調味料準備好，再制定放入的先後順序，然後才開始做菜。因此如果患者選擇了強度調控放射治療，還需多一些耐心等候。

乳癌患者放療常見問題有哪些？

對於放療，各位患者及其家屬都存在著一些疑問困惑。

1. 放療後身上會帶有射線影響家人嗎？

很多患者擔心自己在接受治療後，會影響家人的健康。但是事實上，患者接受的是射線治療，射線也只在治療的時候才能出現，患者身上沒有放射源，沒有射線，也不會有輻射，所以不會影響家人健康。

2. 放療一般幾個週期？

通常相同部位的放療在 3 ～ 5 年內只做一次，所以可以說放療就一個週

期。但這一個週期根據治療方式的不同，時間也會不同。按傳統放療會持續
5 週左右，寡分次放射治療會持續 3 週左右，部分低風險的患者可能僅僅需
要 1 週的時間。

3. 放療中間可以停嗎？

不可以停。放療的治療模式是經過精準地制定的，如果中間停了幾天，
再繼續進行放療會影響治療效果，如果放療反應明顯或者出現其他併發症必
須要停時，時間最好越短越好，盡量不要超過 1 週。

4. 放療需要忌口嗎？

放療患者要選擇清淡易消化、營養豐富的飲食，保證治療期間的營養需
求，多食用高蛋白、少脂肪、高纖維的食物，做到營養均衡，合理膳食。

5. 放療的副作用大嗎？

放療不會直接引起疼痛，其副作用主要發生在治療的位置，很少會有全
身反應出現，而多數副反應輕微。乳癌患者放療後皮膚受到輻射，可能會出
現炎症導致放射性皮炎；可能出現皮膚顏色加深，嚴重時會變成深棕紅色；
極少數如果沒有做好護理，很可能會出現破潰、滲液等症狀。患者可以在醫
生的指導下，使用 Mupirocin 軟膏、維生素 E 乳膏等藥物進行治療，透過適
當的處理及隨著放療的結束會慢慢恢復。

總之，隨著乳癌整體治療水準的提高，乳癌患者的治療效果越來越好。
患者朋友們一定要保持樂觀的心態，積極配合醫生進行治療，相信會更快地
恢復到正常的工作生活中！

醫患同心，共克疾病

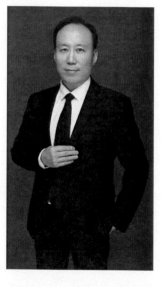

張永強

主任醫師　著名專家　醫學博士　研究生指導教授
副教授
某醫院腫瘤內科副主任
性學會乳房疾病分會主任委員
醫學會乳房疾病分會常委
乳房疾病防治學會內科專委會副主任委員
健康管理委員會副主任委員
中西醫慢病防治促進會中西醫乳癌防治全國專家委
員會副主委
腫瘤防治研究會乳癌分委會副主委
中西醫腫瘤防治技術創新聯盟副會長
腫瘤學會理事
老年學和老年醫學學會老年腫瘤分會理事
心理衛生協會老年心理衛生專業委員會委員

醫患同心，共克疾病
── 張永強

應邀為百位乳癌患者的生命故事寫點東西，我一口應允。跟乳癌患者打交道近 30 年，我看到、想到、聽到、經歷過的無數，感覺要說的東西很多很多，但當落筆時又一時不知從何說起。故事，親身經歷者都講了。思量再三，我還是跟大家講講醫生眼裡的患者故事，順便告訴大家平時很想對大家說的一些話，談談一位醫生內心的感受。

▶ 努力就有希望，相信醫生，相信科學

說起乳癌患者的故事，許多面孔浮現在眼前，有不知所措的、期盼的、痛苦的、失望的、無所謂的……但跟我交流過後，患友們總能充滿希望、看到光明，經過治療後更是能信心十足地走向新生活。一位 45 歲的女性患者動了乳癌手術及術後治療，在輔助內分泌治療的過程中先後因為孤立的肺轉移和腦轉移均接受醫生的建議動了手術切除，再次內分泌治療已經過了 10 年，一直未發現新的轉移灶，已經宣告臨床治癒。問起她的感受時，她強調最多的就是相信醫生、相信科學，在每一個生死關口都是因為聽取了醫生的建議才獲得了目前的效果，所以現在仍然按照醫生的囑託每年複檢，管控自己的情緒，不鑽牛角尖，力爭開心快樂每一天。有一位患者一直不敢面對，以為是「乳瘡」，以至於將乳房腫瘤養到頗大、破潰出血導致嚴重貧血甚至曾經暈厥，四十多歲的她走路氣喘吁吁，說話底氣不足，穿刺確診後仍然不願接受現實、不想治療，我足足花了一小時說服她接受治療。至於治療的難度，以至於我不敢、也不能用兩藥或三藥的標準化療方案，只選擇了單藥，而且將這個藥本應 3 週使用一次的總量，分為 3 份每週使用，同時聯合雙標靶治療，一週一週地分次、試探著用藥，成功將腫瘤打到徹底消失，幾年間她一直無瘤生存，繼續自己喜歡的工作，每日在社群平臺裡展現著她開心、快樂

的生活。熟悉之後在一次聊天中，她坦露診斷前她不是沒有想過腫瘤，而且不只一次地想過，想像中的後果讓她害怕、恐懼、不敢面對。她一直記著我跟她說的一句話：「努力就有希望，逃避會喪失機會。」一位患者的另一半是身障者，兒子國二時她確診三陰性乳癌，而且已經復發轉移。她深知三陰性亞型的凶險和治療的難度，當時哭著告訴我唯一的願望就是看著兒子考上大學，用期盼的眼神看著我：「有救嗎？」我告訴她：「辦法總比困難多，相信醫生、相信自己。」我們大家都能感受到她的艱難、不易，所承受的壓力以及對生命的渴望。治療過程自然有艱苦、心酸，也有快樂，她一直堅強面對。她曾經參與的臨床研究不但延長了生命，而且大大節省了治療費用。這期間她經常參加包括社群、患者俱樂部舉辦的保護環境、手工製作等各種社會公益活動，盡自己所能幫助他人，假期還會帶著兒子一同參與。即使在最後的時光，她也一直豁達、開朗，笑對人生，以感恩的心做自己力所能及的事來回饋社會。雖然她最終離開了大家，但她實現了自己所願，完成了自己想做的事，用笑容和行動感染著病友甚至是健康的朋友，她永遠懷揣一顆積極向上的健康心、感恩心。

現代醫學雖然飛速發展，仍無法阻止人們談癌色變，很多人拿到診斷通知單的那一刻已經放棄希望。其實，絕大多數乳癌是可以治癒的，很多醫生也在與腫瘤患者並肩作戰。

乳癌的治療離不開指南，離不開共識，但結合每個患者的疾病特點、身體特點、個性需求等，做出適合患者本人的個性化診療決策，是我一直實踐和追求的目標。

醫學的發展進步，離不開不斷探索更多可能的醫生，更離不開這些支持臨床研究的患者們，加入合適的臨床研究一直是國內外指南所推薦的。患者

的參與、貢獻與支持，不僅讓自己有機會提前用到潛在有效的新藥，也有利於醫學研究的大步向前，未來的最佳治療方案將因你們的參與而改寫。

▶ 衛教宣導，同心抗病

過去，大眾獲得醫學知識的途徑較單一且低效。考慮到乳癌患者所承受的不僅是疾病帶來的痛苦，也有因化療等治療以及身體有缺陷的心理煎熬，早在 2012 年，我就在我們醫院發起並創辦了「愛康樂園」，一個充滿愛和知識的乳癌患者俱樂部。

愛康樂園以患者為中心，由專科醫生和護士來共同陪伴，長期進行與乳癌相關的知識講座，回答患者關心的問題，更為重要的是，協助患友們發展豐富多彩的娛樂交流活動和社會公益性活動，唱歌、跳舞、樂器、健步走、手工藝等，每個人都能找到適合自己的愛好項目，在娛樂中相互交流、疏解困惑、找回自信，幫助大家戰勝病魔，走出心理陰影，回歸家庭、回歸社會。希望患友們能自信地去綻放最美的風采，感受到身心健康的重要性，成為不被病魔打倒的勇士和完整的社會人。

作為醫者，我們對患者的內心承諾始終未變。被懷疑有腫瘤的患者，要幫她們弄清楚，避免誤診；已經確診的患者，一定要努力找尋治癒的方式和機會；已經復發轉移的患者，幫他們重新獲得對生活的希望，哪怕只是幫他們延長了一段並不算長的享受人間美好的時光。

成功永遠屬於勇於面對、努力打拚的強者。

乳房疾病患者需要關注婦科健康

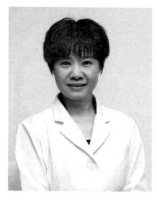

白文佩

婦產科主任　主任醫師
某大學、某醫科大學教授　婦產科博士研究生指導教授
更年期保健特色專科負責人
中西醫結合學會更年期專業委員會主任委員

作為婦科醫生，常常遇到這樣的情形：

患者：「醫師，這些天我乳房脹痛，自己摸到了疙瘩，請您幫我查查！」

婦科醫生：「真抱歉呢，乳房的疾病您需要看乳房外科或者一般外科，婦科負責女性生殖系統。」

患者：「咦，乳房不歸婦科？女性的疾病不是都歸婦科看嘛！」

乳房和女性生殖系統有著千絲萬縷的連結，也難怪患者有這樣的想法。青春期乳房發育與月經初潮結伴而來，育齡女性生兒育女母乳餵養天經地義，停經後乳房萎縮司空見慣。雌激素是乳房的滋養劑，但這種滋養也需要恰到好處。

我時常思考，乳房疾病與婦科疾病的關係，希望能為乳房疾病的患者提供婦科方面的專業支持，如月經管理、生育促進、婦科腫瘤早診早治、更老年期保健等。在婦科疾病的治療過程中，我也會非常關注乳房健康。

▶ 乳癌患者的婦科管理

在乳房疾病中，大家最擔心、最關注的當屬乳癌。乳癌與雌、孕激素有著密切的關係，一部分乳癌患者術後需要用到內分泌治療。乳癌內分泌治療的常用藥物包括選擇性雌激素受體調節劑和芳香化酶抑制劑。根據 2020 年美國國家癌症資訊網（National Comprehensive Cancer Network，NCCN）指南、2018 年英國國家健康與照顧卓越研究院（National Institute for Health and Care Excellence，NICE）指南，術後 5 年選擇性雌激素受體調節劑是停經前激素受體陽性早期乳癌患者標準內分泌治療方案之一，治療過程中轉為停經後可改為芳香化酶抑制劑。近年來的研究亦推薦，高風險乳癌患者進一步延長內分泌治療時間，以減少局部復發和改善乳癌無病存活期。乳癌患者長期的內分泌治療，必然影響到女性生殖系統，所以要高度關注乳癌患者的婦科健康。

女性體內雌激素的合成有兩條重要途徑，第一是由卵巢分泌的，是停經前女性雌激素的主要來源；第二是腎上腺和脂肪組織在芳香化酶的作用下將雄激素轉化為雌激素，合成量相對較少。患者一旦停經之後，卵巢功能衰退，體內雌激素的合成主要依靠腎上腺和脂肪組織。正因為這第二條通路的存在，停經之後女性體內的雌激素水平雖然會下降，但不會完全降到零，而是維持在一個較低的水平。Tamoxifen 是目前最常用的選擇性雌激素受體調節劑，其結構類似雌激素，在乳腺組織中呈拮抗作用，它與雌激素受體結合，形成穩定的複合物並轉運入核內，阻止染色體基因開放，從而抑制癌細胞的生長和發育。而 Tamoxifen 在子宮內膜的作用是雌激素性質，不呈拮抗作用。標準劑量的 Tamoxifen 可能和子宮內膜增生、息肉、子宮內膜癌及子宮肉瘤相關。接受 Tamoxifen 治療的女性發生子宮內膜癌的風險是未用 Tamoxifen 者的 2 ～ 3 倍，呈劑量和時間依賴性。長期使用 Tamoxifen 可使子宮肉瘤的發病風險增加 3 倍。

對於乳癌術後使用 Tamoxifen 的患者，應該高度警惕子宮病變，加強婦科隨訪與監控。停經前沒有異常子宮出血症狀的女性，每 6 ～ 12 個月進行婦科隨訪；停經後或者伴有其他高風險因素的患者，每 3 ～ 6 個月進行婦科隨訪。

▶ 乳癌與卵巢癌聯合篩檢

隨著基因檢測技術的不斷推廣，婦科腫瘤與乳房疾病的關聯性越發受到重視。乳癌易感基因（breast cancer susceptibility gene，BRCA）包括 BRCA1 和 BRCA2，是重要的抑癌基因，其編碼產物參與 DNA 損傷同源性重組修復。BRCA1/2 基因突變顯著增加乳癌、卵巢癌以及其他相關腫瘤的發病風險。所以，對於卵巢癌 BRCA1/2 基因突變的患者，除進行婦科專科治療外，我們還會聯合乳房外科醫師共同排查乳房疾病。同樣地，對於乳癌 BRCA1/2 基因突變的患者，我們婦科腫瘤專科醫師也會行動起來，進一步評估婦科疾病並提供生育諮詢和遺傳諮詢。推薦 BRCA 基因突變攜帶者在完成生育計畫後，實施降低卵巢癌風險的輸卵管－卵巢預防性切除術，BRCA1 基因突變攜帶者推薦實施手術的年齡為 35 ～ 40 歲；BRCA2 基因突變攜帶者推薦年齡為 40 ～ 45 歲。如果因為生育等原因，無法在推薦年齡前完成上述預防性切除術，則建議患者從推薦年齡開始，每 6 個月進行一次婦科評估，包括婦科諮詢、陰道超音波和腫瘤標誌物測定等。

▶ 停經激素治療與乳癌

停經激素治療（MHT）是緩解停經相關症狀最有效的方法，已知或可疑患有乳癌是 MHT 的禁忌症。MHT 與乳癌發病風險的關係尚無定論，長期應用可能輕微增加乳癌的風險，主要原因可能是合成孕激素。在專業的醫生指導下權衡利弊，科學應用 MHT，定期進行乳房檢查和必要的影像學檢查，能最大限度地保障乳房安全。

綜上所述，乳房與女性生殖系統確實存在著密切的關聯，同時關注兩者，將更為促進女性全生命週期的健康。

乳癌患者怎樣學會自我營養管理

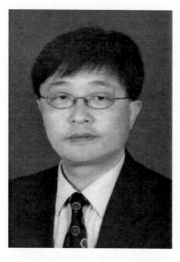

石漢平

醫學博士　教授　主任醫師　博士生指導教授

某醫科大學腫瘤學系第三屆系主任

某醫科大學附屬醫院胃腸外科主任

某醫科大學附屬醫院臨床營養科主任

腫瘤代謝與營養國際科技合作基地主任

抗癌協會　副理事長

抗癌協會腫瘤營養專業委員會　主任委員

國際腫瘤康復學會　候任主席

營養保健食品協會　副會長

醫學會腸外腸內營養學分會第五屆委員會　主任委員

　　合理營養既是維持健康和生命的物質基礎，也是提高治療效果、促進康復、延長存活期的重要措施。在乳癌患者的康復之路上，不同的治療階段需要合理營養保駕護航。

　　作為患者，在進行各種治療前都需要有對自身進行營養評估的意識，關注自己的體能、體重、睡眠、食慾、食量、大小便、血液生化和血液常規等檢查結果，樹立營養治療與臨床治療並重的理念。當自身出現明顯變化時，應當及時向主管醫生彙報，請營養醫師參與綜合治療。

乳癌患者怎樣學會自我營養管理
—— 石漢平

▶ 不同治療階段乳癌患者的營養管理

圍手術期

手術治療是乳癌最常見的治療方式之一，營養不良會增加術後併發症風險和死亡風險。患者在圍手術期採用適量能量、充足蛋白質、高維生素飲食，注意部分營養素的補充，如鋅、維生素 A、維生素 C 等能夠促進傷口癒合，促進康復，同時要注意補充適量的膳食纖維，預防便祕。

放療化療期

放化療的治療毒性反應可分為全身反應和局部反應，全身反應如乏力、骨髓抑制、胃腸道反應等，局部反應如黏膜炎症等。化療藥物在殺傷腫瘤細胞的同時，難免會傷害一些增殖快的正常細胞（如骨髓細胞、毛囊細胞、胃腸道上皮細胞等），導致相應的副作用，如白血球減少、掉頭髮、厭食、噁心、嘔吐、潰瘍、排便習慣改變等。

有研究顯示，乳癌患者在放療期間，口服適量麩醯胺酸有助於改善放療引起的皮膚不良反應，同時促進腸道健康。在沒有顯著的食慾減退、噁心嘔吐時，以平衡膳食原則為基礎，遵循康復期飲食原則即可；在食慾減退、噁心嘔吐明顯、味覺異常時，可增加營養流食，補充津液改善食慾，少量多餐，避免出現營養不良；當出現明顯骨髓抑制時，應該補充充足的營養，以保證合成代謝的需求，具體可以去營養門診制定營養治療方案。

內分泌治療

接受內分泌治療的乳癌患者，尤其是接受芳香化酶抑制劑治療的停經後乳癌患者，容易出現骨質流失。建議在芳香化酶抑制劑治療之前，進行骨折風險評估，改變生活方式以及補充鈣和維生素 D。

康復期

　　有證據顯示，遵循地中海膳食模式能更多地降低乳癌的復發率、總死亡率和其他合併症。由歐洲臨床營養與代謝學會（ESPEN）制定的針對癌症倖存者的營養治療的最新指南，提出了一種健康的飲食模式，其特點是攝取足夠的蔬果、全穀物、豐富的魚類、禽類，適量攝取低脂乳品，限制紅肉、加工肉的攝取量，嚴格限制糖、糖果和酒精的攝取。該模式與地中海飲食模式類似，有以下要點：保持健康體重，BMI 維持在 18.5 ～ 23.9kg/m2，維持適當的肌肉的量和體能；降體重速度 1 ～ 2kg ／月即可；堅持規律作息、適當有氧運動和阻抗運動。

▶ 飲食原則

　　（1）主食：以全穀物為主，超重肥胖患者可以薯類替換部分主食量，盡量減少精製糧食、點心、糖果、飲料攝取。一般女性飯量全日主食推薦攝取量在 175 ～ 250g。

　　（2）富含優質蛋白質的食物：①奶類，推薦脫脂（或低脂）奶或脫脂（或低脂）優酪乳，選擇安全來源的奶製品。②蛋類，一天 50g 即一個雞蛋量即可，盡量避免煎炒方式烹調。③有證據顯示，適當攝取大豆及其製品可以減少乳癌的發生，能夠減少圍停經期及乳癌治療期間的潮熱症狀，顯著降低女性乳癌的死亡和復發風險，但不推薦患者服用含有大豆異黃酮的保健品。④肉類，可以選擇適量魚禽類，在平衡膳食中一般全日肉類總量 100g 左右即可滿足需求。有許多證據顯示加工紅肉（畜肉）的過量消費會增加癌症風險。

（3）蔬菜和水果：在健康膳食中，蔬菜量推薦一天 600 ～ 800g，顏色和種類越豐富越好。水果由於含糖量較高，一日攝取 0 ～ 200g 即可，糖尿病患者須遵醫囑。蔬果中含有大量的植物化學物，能夠抗氧化抗自由基，對健康大有裨益。

（4）烹調油：過量的脂肪會促進炎症的發生。建議患者選擇脂肪含量低的食材，選擇水煮、清蒸、熱拌等用油量少的烹調方式，選擇適量 n-3 系列脂肪酸含量高的紫蘇油、核桃油等烹調油，降低 n6 與 n3 脂肪酸的比例，不超過 25g/d。

（5）關於飲品：有證據顯示，攝取含咖啡因的咖啡可以降低停經後女性乳癌的發病率，富含茶多酚的茶類可以降低腫瘤的發病率。飲酒會增加乳癌的發生風險。

中醫藥在乳癌治療與康復中的作用

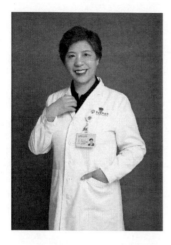

萬冬桂

醫學碩士　教授

某醫院中西醫結合腫瘤內科　主任醫師

　　中醫藥是瑰寶，凝聚著深邃的哲學智慧和幾千年的健康養生理念及實踐經驗，中醫藥在乳癌的治療與康復中發揮著重要作用。下面就中西醫有什麼不同、手術及放化療或內分泌治療期間能不能服用中藥、常見症狀的自我保健等內容予以介紹。

　　中西醫是兩種具有不同理論體系的醫學，首先二者的文化背景不同，中醫源自東方文化，以和諧、守護為主，西醫源自西方的征服、攻擊性文化，所以中西醫的治病理念、治療方法各不相同，西醫多以戰爭模式為主，把疾病視作敵人，以找到病因、消滅疾病為目的，相對而言比較快、精準狠，但往往不夠顧全整體，容易顧此失彼，引發相關不良反應，而且藥物發展有一定的滯後性，更新疊代快，成本高；中醫則以平衡模式為主，認為疾病是因各種原因致

機體內環境紊亂、陰陽不平衡所致，治療上則以人為本，強調治病求本，形神合一，注重整體觀念、辨證論治、治未病等理念，透過藥物、針灸、推拿、飲食、心理、運動等多種方法，調節人體氣血津液、臟腑經絡等功能，扶正培本，祛除痰溼、瘀血、癌毒等病邪，達到氣血運行暢通、陰陽平衡、促進機體康復的目的。中藥多以天然的植物、動物及礦物類藥物為主，毒副反應少，其中很多藥物也是藥食同源的食品，發揮著養生保健的作用。雖然中西醫文化背景、治病理念、對人體和疾病的認識、療效標準、診斷方法及所用藥物等各不相同，但二者各有所長，中西醫結合可達到事半功倍的效果。

一方面，中醫扶助正氣、培本固元法能夠保護人體五臟六腑及氣血津液經絡等臟器功能，調節自身的生理平衡，提高機體自身的抗病能力和自我修復能力，阻止癌症轉移，如三陰性乳癌患者在經歷標準的西醫治療後，服用中藥扶正培本、解毒抗瘤能夠預防復發轉移，末期乳癌患者透過中醫不僅能改善疼痛、失眠、疲乏、厭食等症狀，提高生活品質，還能帶瘤生存，延長存活時間。另一方面，西醫的化療、放療、內分泌及標靶治療會帶來一定的不良反應，中醫合理配合可以取長補短，能夠減輕相關毒副反應，如化療相關胃腸道反應、骨髓及免疫抑制等，可選用健脾和胃、降逆止嘔、補氣養血、滋補肝腎的中藥來防治；針對化療相關周圍神經毒性及手足症候群等，予以益氣養血、祛風通絡等防治。放療過程中，熱毒傷陰的情況相當多見，或導致放射性肺炎、放射性皮炎等，中醫採用清熱解毒、養陰潤燥的方法來防治。在內分泌治療過程中，可輔助中醫疏肝涼血、調理沖任的方法防治類更年期症候群的症狀；採用補腎壯骨、活血通絡的藥物改善關節疼痛，提高骨密度；輔助健脾祛溼、活血化瘀的藥物以改善血脂代謝。Herceptin 等標靶治療藥物可能引起心悸、胸悶、乏力等心臟不良反應，中醫防治常用益氣補血、養心安神法；Pyrotinib 等標靶藥物所致的腹瀉，中醫則採用健脾益氣、澀腸止瀉之法。

　　針對姐妹們在治療過程中或日常生活中常出現的一些症狀，推薦大家試試以下簡單、方便、有效的中醫穴位按揉方法！

▶ 失眠

　　選穴：安眠穴

　　定位：安眠穴位於項部，風池與翳風連接的中點

　　功效：清心鎮驚，安神助眠

　　簡單取穴法：耳垂後方有個高凸的骨頭，骨頭下方的凹陷中（見圖 a）。

　　按揉方法：以食指或拇指指腹或食指指間關節按揉局部穴位，有酸、麻、沉、脹的感覺為宜，每天 2 ～ 3 次，每次 5 ～ 10 分鐘。

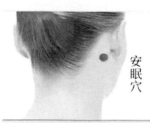

安眠穴

乳突的後面有個凹眼的地方

圖 a

▶ 潮熱汗出

　　選穴：復溜穴

　　定位：內踝尖上 2 寸，跟腱的前方

　　功效：滋陰補腎止汗

　　簡單取穴法：內踝最高點上三橫指處，跟腱的前方（見圖 b）。

　　按揉方法：同上，每天 2 ～ 3 次，每次 5 ～ 10 分鐘。

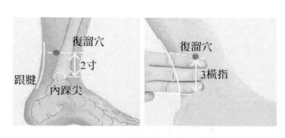

復溜穴
2寸
跟腱
內踝尖
復溜穴
3橫指

圖 b

▶ **關節疼痛**

選穴：陽陵泉

定位：腓骨小頭前下方凹陷中

功效：強筋健骨

簡單取穴法：正坐屈膝，膝蓋外側有一隆起
的骨頭，骨頭前下方的凹陷處（見圖 c）。

按揉方法：大拇指順時針方向按揉陽陵泉穴
約 2 分鐘，然後逆時針方向按揉 2 分鐘，每天 2 ～
3 次。

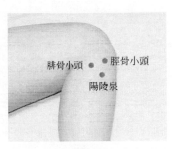

圖 c

▶ **腹脹、消化不良**

選穴：足三里

定位：位於小腿外側，犢鼻下 3 寸，犢鼻與解溪連接上

功效：健脾和胃，升降氣機

簡單取穴法：膝關節下方外側有一凹陷，凹
陷直下 4 橫指處（見圖 d）。

按揉方法：同上，每天 2 ～ 3 次，每次 5 ～
10 分鐘。

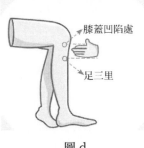

圖 d

▶ **噁心嘔吐**

　　選穴：內關

　　定位：位於前臂掌側，腕橫紋上 2 寸，掌長肌腱與橈側腕屈肌腱之間

　　功效：降逆和胃

　　簡單取穴法：當腕掌側橫紋上 3 橫指處（見圖
e）。

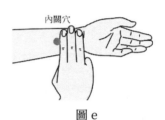

圖 e

　　按揉方法：同上，每天 2 ～ 3 次，每次 5 ～ 10
分鐘。

▶ **便祕**

　　選穴：支溝穴

　　定位：前臂背側腕背橫紋上 3 寸。

　　功效：行氣通便

　　簡單取穴法：一手四指併攏置於另一手手背
腕關節處，兩個骨頭中間（見圖 f）。

　　按揉方法：同上，每天 2 ～ 3 次，每次 5 ～
10 分鐘。

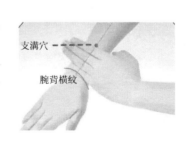

圖 f

分清體質，打好「乳房」保衛戰

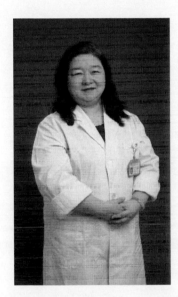

姜敏

某醫科大學附屬醫院中醫科主任　主任醫師

教授　博士生指導教授

優秀中醫臨床人才　名老中醫學術繼承人

優秀名中醫　名老中醫師承指導老師

中醫藥學會體質分會常務委員

中醫藥資訊學會中醫臨床藥學分會副會長兼祕書長

中醫藥學會糖尿病專業委員會副主任委員

中醫藥學會老年病工作委員會副主任委員

　　自 2020 年起，女性乳癌已超越肺癌成為全球發病率最高的癌種，乳癌的新發病例數僅次於肺癌、結直腸癌和胃癌，位居第 4，乳癌對女性造成了重大的疾病負擔。中醫學對乳癌的認識由來已久，古籍文獻中所記載的「石癰」、「乳岩」、「奶岩」等與乳癌的疾病表現相似，如宋代陳自明《婦人大全良方》首次提出「乳岩」一詞，「若初起，內結小核，或如鱉、棋子，不赤不痛。積之歲月漸大，巉岩崩破如熟石榴，或內潰深洞……名曰乳岩」。中醫素來重視「治未病」，強調透過調攝飲食、運動、生活起居來預防疾病發生，對於乳癌同樣如此。

中醫體質在疾病發生發展過程中發揮著重要作用，中醫體質是指人在生命活動過程中形成的、相對穩定的、與生活環境相適應的固有特徵，不同體質的人群對各種致病因素有不同的易感性，疾病的發病傾向也不盡相同。目前應用最為廣泛的是由王琦教授提出的九種體質，包括平和質、氣虛質、陽虛質、陰虛質、痰溼質、溼熱質、血瘀質、氣鬱質和特稟質。相關研究顯示，體質（特別是偏頗體質）與乳癌發病密切相關，我們透過臨床觀察發現，氣鬱質、氣虛質、陰虛質、血瘀質和痰溼質與乳癌的發病相關性較高，那麼這五種體質分別有哪些特點？這些易感體質的女性，在平時的生活起居中應當如何做才能有利於乳癌的康復呢？下面我們就從飲食、運動、穴位保健等方面，為大家提供養生調攝建議，幫助各位女性朋友辨清自己的體質狀態，打好這場乳房「保衛戰」。

▶ 1. 氣鬱質

【體質特點】

整體特徵：氣機鬱滯，以神情憂鬱、憂慮脆弱等氣鬱表現為主要特徵。

形體特徵：形體瘦者為多。

常見表現：悶悶不樂，情緒低落，胸脅脹悶，乳房脹痛，舌淡紅，苔薄白，脈弦。

【飲食建議】

建議氣鬱質人群多食用具行氣、理氣功效的食物，如蕎麥、大麥、黑芝麻等穀類，蘿蔔、藕、洋蔥、芹菜、甘藍等蔬菜類，開心果、荔枝、香橼、山楂等果品類。盡量少食用具有酸斂性質的食物，如烏梅、石榴、柿子、檸檬等。

分清體質，打好「乳房」保衛戰
—— 姜敏

藥膳舉隅：

（1）沙參佛手粥

材料：沙參、山藥、蓮子、佛手各 20g，粳米 50g。

製作：將山藥切成小片，先與蓮子、沙參一起浸透水，再加入所有材料，放入砂鍋中加水煮沸，再小火成粥。

功效：益氣養陰，理氣健脾，清心安神。

（2）甘麥大棗茶

材料：小麥 30g，大棗 10 枚，甘草、綠茶各 6g。

製作：加水煎煮 30 分鐘後代茶飲。

功效：養心安神，和中緩急。

【穴位按壓】

推薦穴位 1：太沖。

定位：在足背第 1、第 2 蹠骨間，蹠骨結合部前方凹陷中，或觸及動脈波動處。

操作：用拇指指腹輕輕按揉穴位，或用指間關節叩擊，以微微酸脹感為宜。

推薦穴位 2：膻中。

定位：在前正中線上，兩乳頭連線的中點。

操作：用食指、中指指腹輕輕按揉此穴，或輕輕叩擊穴位。

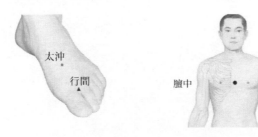

【運動建議】

氣鬱質人群建議積極參加體能訓練，可優先選擇團體運動，如跑步、游泳、球類運動等。

▶ 2. 氣虛質

【體質特點】

整體特徵：元氣不足，以疲乏、氣短自汗等氣虛表現為主要特徵。

形體特徵：肌肉鬆軟不實。

常見表現：平素語音低弱，氣短懶言，乏力易累，精神不振，易出汗，舌淡紅，舌邊有齒痕，脈弱。

【飲食建議】

建議氣虛質人群多食用具益氣功效的食物，如山藥、芡實、大棗、葡萄乾、蘋果、蕃薯、南瓜、糯米、小米、香菇、豆腐、雞肉、兔肉、牛肉、鱸魚等。盡量少食用空心菜、生蘿蔔等耗氣的食物。

藥膳舉隅：

（1）黃耆山藥粥

材料：黃耆、山藥、麥冬、白朮各 20 克，糖適量，粳米 50 克。

製作：先將山藥切成小片，與黃耆、麥冬、白朮一起加水泡透後，再加入所有材料，放入砂鍋內加水用大火煮沸後，再用小火熬成粥。

功效：益氣養陰，健脾養胃，清心安神。

（2）四神湯

材料：蓮子、薏米、淮山藥、芡實。

製作：蓮子、薏米、淮山藥、芡實煮成湯食用。

功效：健脾益氣。

【穴位按壓】

推薦穴位 1：足三里。

定位：在小腿前外側，當外膝眼下 3 寸，距脛骨前緣橫指（中指）。

操作：用拇指指腹輕輕按揉穴位，以微微酸脹感為宜。

推薦穴位 2：氣海。

定位：在下腹部，前正中線上，當臍中下 1.5 寸。

操作：用拇指指腹輕揉穴位，或以小魚際摩擦穴位，以微微酸脹感、發熱為宜。

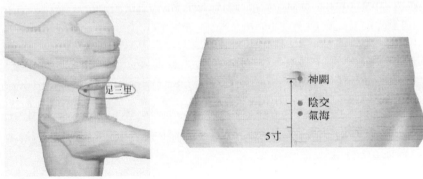

【運動建議】

氣虛體質患者一般可以透過健步走、瑜伽、太極拳、八段錦等舒緩的方式進行鍛鍊，這些運動有利於增強患者體質，適度鍛鍊還有利於改善患者的氣虛情況。需要注意切莫運動致大汗淋漓。

▶ 3. 陰虛質

【體質特點】

整體特徵：陰液虧少，以口燥咽乾、手足心熱等虛熱表現為主要特徵。

形體特徵：體形偏瘦。

常見表現：手足心熱，口燥咽乾、鼻乾，喜冷飲，大便乾燥，舌紅少津，脈細數。

【飲食建議】

陰虛質者應該多食一些滋補陰液的食物，常選擇的食物如芝麻、糯米、綠豆、烏賊、龜、鱉、海參、鮑魚、枸杞子、螃蟹、牛奶、牡蠣、海蜇、鴨肉、豬皮、甘蔗、桃子、銀耳、蔬菜、水果等。陰虛火旺之人，應少吃辛辣之物。

藥膳舉隅：

（1）蓮子百合煲瘦肉

材料：蓮子 20 克，百合 20 克，豬瘦肉 100 克，鹽適量。

製作：用蓮子、百合、豬瘦肉，加水適量同煮，熟爛後用鹽調味食用，每日 1 次。

功效：養陰潤肺，益氣安神。

（2）蓮心茶

材料：麥冬 12 克，蓮心 3 克，綠茶 3 克。

製作：上述三物以沸水沖泡飲用。每日 1 劑，不拘時頻飲。

功效：養陰清火。

【穴位按壓】

推薦穴位 1：太溪。

定位：在足內側，內踝後方，當內踝尖與跟腱之間的凹陷處。

操作：用食指或中指指腹輕輕按揉穴位，以微微酸脹感為宜。

推薦穴位 2：三陰交。

定位：小腿內側，當足內踝尖上 3 寸，脛骨內側緣後方。

操作：用食指或中指指腹輕輕按揉穴位，或用指間關節輕輕叩擊，以微微酸脹感為宜。

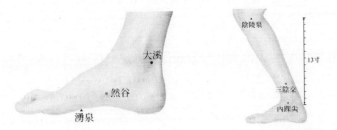

【運動建議】

陰虛質的患者可以適當進行一些有氧運動，如慢跑、瑜伽、打太極等，在進行運動的時候需要循序漸進，不能夠過度運動，同時應該保證良好的睡眠品質，盡量保證在晚上 11 點之前睡覺。

▶ 4. 痰溼質

【體質特點】

整體特徵：痰溼凝聚，以形體肥胖、腹部肥滿、口黏苔膩等痰溼表現為主要特徵。

形體特徵：體形肥胖，腹部肥滿鬆軟。

常見表現：面部皮膚油脂較多，多汗且黏，胸悶，痰多，口黏膩或甜，喜食肥甘甜黏，苔膩，脈滑。

【飲食建議】

痰溼質人群建議多食用具有健脾利溼功效的食物。如扁豆、赤小豆、薏仁等穀類，山藥、蕃薯、芋頭、冬瓜、白蘿蔔、綠豆芽等蔬菜類，檳榔、山楂、橄欖、楊梅等果品類。痰溼質患者飯後不宜馬上休息，晚餐盡量少吃。

藥膳舉隅：

（1）茯苓香菇玉筍

材料：玉筍 250g，香菇 100g，茯苓粉 10g。

製作：香菇、玉筍切成絲，茯苓粉與水澱粉調和，當油鍋六、七成熱時，放入玉筍、香菇、高湯、味精、水澱粉，翻炒撒鹽出鍋。

功效：補中健脾，除溼利尿。

（2）陳皮荷葉茶

材料：陳皮 30g，荷葉 10g，綠茶各 6g。

製作：加水煎煮 30 分鐘後代茶飲。

功效：理氣健脾，燥溼化痰。

【穴位按壓】

推薦穴位 1：豐隆。

定位：在小腿前外側，當外踝尖上 8 寸，距脛骨前緣二橫指。

操作：用食指或中指指腹輕輕按揉穴位，以微微酸脹感為宜。

推薦穴位 2：陰陵泉。

定位：位於小腿內側，脛骨內側下緣與脛骨內側緣之間的凹陷中，在脛骨後緣與腓腸肌之間，比目魚肌起點上。

操作：用食指中指指腹輕輕按揉此穴，或用指間關節輕輕叩擊穴位。

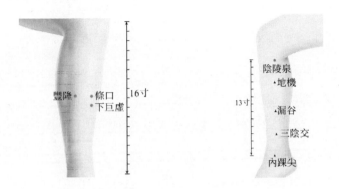

【運動建議】

痰溼質人群多表現為體型肥胖，運動有助於調暢氣機，促進體內津液的運行與代謝、一般建議中等強度的運動，如慢跑、腳踏車、乒乓球、網球、國術等。

▶ 5. 血瘀質

【體質特點】

整體特徵：血行不暢，以膚色晦黯、舌質紫黯等血瘀表現為主要特徵。

形體特徵：胖瘦均見。

常見表現：膚色晦黯，色素沉著，容易出現瘀斑，口唇黯淡，舌黯或有瘀點，舌下絡脈紫黯或增粗，脈澀。

【飲食建議】

血瘀質患者可以多食用活血散瘀的溫性食物，以促進氣血運行通暢，少吃生冷、油膩、甘甜類食物。平時藥膳或藥茶中可加入川芎、丹蔘、當歸、紅花、三七等活血類中藥。

藥膳舉隅：

（1）山楂內金粥

材料：山楂 15g，雞內金 1 個，粳米 50g。

製作：山楂於鍋內小火炒至焦黃備用，雞內金用溫水洗淨，烘乾研成細末備用，粳米淘淨後與山楂、雞內金共入砂鍋，小火煮 30 分鐘。

功效：活血化瘀，行氣散結。

（2）桂花玫瑰茶

材料：桂花 3g，玫瑰花 3g。

製作：將桂花和玫瑰花放入杯中，沸水沖泡，每日 2～3 次，代茶飲用。

功效：理氣活血，溫胃散寒。

【穴位按壓】

推薦穴位 1：血海。

定位：屈膝，在大腿內側，髕底內側端上 2 寸，當股四頭肌內側頭的隆起處。

操作：用食指或中指指腹輕輕按揉穴位，或用指間關節輕輕叩擊，以微微酸脹感為宜。

推薦穴位 2：內關。

定位：位於手臂內側，掌長肌腱與橈側腕屈肌腱之間，腕橫紋上 2 寸。

操作：用食指或中指指腹輕輕按揉穴位，以微微酸脹感為宜。

分清體質，打好「乳房」保衛戰
—— 姜敏

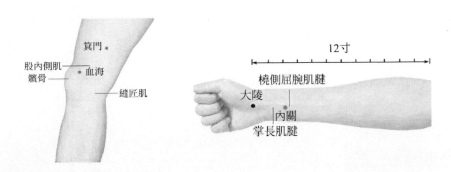

【運動建議】

　　血瘀體質的人適合做一些強度不大、舒緩柔和的運動。有氧運動較為合適，常見的項目有步行、慢跑、緩步登山、韻律操等。傳統運動項目（如易筋經、五禽戲、導引、太極拳、太極劍、八段錦等）往往剛柔並濟，既可以助血行，又可以強身壯體。

徒手淋巴引流技術在腫瘤康復中的地位和作用

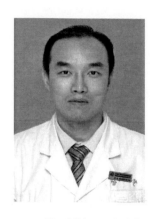

張路

某醫院針灸科主任醫師副教授 博士研究生指導教授

醫學博士

中醫藥中心一線工作負責人

國際 SCI 期刊客座編輯

世界針灸雜誌青年編委

國際中醫藥雜誌編委

徒手淋巴引流技術是針對淋巴水腫治療的一種新技術，廣泛地用於腫瘤所引發的各種肢體淋巴水腫，在治療腫瘤康復中具有重要的地位和作用。

▶ 一、什麼是淋巴水腫

淋巴水腫是因外部或自身因素引起的，淋巴管輸送功能障礙造成的，漸進性發展的疾病，早期以水腫為主，晚期以組織纖維化、脂肪沉積和炎症等增生性病變為特徵。其常見臨床表現為肢體增粗腫脹、沉重、皮膚發緊，嚴重者伴疼痛、反覆發作的淋巴管炎及皮下組織蜂窩織炎，後期皮膚增厚、粗糙，堅韌如象皮，也稱「象皮腫」。

▶二、什麼是綜合消腫治療

目前，淋巴水腫尚無治癒方式，因此治療的主要目標是利用剩餘的正常淋巴管和淋巴通路使淋巴水腫恢復到潛伏狀態，使肢體恢復正常或接近正常尺寸，並防止再產生淋巴積液；其他目標包括預防和消除感染、減少和去除纖維組織。這些目標可透過國際公認的淋巴水腫治療的「金標準」—— 綜合消腫治療（CDT）來實現。CDT 是一種非侵入式、多步驟的淋巴水腫及其相關病症的治療方法，該療法已被多項研究證明其科學性和有效性，被許多國際組織、國家及協會和淋巴水腫相關協會公認是淋巴水腫的首選治療方法。CDT 包括徒手淋巴引流（MLD）、壓力治療、消腫鍛鍊和皮膚護理等部分，以下分別討論。

▶（一）徒手淋巴引流

徒手淋巴引流（MLD）是一種溫和的人工治療方式，由 Vodder 的 4 個基本手法組成，即靜止圓式、壓送（泵送）式、鏟式、旋轉式。所有手法均分為著力期和放鬆回復期兩部分。著力期，治療師透過手部用力對患者皮下組織進行牽張刺激，促進毛細淋巴管錨絲和淋巴管壁平滑肌的運動，但手部力度不可過大，否則可能損傷錨絲或其他淋巴結構，也可能導致集合淋巴管痙攣；放鬆回復期，治療師手部停止用力，依靠患者自身的皮膚彈性，被治療師推動的皮膚從治療師手部被動回彈到其原始位置，在此無壓力階段，初級淋巴管會從組織間隙吸收組織液。徒手淋巴引流技術不應與按摩技術混淆。按摩手法傳統上用於治療肌肉組織、筋腱和韌帶相關疾病，為了達到理想效果，按摩的力度通常較大；徒手淋巴引流是非常溫和的，其目的是作用於皮膚和皮下淺表組織的各種液體和淋巴結構，因為所有的淋巴水腫病症均發生

在皮下組織。徒手淋巴引流可促進淋巴液生成，增加淋巴管的運動效能，促使淋巴液返流增加靜脈回流，從而產生舒緩止痛之效。

▶（二）壓力治療

淋巴水腫會損害皮膚組織的彈性纖維，這一點從淋巴水腫患者（包括原發性和繼發性）的外觀清晰可見，同時併發其他病理問題的淋巴水腫患者的情況也是一樣。儘管透過適當的治療，可以使淋巴水腫部位恢復到正常或接近正常的體積，但淋巴管系統是無法恢復正常狀態的，皮膚也不可能完全恢復彈性，病患部位總是存在淋巴液再次淤積的風險，因此，對患肢或病患部位提供外部支持是管理淋巴水腫的重要步驟。壓力治療的主要目標是維持 MLD 治療期獲得的消腫效果，也就是防止淋巴液再次在組織中淤積。如果不進行壓力治療，則無法成功治療淋巴水腫。

根據治療階段的不同，壓力治療中可選擇特殊材料繃帶（短拉伸繃帶）或彈力衣，也可兩者聯合應用進行綜合治療。其中短拉伸繃帶主要用於 CDT 的消腫階段，這類繃帶具有紡織彈性，透過互動編織的方式使棉纖維達到特定彈性程度。對於新製造的低彈力繃帶來說，互動編織模式意味著繃帶拉伸度為原始長度的 60％左右。其工作原理分別是產生低靜吸壓力、產生高工作壓力以及建立壓力桶梯度，可以增加患者休息時的舒適度，提高每次治療的消腫效果。四肢消腫後（CDT 的第 2 階段），淋巴水腫患者可以不再使用彈力繃帶而是改穿彈力衣，為了保持消腫階段的治療效果，患者必須終身穿彈力衣。彈力衣本身不會造成消腫作用，所以如果腫脹肢體尚未接受治療，則不能穿彈力衣。

壓力治療可增強組織本身、組織中血管和淋巴管的壓力，改善靜脈和淋巴回流，減少有效濾過，提高肌肉和關節在進行活動時的泵送能力，防止淋巴液再次淤積，維持 MLD 的治療結果，有助於溶解和軟化結締組織和瘢痕組織，為失去彈性的組織提供支撐。

▶（三）消腫鍛鍊

定期運動帶來的益處不能忽視，尤其是對於淋巴水腫患者或者淋巴水腫高風險人群。運動的益處是減輕和管理體重，改善精力、情緒和免疫功能，緩解慢性健康問題和疾病，進行社會交流和娛樂活動。運動應在使用彈力繃帶或彈力衣的同時進行，透過幫助組織重塑，促進淋巴液回流進入循環系統，消除水腫。國際指南推薦，患者可進行呼吸練習（如深度腹式呼吸、膈式呼吸練習）、抗阻練習（如低重量啞鈴）、有氧運動（如步行、游泳、騎固定腳踏車、瑜伽），並且需要注意運動強度應適當，避免過度運動導致不適或疼痛。

▶（四）皮膚護理

淋巴水腫患者容易發生皮膚和指（趾）甲感染，細心地護理這些部位對於 CDT 成功至關重要。一般情況下，細菌和其他病原體無法穿透皮膚，但如果皮膚出現外傷、發熱或其他原因引起的缺陷，可能使病原體或感染源容易進入。淋巴組織富含蛋白質，是病原體理想的滋生地。此外由於瀰散範圍擴大，局部免疫能力較低，影響了水腫部位免疫細胞及時發揮作用，淋巴水腫部位皮膚可能出現增厚或鱗狀現象，增加了皮膚裂口和龜裂的風險。

應指導患者進行清潔和保溼，保持皮膚健康和完整，包括檢查皮膚傷口、觀察是否有感染或炎症跡象等。在消腫治療階段，患者使用繃帶前應先塗抹為敏感性皮膚、放射性皮炎和淋巴水腫專門設計的專用藥膏或軟膏，應穿著彈力衣，每日兩次使用保溼軟膏。淋巴水腫患者使用的軟膏、肥皂及其他皮膚清潔用品應具有良好的保溼效果，不含香料，致敏性低，pH 介於中性至酸性（pH 值 5.0 左右）。此外，在蚊蟲肆虐的地區，應該將防蚊藥塗抹在水腫肢體（部分保溼品具有天然驅蚊效果），避免蚊蟲叮咬及可能引起的感染。

乳癌術後乳房重建

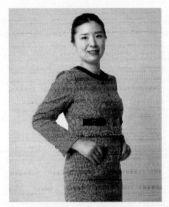

呂淑貞

副主任醫師

某醫科大學附屬醫院 乳房科副主任

某醫學院外科學碩士

某醫科大學腫瘤學博士

乳房疾病防治學會外科分會青年委員

乳房疾病防治學會健康管理委員會青年委員

　　當前，乳癌已經成為女性發病率最高的惡性腫瘤，雖然保乳手術已經非常普遍，但因需要病變滿足一定的條件，所以仍有大部分患者不得不接受乳房切除手術。乳房的缺失導致身體形態的缺陷，患者產生負面的不良情緒，遭受身體和心理的雙重打擊。乳癌術後乳房重建就是為手術切除乳房的患者進行乳房再造，是提高乳癌患者術後生活品質的重要措施。大量研究證明，乳癌術後乳房重建無論對局部腫瘤復發率，還是對存活率進行比較，都不會增加腫瘤帶來的生存風險。同時，乳房重建能夠顯著提高患者術後的生活品質，不僅保證了患者形體的完整性，而且能夠幫助患者恢復自信，重新融入社會。

　　乳房重建按照手術的時機不同，分為即刻重建和延期重建，即大家所熟知的一期再造和二期再造。即刻重建手術就是在切除乳腺組織後同期進行的

乳房再造，多用於不適合保乳，有乳房再造意願，不需要術後放療的早期乳癌患者和預防性乳房切除患者。近年來，研究發現自體組織皮瓣可以耐受放射治療，而且重建的乳房也不影響放射線治療的結果，因此，使用自體組織即刻乳房重建就不再受放療限制。延期重建主要是在乳癌根除手術後，間隔一段時間進行的乳房再造。由於乳癌患者手術後進行放化療，會對乳腺附近的血液循環造成損傷，因此再造手術需要在患者病變情況穩定後，即在完成放療 12 個月後，或者完成化療 4 ～ 6 個月後進行。即刻重建可提高整復效果，並緩和乳房切除手術後的負面情緒，有明顯的心理優勢，研究顯示，即刻重建能明顯減低患者的焦慮、憂鬱程度，在增加身體意象、自信、性感吸引力和滿足感方面有明顯優勢，即刻重建更能減少患者的不良感受和提升精神健康狀態。從手術角度來看，即刻重建能保留重要的解剖結構，如乳頭、乳暈、乳房下皺襞，乳房皮膚延展性高，能達到更佳的整復效果。此外，即刻重建還可以避免患者再次手術的痛苦，相較於延期重建更受歡迎。

乳房重建按手術的方式分為假體重建、自體組織重建和聯合重建。①假體重建即在切除乳腺組織後，在患者皮下或胸大肌下放置矽膠假體進行填充，或者在乳腺切除區即刻置入皮膚軟組織擴張器，待放化療結束、術區瘢痕穩定後，再植入假體以重建乳房形態，其具有手術時間短、操作簡單，無須供皮區、患者損傷小、術後恢復快等優點。②自體組織重建主要包括腹部皮瓣或背闊肌皮瓣轉移，或者自體脂肪移植等方法，這種方法具有無異物排斥反應、再造乳房的形態質地與自身組織相似、後期對稱性和美學特徵良好等優點，但皮瓣移植手術比較複雜，有供皮區損傷及遺留手術瘢痕，恢復時間相對也比較長。自體脂肪移植重建乳房的手術創傷非常小，基本無供皮區損害及嚴重併發症，不增加額外的瘢痕，並且可以同時對腹部、腿部進行吸

脂,但是需要多次進行移植填充,通常 2～3 次,費用較高。③聯合重建是應用假體和自體組織聯合重塑乳房形態的方法,如背闊肌皮瓣或脂肪填充與假體聯合的方法,用於乳房偏大、供皮區不能提供足量組織體積的患者。患者及術者應該根據患者的自身情況及需求,選擇最合適的乳房重建方式。

不管是自體組織重建還是假體重建都有一定的風險和併發症。自體組織乳房重建最大的風險就是皮瓣壞死或者感染,手術後供皮區可能出現局部瘢痕、局部功能減弱甚至喪失等。假體重建的短期風險主要是對所用的矽膠假體過敏,術後可能會出現紅、腫、熱、痛等炎性反應,嚴重者要將假體取出來,對於高敏體質的人要謹慎。長期併發症有包膜攣縮、假體破裂、易位等。此外,矽膠假體有一定的壽命,通常是 20 年,超過了使用年限,就需要進行更換。雖然也有一些文獻報導植入矽膠假體增加了淋巴瘤的發病率,但是相對於普通人群,乳癌術後的乳房重建並沒有明確增加乳房惡性腫瘤再發的機率。

乳房再造手術,不僅僅治療軀體的疾病,更改善了患者的心理。所以,它不僅僅是美學的需求,也是改善患者術後心理健康和生活品質的重要措施,充分展現了現代的生物-心理-社會醫學模式。目前乳房重建水準已與國際同步,在腫瘤治療得到保障的前提下,希望透過再造手術使患者樹立自信心,提高生存品質,重塑完美人生。

醫務社工：為患者提供社會與心理支持

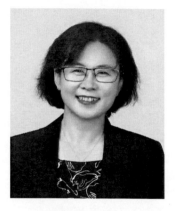

李原

心理學博士
某大學社會與民族學院副院長　副教授

　　一提到疾病，大多數人的關注點都集中在醫療需求上。實際上，患者除了醫療需求外，還需要面對很多醫療以外的需求，比如經濟問題、家庭支持問題、情緒處理問題、出院回到社群的安置問題等。這些問題能否妥善解決，相當程度上影響到醫療效果以及對醫護的配合程度。滿足患者的醫療需求方面，醫護人員是主角；滿足患者的非醫療需求方面，醫務社工是主角。

　　醫務社會工作者，簡稱「醫務社工」，近年來在很多醫院、社區衛生服務中心及其他醫療相關場所中，常常能看到他們的身影。他們秉持以關懷為基礎、以患者為中心的專業價值理念，憑藉社會工作的專業知識和技術，為患者提供情感輔導、經濟救助、社會關係調適等方面的專業服務。他們連結各種資源，協助患者更好地配合醫護團隊完成治療，回歸正常的工作與生活。

醫務社工的工作主要有以下三個方面：

首先，醫務社工可以提供心理關懷和情緒輔導。疾病患者尤其是癌症患者，不僅身體遭受疼痛和折磨，內心往往也備受煎熬。疾病帶來的虛弱狀態和治療過程的不確定性，會讓他們感到無力、無助、無望；治療過程需要被人照顧因而影響到他人生活，也由此產生了內疚、焦慮甚至憤怒等情緒。很多人難以接受現狀，常常自責「沒用」，是家庭的負擔。雖然醫學的發展使得各種治療癌症的新技術不斷應用於臨床，腫瘤患者的存活率不斷提高，但在關注患者身體健康的同時，患者的心理健康、社會康復尚未引起足夠重視。有文獻指出，3 分之 1 以上的癌症患者有明顯的心理壓力反應和心理障礙，其中近 5 分之 1 的患者符合重度憂鬱症發作的診斷。面對這種局面，醫務社工可以展開一些工作，幫助患者的心理適應、緩解壓力性心理創傷、指導情緒解壓、探尋生命的意義和價值等。

絕大多數癌症患者最初得知此病時都無法接受，一般會經歷「拒絕－憤怒－懷疑－接受－適應」五階段的過程，幫助患者順利度過，以相對平和的心態適應和接納疾病，對後續治療的進行十分重要。醫務社工會在評估患者心理狀況的基礎上，提供個性化的服務與輔導，與患者一同克服障礙，實現接受病情並積極配合治療的目標。

除了難以適應病情外，有的患者還可能出現由於身體變化或手術治療導致的壓力性心理創傷。尤其是少數患者對自己的病情尚不知情就進行了治療，如乳癌患者不知道自己罹患乳癌就進行了手術切除乳房，面對突然的身體傷殘和形象破壞容易造成心理創傷，嚴重的甚至封閉自己。醫務社工會了解她們的創傷過程，配合家屬和醫護人員，運用專業技術幫助她們從心理創傷中逐漸恢復過來。另外，患病過程中常見的焦慮、憂鬱、擔憂等負性情緒

的調整，也是醫務社工的工作任務。

疾病帶來苦痛的同時，也會促發人們對人生價值的思考。醫務社工還可以協助患者追尋生命的意義，透過引導患者回顧自己的人生歷程，體會到人生的多姿多彩，透過討論得失觀、放下與接納等話題，辨證地看待困境和生病事件。總之，讓患者了解到在延長存活期的同時，提高生存品質、活得精彩才是關鍵。

概括說來，對於一個「很痛苦的疾病」，醫務社工的工作重點是協助患者剝離生理致病因素外圍包裹著的一層厚厚的非致病因素，例如各種消極情緒（恐懼、擔憂、抗拒……）及其他阻礙治療的社會和心理因素，如同把雪球的外層一層一層地剝離，把最後剩下的生物學意義的致病因素（雪球核心的冰晶）留給現代醫療技術發揮更好的作用。

其次，醫務社工可以為患者增能。醫務社工注重在服務過程中挖掘患者的主觀能動性和潛能，提升他們的能力，促進他們自助和互助。人是社會性動物，在群體中會獲得安全感和歸屬感，良性的群體互動也容易讓人重拾信心，感受到自己有能力幫助自己、幫助他人。雖然決定腫瘤患者生存品質的主要原因是生理狀態而非心理狀態，但有研究顯示，良好的社交網絡的建立可以增強腫瘤患者的存在感和自我認同感，為其提供有利的心理支持，心理健康程度也會提升，而心理健康又會進一步促進患者的治療與恢復。

在這方面，醫務社工可以協助患者建立交流平臺，讓同類型的病友相聚和支持，降低孤獨感和無助感，增強認同感和凝聚力。醫務社工在病友會中營造安全、友好、積極的群體氛圍，鼓勵患者坦誠分享經驗，促進良性的人際互動。醫務社工也可以發展病友志工，即在服務過程中發現一些有義工潛質的患者，鼓勵和培育病友義工。一方面為病友義工設計專門的培訓，提升

醫務社工：為患者提供社會與心理支持
—— 李原

服務能力；另一方面為病友義工開設小組或個人督導，讓醫務社工可以及時支持病友義工的活動，也讓義工之間有更多的連結和支持。研究顯示，在志願活動過程中，患者對服務的社會效益及自身價值都給予積極肯定，在參與過程中明顯收穫了信心、成就和價值感。難能可貴的是，「鏗鏘玫瑰戰友團」不但自發成立和組織起來，而且發展得如此壯大，成就令人驚嘆。期待未來社工和義工之間能有更多的合作。

最後，醫務社工還是資源的連結者，他們為有需求的患者連結社會資源，包括醫療保險政策、救助資訊、社群衛教宣導等，減輕患者家庭經濟壓力，更好地得到治療。

在科技不斷進步與社會快速發展的今天，人們對健康的認識越來越全面。健康不再只是沒有疾病和不虛弱，而是指人在軀體上、心理上、社會適應上的完好狀態。在醫療「大健康」理念下，醫務社工在醫療衛生服務中的角色越來越重要，是協助患者得到有效治療、重歸身心健康和正常生活的重要支持力量。我們也希望能夠守護和支持更多的乳癌患者，讓粉紅絲帶自由且肆意的飄揚。

乳癌患者的口腔健康維護

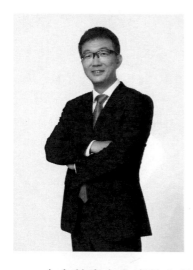

黃懂

口腔診所創始人 首席專家

某大學口腔醫學院畢業

丹麥奧胡斯大學皇家牙科學院博士

牙科培訓中心（WDTC）創始人

gIDE 種植牙大師課程區主任

華人美學牙科學會副會長

口腔醫學會民營口腔醫療分會常委

口腔醫學會口腔美學分會委員

　　大多數患有乳癌的女性都可以獲得極好的結果，5 年存活率超過 80%。由於癌症治療會影響口腔組織，因此幫助乳癌患者保持最佳口腔健康是整體連續護理的關鍵組成部分。

　　乳癌治療引起的口腔併發症可能導致急性和慢性口腔問題，這些問題往往未被辨識和治療。其中慢性併發症包括神經感覺變化，唾液、味覺和功能變化和口腔疾病，例如齲齒和局灶性骨壞死。這些併發症可能會影響患者的生活品質。

▶ 癌症治療前的口腔護理

美國牙科和顱面研究所制定了為癌症患者提供口腔護理的指南，指南要求患者在開始癌症治療之前，需要接受口腔檢查和治療，口腔健康狀況不佳與癌症患者口腔併發症的發生率和嚴重程度增加有關。因此，牙科團隊的參與會降低口腔併發症的風險。由於需要長期做健康維護，這裡特別建議乳癌患者找固定的口腔醫生定期維護口腔健康。

▶ 患癌患者的口腔衛生護理

我們對患癌患者有以下建議：

1. 使用超軟尼龍毛牙刷和輕柔的牙線去除牙菌斑，以免造成創傷。

2. 推薦易於抓握和操作的產品（牙線柄、電動牙刷）。

3. 5,000ppm 含氟牙膏／凝膠以降低患齲齒的風險。

4. 推薦用於局部治療口乾症和口腔病變的產品。

5. 建議患者在化療前和化療期用冰片 30 分鐘，以保持口腔溼潤。

6. 建議患者用鹼性鹽水漱口水漱口，該漱口包括 1 茶匙小蘇打和 2 分之 1 茶匙鹽溶於 500ml 水中，每天應至少沖洗 5 次。

7. 治療前牙科檢查使臨床醫生能夠確定患者的口腔健康狀況並決定是否應開始護理。如果可能，這次就診應盡可能提前（至少 1 個月）在癌症治療開始前進行。

8. 需要口腔手術的患者在放射治療開始前，必須至少留 2 週的時間讓組織癒合。口腔手術部位的癒合需要在開始骨髓抑制化療前 7～10 天。

9. 在進行侵入性操作之前，始終需要進行醫療諮詢，制定口腔護理計畫，消除可能在癌症治療期間產生併發症的潛在感染部位。

10. 要解決的具體領域包括壞死的牙齒、黏膜病變、齲齒、牙周病、不合適的假牙或正畸器具、顳下顎功能障礙和口乾症。

11. 戒菸和限制飲酒很重要，某些類型的化療可能引起暫時性神經病變伴有麻木、刺痛、疼痛、肌肉無力甚至腫脹。這些症狀可能會影響口腔衛生的能力。

　　口腔團隊可以指導患者的營養攝取、教授有效的口腔衛生習慣以及在治療前就診期間及早發現口腔病變。

▶ 化療階段的口腔健康方案

　　1. 癌症治療患者在預約口腔治療之前要問腫瘤醫生的問題：

· 全血細胞計數是多少，包括中性粒細胞和血小板的絕對計數？

· 如果需要進行侵入性牙科手術，是否存在足夠的凝血因子？

· 是否有中心靜脈導管？

· 癌症治療順序是什麼？以便可以計劃安全的口腔護理。

· 是否也計劃進行放射治療？

　　2. 口腔醫生還需要對患者進行定期檢查評估（每6個月）。

· 評估軟組織的炎症和感染。

· 評估牙菌斑水平和齲齒的存在。

· 管理口腔病變／黏膜炎。

　　3. 飲食和生活方式注意事項。

· 柔軟溼潤的食物。

· 液體，如肉湯、優酪乳或其他液體（如果存在吞嚥困難）。

- 使用溫和口味的牙膏（非薄荷味）。
- 避免辛辣、酸性、堅硬／尖銳（洋芋片、烤麵包皮）和熱的食物和飲料。
- 避免吸菸和飲酒。

4. 黏膜炎管理。

- 冷凍療法減少黏膜炎病變。
- 使用溫和的漱口水：0.9%的生理鹽水碳酸氫鈉溶液。
- 使用 0.5%多塞平漱口水可治療口腔黏膜炎引起的疼痛。

在癌症治療中雖然很難預測哪一類藥物可能誘發黏膜炎，但已知某些傳統化療藥物（如 Fluorouracil、Methotrexate 和 Doxorubicin）會引起急性黏膜炎。標靶治療引起的黏膜炎可能與傳統化學療法不同，表現為孤立的潰瘍和黏膜疼痛（即使沒有黏膜病變）。局部冷凍療法可以透過減少這些有毒藥物的血管輸送來減少由藥物（例如 5- 氟尿嘧啶和高劑量 Melphalan）引起的黏膜炎。

▶ 抗雌激素治療

停經後婦女雌激素水平下降與唾液流量減少有關，與藥物或牙周病和牙齒脫落無關。最近，嚴重降低雌激素水平的芳香酶抑制劑已被證明，會影響牙周健康並增加乳癌患者的口乾症程度。唾液流量減少會導致牙齦出血和齲齒，並可能導致口腔感覺遲鈍和味覺改變的發生率增加。

▶ 結論

乳癌治療的口腔併發症極大地影響了治療和監測期間的生活品質,因此需要專業護理和最佳自我護理。正確的口腔健康維護包括:提前治療口腔疾病,每天兩次正確刷牙,每天用牙線,定期看牙醫(每 6 個月)。特別建議有自己的固定牙醫,定期檢查,早預防,早治療。

癌症治療	口腔併發症
化療	黏膜炎、口乾症、真菌感染(念珠菌病)、病毒感染(單純皰疹病毒)、牙齦出血、牙周感染
放療	短暫性口乾症
抗雌激素	牙周袋、牙齦出血
標靶治療	黏膜炎、口腔黏膜痛、味覺障礙、吞嚥困難
靜脈內抗再吸收藥物	骨壞死

乳癌患者的親密關係困境

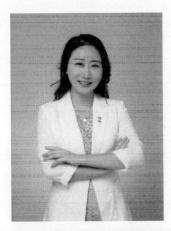

唐婧

知名心理諮商師

　　根據英國《獨立報》資料，2000—2013 年，我們的乳癌年平均成長率約 3.5%。癌症中心釋出的報告顯示，乳癌發病率位列女性惡性腫瘤之首，成為危害當代女性健康的元凶。

　　作為心理諮商師，我從 2011 年開始深度接觸乳癌患者這個族群。乳癌姐妹們的艱難歷程中最觸動我的部分，莫過於她們在親密關係中所受的委屈和難言的隱痛。

　　乳癌帶給女性最重大的打擊，除了身體上的病痛，更有心理上的殘疾。失去乳房相當於失去女性的第二性徵。很多患者會質疑自己從此不再是一個完整的女人了，失去了面對異性的勇氣，不知道親密關係該如何進行下去。

它更加殘酷的是，這種痛苦伴隨著性的羞恥感，無法言說，患者很難向醫生或者身邊的親人表達，也難以得到理解和支持，因此特別孤獨。

我曾有一位來訪者，她 25 歲，因乳癌失去了單側乳房。當遇到自己心儀的男士時，她很痛苦。這位男士很喜歡她，她卻不敢上前，一再迴避。她不知道該怎麼向他表達自己是個乳癌患者這件事。如果開始親密關係，這件事遲早是要說的。該怎麼說，什麼時候說，對方會有什麼反應？對方能不能接受？她很糾結很痛苦。如果不能，自己將面臨被歧視、被嫌棄，自己該如何承受和平復這種傷害。而即使對方接受了，自己又會覺得愧疚，覺得自己的身體不再完整，這於對方而言是一種傷害，也是一種不公平。

還有一位 42 歲的患者向我提起：治療使用的藥物導致了她的停經，並且在失去單側乳房後，她不能再坦然地面對丈夫。儘管丈夫安慰她，也願意接納她，但她心裡始終難以接納自己身上的傷疤，不敢在丈夫面前袒露自己的身體，不再跟丈夫有性生活。她甚至覺得，即使丈夫在外邊有了別的女人，她也沒有資格過問，因為自己已經殘缺，不配再擁有幸福的親密關係。

聽到這些故事，我非常心疼。乳癌姐妹們的身體已經歷經磨難，而疾病過後還要在心理上承受這些創傷和壓力。

男性真的很在意女性乳房的缺失嗎？我想，也許我們身邊有這樣三種男性，一是能夠很好接納的，二是難以接納的，三是可能心理上沒有準備好，還需要一點時間去了解、去學習、去嘗試接納的。而乳癌姐妹本身的自信和自愛的狀態會影響身邊男性的態度，特別是第三種男性，讓他們能有更多的機會去真正了解和學會關愛我們的乳癌姐妹。

美麗其實是一種狀態，一種由內而外的感覺，它跟年齡無關、跟外貌無關，還是一種發自我們內心的積極的精神狀態。

在過去的 7 年中，我接觸過很多乳癌的醫患聯誼組織，比如粉紅花園、汝康俱樂部、鏗鏘玫瑰戰友團。我發現，這些社團中的許多乳癌姐妹們非常積極樂觀。她們學習插花、攝影、化妝和服飾搭配，學習唱歌跳舞，積極地參加各種社會活動，把自己的病後生活安排得豐富多彩。當我看到她們，會覺得她們整個人都散發著光芒。那種美是非常有感染力的，無論男女都可以在她們身上感受到那種蓬勃的生命狀態，渾身充滿積極樂觀的力量和美好的感受。你會發現，她們身上仍舊散發著美好的女性氣息，柔軟、活潑、溫暖、優雅，依然充滿了對異性的吸引力。

確實美是一種發自我們內心的精神力量，當我們真正的喜歡自己、接納自己、愛自己，覺得自己美好的時候，這種狀態就會自然而然地呈現出來而讓周圍的人感知到，讓周圍的人也覺得我們美好。

的確，失去乳房確實會對我們的親密關係造成一定的影響，尤其在性生活方面。但性生活除了發生在行為層面以外，也可以是心理層面的。由於乳癌治療導致雌激素變化等原因，在行為層面上恢復性生活需要一段時間的探索和努力，但心理層面的性生活仍可以讓我們感受到與伴侶之間的深愛。

一位患者曾向我提起，在患病之後，她跟另一半每晚都牽著手一起睡覺，這雖然不能算行為層面的性生活，但在心理上也是一種親密的接觸。所以性未必是不能踰越的一個屏障，心理層面的親密也可以給予我們幸福的感受。

我之前提到的這位 25 歲的乳癌患者，經過一段時間的心理諮商後，衝破內心的障礙，勇敢地接納了自己的身體，坦然地告知了對方自己的病情，最終收穫了幸福的愛情。

　　還有那位 42 歲的乳癌患者，在心理諮商後，接納自己的身體，決定重建自己的婚姻生活。經過與丈夫共同努力、共同探索，不但恢復了自信和美好的狀態，也在相當程度上恢復了性生活。

　　所以，一切都是有可能的，失去乳房也可以不失愛，只要我們足夠勇敢，接納自己，愛自己，與我們的伴侶共同努力。每一位乳癌姐妹都是足夠美好的女人，我們都應該深愛自己，也都值得伴侶對我們的陪伴和深愛。

乳癌患者的護理及家庭照顧

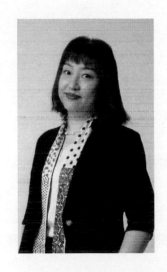

劉娟

某醫科大學附屬醫院 乳房外科 護士長

某醫科大學附屬醫院乳癌患肢功能康復護理門診負責人

乳房疾病防治學會護理專業委員會第二屆委員會委員

醫學會護理學專業委員會第一屆常務委員會委員

老年保健協會慢性水腫與創面治療康復專業委員會

第一屆會員

完成 MBSR 正念減壓八週課程獲得證書

護理學會腫瘤專科護士

乳癌患者的康復居家護理包括生理、心理狀態及社會活動等方面。「三分治療，七分護理」，住院期間全面周到地進行護理照顧，可以滿足不同人群的護理服務需求。出院後實施居家護理在乳癌患者的康復階段尤為重要，甚至決定了治療效果。乳癌患者從心理、飲食、運動康復以及日常生活中得到護理照顧，掌握一些護理小技巧，在醫院完成治療出院後，也不忘居家照顧好自己的身體。

▶ 心理照顧

保持健康的心理狀態以及樂觀情緒，配合周到的護理會達到事半功倍的效果。當患者情緒處於消極低落、精神狀態不佳時，照顧者應及時幫助患者

調整狀態，樹立抗癌的信心。

患者患病期間最需要家屬的陪伴和照料。當她們情緒不佳、心情不好時，家屬要多一些包容，耐心傾聽，用心陪伴，給患者堅不可摧的力量和可以依靠的肩膀。

聽音樂能有效改善患者的不良情緒，對疲勞也有顯著效果。聽輕柔的音樂，可降低基礎代謝率、每分鐘耗氧量、血壓及心率，可以發揮調節身心、放鬆神經、緩解焦慮的作用。照顧者需要多給予患者安慰和鼓勵，婉轉地告知病情，並不建議對患者隱瞞病情，因為這樣反而使他們產生猜疑，增加他們的心理負擔。還可以透過循序漸進的方式，告知病情進展，講述一些抗癌知識，樹立患者信心。

讓患者充分享受陽光，接受積極正面的資訊，消除負面情緒，以樂觀的心態面對癌症是根治不良情緒的最佳方法。

▶ 飲食照顧

飲食需要多樣化。化療期間食慾較差時可以少食多餐，盡量做到一日三餐的時間規範化，可以食用一些高蛋白質、高維生素、低脂肪、易消化的食物。多吃新鮮水果、蔬菜，注意保持營養均衡。飲食要清淡，避免燻烤油炸等食物，避免進食辛辣刺激、生冷和堅硬的食物。化療期間多飲水，促進化療藥物的代謝和排出。

飲食中可以食用香菇、蘑菇、木耳等，提高機體的免疫功能，還可食用山楂、山藥、陳皮、黃耆、蘿蔔等開胃健脾的藥膳。慎用一些虛假宣傳的保健品等。

▶ 運動康復

康復治療要在乳癌正規治療的同時或結束後，幫助患者恢復機體的生理功能。術後患側上肢的功能鍛鍊對於恢復肩關節功能和消除水腫至關重要。住院期間要聽從專業醫護指導，術後康復鍛鍊操要在指導下必須嚴格遵守循序漸進的方法完成康復鍛鍊，不可隨意提前，以免影響傷口的癒合。同時，照顧者還要幫助患者調整心理狀態，使患者能夠從心理上以及生理上回歸社會，重建被疾病破壞了的生活。

▶ 日常生活照顧

對於有疼痛的患者需要嚴格根據疼痛的情況，遵從醫囑使用鎮痛藥物，保證用藥的準確性以達到鎮痛效果。也可去休息室聽些舒緩的音樂，轉移注意力，同時幫患者按摩和撫觸，放鬆肌肉，適當緩解疼痛感。也可透過針灸穴位緩解疼痛，提高其自身的免疫能力。

化療期間容易導致靜脈炎，用藥前常規使用深靜脈置管給藥，減少化療藥物外滲引起的皮膚壞死等風險。用藥期間患者有時出現皮膚搔癢及指端麻木感，應避免接觸過多的冷水。要注意做好手部衛生，勤洗手，注意個人衛生，避免抓撓，防止皮膚破損。

天氣轉涼及時增添衣物，防止感冒。避免去人群密集的地方，減少外出，出門養成戴口罩的好習慣。一旦出現鼻塞、流涕、發熱、咳嗽氣短等，及時就醫。

治療期間以及居家休養期間要保證充足的睡眠，養好精神，作息規律，保持良好的狀態。

▶ 結語

即使病情得到緩解和控制，仍要嚴格遵循醫囑定時複檢。術後（或結束輔助治療後）常規第 1 ～ 2 年每 3 個月一次，第 3 ～ 4 年每 4 ～ 6 個月一次，第 5 年後開始每 1 年一次。在此期間如有特殊病情變化也要到醫院及時就醫。

家屬最懂得患者的個人需求，作為家庭照顧者和醫護人員更要積極帶動環境因素與社會資源，幫助患者尋找積極的生存目標，建立生活的信心，意識到自身的價值，使患者能夠充滿自信的重回社會。

乳癌隨訪複檢的意義

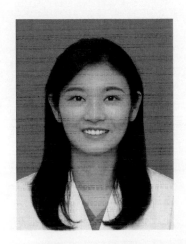

袁可玉

某醫科大學附屬醫院乳房科　住院醫師

　　前面的章節中各位專家從各自的角度對乳癌患者關心的問題做了詳細的闡述和解答，並給予乳癌患者生活和康復上的指導。但還有一些小問題縈繞在大家腦海，比如治療過程中和治療結束後有一些不適該如何尋求幫助？怎樣判斷治療有沒有效果？治療結束後還需要做些什麼？如何知道自己有沒有復發轉移……面對這些疑惑，我給出的答案是：定期隨訪複檢並聽從醫護人員或專業人士的指導。隨訪複檢可以提供治療結果分析，以及治療結束後的癌症護理建議。腫瘤患者的隨訪能夠檢測乳癌患者治療後的疾病恢復情況和預防疾病復發。

▶ 為什麼要進行隨訪和複檢，我們能從中得到什麼

隨訪和複檢是對已經接受了乳癌治療的患者進行定期複診、隨診和監測，了解患者現階段的生活狀態和心理狀態、治療中遇到的困難和不適以及評估患者的復發轉移情況，並綜合患者的疾病狀況進行安撫輔導或進行治療方案的調整。隨訪可以協助醫護人員及時回饋乳癌患者面臨的腫瘤及相關的健康情況，關注更廣泛的健康風險。它貫穿於乳癌整個的治療過程，內容包括了各方面。

在疾病確診的初始，患者往往會經歷一個從拒絕、否定到逐漸接受的過程，在這一階段為患者提供心理上的支持和鼓勵無疑是至關重要的。在針對性的排解工作後，及時的隨訪能夠建立良好的醫患關係，增加信任，增益治療效果，同時可以回饋患者心理狀態的變化，明確下一步的心理疏解方向，讓大家更快地融入家庭和社會生活。

乳癌患者在治療過程中往往會備受手術併發症或藥物副反應的困擾。隨訪複檢能夠了解患者面臨的具體問題，給予針對性的解決措施，並透過不適主訴關注到患者治療過程中的相關臟器損傷，情節嚴重的可以適當調整治療方案，增加治療依從性和治療效果。

乳房疾病的治療往往需要經歷很長的時間，這其中就包括了治療後的複檢階段。複檢過程中我們要著重關注疾病殘留或復發。研究顯示約 3 分之 1 的乳癌患者會出現復發轉移，但可以在早期的發現和治療中受益。

此外，隨訪可以暴露出被忽視的問題，比如不健康的飲食生活習慣、不及時的功能鍛鍊等。如若加以正向引導，可以減少因此導致的疾病復發或幫助患者更快地改善生活品質。

▶ 如何進行科學有效的隨訪和複檢

實際生活中，可以簡單地將乳癌的隨訪和複檢分為兩大階段，即治療階段和治療結束後的複檢階段，兩個階段側重點並不同。我們以表格的形式將需要關注的點列舉了出來，方便大家根據病情和治療方案進行參考。

一般來說，乳癌治療完成 2 年內按照 3 個月 1 次的頻率進行複檢，第 3 ～ 5 年改為半年 1 次，超過 5 年後可以延長至 1 年 1 次。

但是，在積極進行隨訪複檢的同時，我們也需要規避過於密集的檢查頻率和不必要的檢查項目。相關機構的研究結果顯示：雖然過度檢查能夠提前發現身體內的小轉移灶，卻並沒有延長女性的存活時間。

當然，如果能夠按照醫生制定的治療計畫進行診療，及時準確地記錄和回饋病情變化，按時隨訪複檢以及遵照醫生囑託並保持良好有效溝通，會使這一過程更加順暢和有效。

複檢結果提示有異常，是復發轉移了嗎，應該如何面對？

乳癌的隨訪複檢在治療中占據重要地位，而其結果能夠顯著影響患者的後續生活。那麼出現了異常指標就意味著復發轉移嗎？當然不是。複檢結果僅代表檢查當時患者的身體狀況，存在不穩定性。有時，患者會在複檢階段出現腫瘤標誌物的輕微升高，醫生會選擇結合其他檢查進行綜合判定。如果同期的影像學上並未見到明確的復發轉移或疾病進展表現，一般考慮可能因為檢測方法、飲水飲食或個體差異等因素的影響，使結果產生了誤差，僅需定期進行下次複檢即可。再或者，有些患者在複檢時發現肺部結節，這時則需要與前次胸部影像學結果進行比對。基本一致的可以密切觀察，但如果較前有明顯增大就需要引起注意。

治療階段	體格檢查 —— 新輔助治療階段腫物縮小過程 手術治療 —— 患側上肢淋巴水腫、神經損及康復 化療 —— 胃腸道反應、脫髮、心臟損傷、周圍神經炎、血液系統毒性、肝腎功能損害 標靶治療 —— 心臟損傷 放療 —— 皮膚破潰、心臟損傷、放射肺炎、血液系統毒性、患側上肢淋巴水腫、組織纖維化 內分泌治療 —— 骨質疏鬆、子宮內膜增厚、血脂異常、靜脈血栓、更年期症狀
治療結束後複檢	體檢、乳房超音波、乳房攝影、核磁共振、腹部超音波或電腦斷層、胸部 X 光或胸部電腦斷層、骨掃描、顱腦核磁共振、心電圖、心臟超音波、血液常規、血液生化、腫瘤標誌物、心肌損傷標誌物、生殖激素水平、骨質密度、婦科超音波等

因此，異常並不總是意味著癌症復發或轉移，複檢結果的異常可能由多種因素導致。面對檢查結果，大家首先應當保持樂觀積極的態度，摒棄焦慮的心情；其次，收集好歷次的治療及隨診複檢資料並準確回饋病情及症狀；最後，配合完成更為全面的檢查。協助醫生獲得精確的診斷是治療成功的關鍵。

相信有了乳房科醫護人員的保駕護航，有了患者家屬耐心細膩的體貼照顧，只要我們的乳癌病友姐妹積極開朗地面對生活，正確配合治療，終將戰勝疾病，曙光總在堅持後，相信大家的未來永遠充滿陽光。

乳癌術後康復者的福音

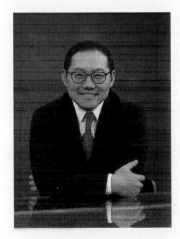

王文俊

愛蒙娜地區董事總經理

　　2020 年全球癌症的流行病學資料顯示，每年新發乳癌病例數高達 226 萬。在我們這裡，每年新發乳癌人數位居世界第一，平均每年新發 42 萬人，每年死亡人數達 12 萬，令人怵目驚心！且我們人口基數大，停經前人群數量多，也就導致了新發患者多、年輕患者多，這意味著有一個龐大的群體，需要得到配套的術後康復服務。

　　愛蒙娜作為細分領域的領導者，重點關注乳癌術後形體缺失的管理和各類乳房手術圍手術期的專業輔助解決方案，愛蒙娜研發產品，一直堅持「兩全」要求，一是全手術方式適用，無論患者採用哪種手術方式，我們都能提供專業和配套的產品線；二是術後全週期服務，滿足患者從術後期、康復期再到生活期的產品需求，這是我們第一個核心競爭力。也正是我們深耕產品

線，建立起了牢固的品牌護城河，既幫助我們維持產業內的龍頭地位，同時也能夠最快速地服務好新興市場。

隨著疾病和診療方式的發展，以國際化的視野制定與時俱進的發展策略，將創新和個性化、甚至是客製化的解決方案融入目前發展的體系中，以創新為突破點、個性化和客製化為服務亮點、教育和公益為管道，和專業的合作夥伴一起為患者的康復提供更為全面和專業化的解決方案。我們致力於結合乳癌患者不同階段的實際需求，為術後患者提供「一體化康復解決方案」。面對乳癌的三大手術方式（改良根治手術、保乳手術和術後乳房重建術）以及患者在康復週期中的不同階段，幫助眾多的乳癌患者在術後重拾自信，重塑形體，支持她們堅強自信地重新走向社會大舞臺。

「四高，一準，一全」 ── 這是愛蒙娜的經營方針。「四高」，就是產品品質要高，知名度要高，創新度要高，客戶滿意度高。「一準」，就是不做大而全，要做小而精，精準定位在乳癌術後康復這一系統，提供全套全系列的配套解決方案。「一全」，就是全方位的形體解決方案涵蓋乳癌所有手術方式。品牌的核心是品質和創新。愛蒙娜自始至終都把產品品質和創新力定義為品牌可持續發展的核心驅動力，在專利研發上不斷加碼，創造性地開發出Comfort ＋溫控專利技術，主動控溫調節，保持身體舒適，這樣一來也就改善了傳統矽膠義乳在佩戴時可能出現的悶熱不透氣的問題，為提高義乳佩戴的舒適度做出了創新的改良方案，也成為全球同類義乳產品的佼佼者，詮釋了以人為本、以消費者使用為創新原點的研發初衷。

「義乳」無疑是愛蒙娜解決方案中的關鍵字。作為全球義乳產品發展和創新的領跑者，愛蒙娜品牌在不斷為自己、產業帶來突破的同時，為廣大消費者帶來了更優的產品與服務。氣囊調整型義乳（Adapt Air）就是一個很好

的例子，該產品為愛蒙娜獨家研發並享有相關專利保護，產品面世以來斬獲
5 項國際大獎，其中包括了工業設計界奧斯卡之稱的德國紅點設計大獎（Red
Dot）、德國設計獎（German Design Award）、德國創新獎（German Innova-
tion Award），得到了業內外知名專家陪審團的一致認可，充分展現了愛蒙娜
在產品創新上的科技力量與強大領先優勢。

　　篳路藍縷以啟山林，十年砥礪，行而不輟。有消費者在留言中這樣寫
道：「非常感謝愛蒙娜的專業指導和建議，讓我選到了合適的義乳，還有內
衣和泳衣，並且告知我最優惠的買法。乳房全切確實是一個難捱的過程，我
覺得 Lucy 的正能量幫我回到平常心來看待這個過程，我非常感恩。」

　　因為專注所以專業，因為創新所以領航，因為有愛方得圓滿。品牌在創
新之路上堅守匠心精神，48 年的匠心堅守和不斷與時俱進的發展思路，是刻
入愛蒙娜品牌 DNA 的原動力，也是第一核心競爭力。我們是這個細分領域
的啟航者，也是創新者，在領航者這個位置已經深耕多年。品牌自始至終把
產品品質和創新力定義為品牌可持續發展的核心驅動力。

　　最後，我們衷心地祝福所有姐妹們身體健康，樂活人生，用自己的自
信、樂觀、積極和互助的態度點亮自己，照亮別人，在防癌、抗癌、康復的
道路上肩並肩、手拉手，一起奔赴美好的明天。

呼拉舞蹈可為乳癌患者帶來的幫助

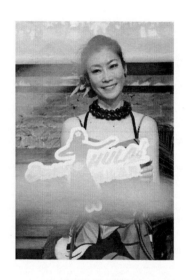

暗香閏瑩

呼拉漫舞團團長及呼拉漫舞自然生活館創始人

「觸碰自然心靈之舞」心靈療癒計畫發起人

夏威夷呼拉舞協會第一屆主席

　　人生原本就沒有坦途，必定會有這樣那樣的坎坷與挫折。被暴風雪摧殘的玫瑰，仍會頑強地生長，競相綻放自己的絢爛多彩。

　　在國外，剛接觸呼拉舞蹈的時候，我認識了一位美國乳癌患者，那時，她已經是術後第 21 個年頭了。每次上課時，她都會和我們一起跳舞，看上去自信而健康。她在術後康復期時接觸到了呼拉舞蹈，在夏威夷的醫院裡，呼拉舞蹈公益組織向她提供課程。她說，她是幸運的，因為透過呼拉舞蹈，她的身體和精神方面都堅持下來了，用樂觀態度對待生病現狀，也積極運動來進行康復。如今，她已經完全感覺不到自己是個生過重病的人。

　　後來，我一直在尋找這樣的組織，希望可以為需要的人帶去一些幫助。

機緣巧合下，我認識了「鏗鏘玫瑰戰友團」的團長杜慶潔，認識了戰友團一些身患乳癌的姐妹，她們愛美、愛笑、愛生活的熱情也感染著我。上過一堂歡快的體驗課後，我們的公益呼拉舞蹈課程便風雨無阻地堅持下來了。

　　呼拉舞蹈是一種手語舞蹈，每支舞蹈都是一個美麗的故事，舞者就是故事的敘述者。呼拉舞蹈的音樂舒緩、動作柔美，不要求有什麼舞蹈基本功，入門較容易。同時，呼拉舞蹈又是完全源於自然的舞蹈，跳舞時，光腳踏在地上，就像樹根深深地扎到大地中，能夠感受到大地母親給我們的能量，感受到大地母親對我們的承載和滋養。同時，我們的上半身又要朝著天空，朝著太陽伸展，就像樹幹一樣努力向上挺拔延展，吸取天地之間的能量，連接天與地。一招一式配合呼吸，聆聽音樂，身體律動，讓自然的花草樹木、山川湖海融入體內，同時再將這些美好透過身體展現出來，完成一次又一次身體與自然的循環往復。每次上課大家都會穿戴和自然相關的服裝 —— 呼拉舞蹈特有的練習裙，頭上可以佩戴表示心情的花環。有時候，老師和姐妹們還一起用鮮花製作花環，到郊外或海邊跳舞，用完全自然的方式療癒自己的身體和心靈。

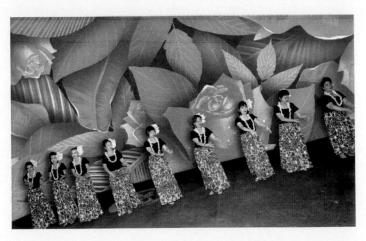

　　透過一段時間的呼拉舞蹈練習，大家都受益匪淺。一些因為手術影響身體平衡的姐妹經常會腰疼和膝蓋疼痛，透過呼拉舞蹈的練習增強核心肌肉群的力量，並且會調整好自身的平衡，讓脊柱恢復正常的狀態。一些因為藥物造成腎臟損傷的姐妹會有頻繁起夜的困擾，透過呼拉舞蹈的練習，也讓女性的生殖系統和泌尿系統都得到良性的改善。

　　還有一些姐妹驚喜地發現，透過練習一段時間的呼拉，可以讓高血壓和心血管疾病得到改善。美國國家心肺和血液研究所一項 5 年的研究計畫顯示，透過 12 週的呼拉舞蹈訓練（每週兩次，每次 40 分鐘），參加者的血壓和體重都得到了控制，收縮壓都明顯地下降。做過心臟手術不久的患者也加入了這項研究，結果顯示呼拉舞蹈是安全並且有效的，可以降低高血壓和心臟病的發作、中風和動脈瘤等嚴重健康問題的風險。

　　從中醫上講，每一次的展胸動作都會刺激到胸部的膻中穴而寬胸理氣；而展臂上舉的動作可以有效地刺激腋下極泉穴，有效拉伸手厥陰心包經，改善心功能，能夠寧心、安神、解鬱。呼拉舞蹈的展背動作可以刺激背部的督脈和膀胱經來溫陽益氣，調節五臟，而腰部的扭轉動作可以刺激到肝膽經，達到疏肝、解鬱、散結的效果。

　　乳房疾病多和情致因素有關，呼拉舞蹈不管從音樂上還是形體訓練上，都讓人內外平衡，讓心靈與身體和解，而呼拉舞蹈發力的核心部位就在人體的腹部，練習時調整氣息，氣沉丹田，從而達到培補元氣的目的，增強體質，戰勝疾病。

　　人生原本就沒有坦途，必定會有這樣那樣的坎坷與挫折。被暴風雪摧殘的玫瑰，仍會頑強地生長，競相綻放自己的絢爛多彩。她們紅得勝火，粉得如霞，白得賽雪，黃得似金……我願一直與我的玫瑰姐妹們一起，踏著曼妙

的呼拉舞步，陶醉在呼拉音樂中。歡迎還沒有接觸到呼拉舞蹈的姐妹們，不
囿於一隅，與大家一起打開心扉，破除限制自己的內心，勇敢地接受洗禮，
面對病痛時不亂於心，不困於情，不畏將來，不念過往，讓自己像鮮花一樣
綻放鮮豔的花瓣，在舞蹈中鍛鍊自己，成長自己，陶冶自己，愉悅自己，提
升自己，展示自己，在呼拉舞蹈的陪伴下，療癒身體，療癒心靈。

易筋經對女性乳房「未病」的益處與功效

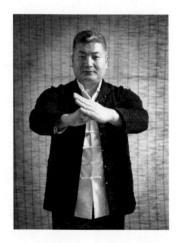

臧運良

武協臨清潭腿委員會副主任

潭腿門武館創始人

潭腿 99 代傳人拳號菊鋒

混元太極拳第三代傳人

擅長武醫養生

精通易筋洗髓經

國術套路裁判

中醫自古以來強調治「未病」，最經典的一段典故來自魏文王曾求教於名醫扁鵲的故事。

春秋戰國時期，魏文王曾求教於名醫扁鵲：「你們家兄弟三人，都精於醫術，誰是醫術最好的呢？」扁鵲：「大哥最好，二哥差些，我是三人中最差的一個。」魏王不解地說：「請你說明得詳細些。」

扁鵲解釋說：「大哥治病，是在病情發作之前。那時候，患者自己還不覺得有病，但大哥就下藥劑除了病根，他的醫術難以被人認可，所以沒有名氣，只是在我們家中被推崇備至。我的二哥治病，是在病初起之時，症狀尚不十分明顯，患者也沒有覺得痛苦，二哥就能藥到病除，鄉里人都認為二哥只是治小病很靈。我治病，都是在病情十分嚴重之時，患者痛苦萬分，患者

家屬心急如焚。此時，他們看到我在經脈上穿刺用針放血，或在患處敷藥以毒攻毒，或動大手術直指病灶，使重患者的病情得到緩解或很快治癒。所以，我名聞天下。」魏王大悟。

由這個典故，我們至少可以推斷出三個結論，首先，在春秋戰國時期，中醫就可以透過對個體細微的觀測和體徵能預測和判斷出病症的初發徵兆；其次，古人用藥在預防治療層面有很多案例的經驗總結；最後，扁鵲治病採取穿刺、針灸放血、外敷、手術等方式，能推斷出古人已經有一套完整的治療方案，但這個方案在扁鵲看來是次優選的治療方法。

大量循證醫學證據顯示，乳癌篩檢可以提高乳癌的早期診斷率，降低病死率。除了早期篩檢之外，筆者曾從事十餘年對老年女性養生保健的訓練和指導，在接觸的大量案例中，鮮少有練習易筋經的女性患有乳房及相關疾病。

據記載，易筋經、洗髓經為禪門正法，源自禪宗初祖達摩大師，易筋洗髓內功，理法完備，定運雙修；易筋為運，運中有定，重在脫換，為修命之妙法；洗髓為定，然定中有運，重在清虛，為煉性之祕。得此二法，能保全性命，圓滿身心，可登壽域！

練習易筋經有六大益處：調和血脈，細膩皮膚，強壯筋骨，增長力氣，健旺精神，涵養性靈。中青年女性可以透過練習易筋經來疏通經絡、調節呼吸，預防控制精神過度緊張、沮喪、悲觀、壓力過大、疑心過重等不良情緒的干擾，透過調整身心平衡抵抗不良情緒誘發的乳房纖維囊腫變化、增生結節和乳房腫瘤的滋生和擴展。中老年女性可以練習易筋經和洗髓經，透過簡單有效的動作體式調節呼吸、延展筋骨從而發揮延年益壽的功效。相較於瑜伽複雜的體式訓練，易筋經簡單易學，深受中老年女性的喜愛和推崇。

　　練習易筋經需要功求有恆、堅持練習。凡行功至百二十日後，便覺加餐、健步、長氣、增神、發體、壯力、添液、生精、明目、達聰、開胃、醒脾、強筋、堅骨，此皆除體驗，照此堅持，身心都愉悅和健康，對於降低乳癌及相關疾病十分有裨益。

　　易筋經目前有十二體式，分別是：韋馱獻杵第一式、韋馱獻杵第二式、韋馱獻杵第三式、摘星換斗式、倒拽九牛尾式、出爪亮翅式、九鬼拔馬刀式、三盤落地式、青龍探爪式、臥虎撲食式、打躬式、收式。

　　透過易筋經十二式的練習，可以拉伸筋膜，從而達到擴展胸腔和肌肉組群的效果。很多人不知道什麼是筋膜？其實，筋膜是一種纖維結締組織，遍布我們全身，如跟我們的血肉一樣，與我們息息相關，你可能不知道它的存在，它卻每時每刻無不在影響著我們。

　　在人體中，有一種為機體提供結構並將機體構成一個整體的一類組織，稱為結締組織。結締組織是由少量的細胞分散在纖維、固體、半固體和液體基質中形成的。結締組織呈現很多種形態，其中就有我們的筋膜。俗話說「筋長一寸，壽延十年」。由此可以看出，練習易筋經的各種益處十分明顯。

　　本人自幼習武，是潭腿（北腿）99 代，混元太極第三代傳人，易筋經、洗髓經承師傅口耳真傳，從修行到教學有 15 年之久，每年為很多女性調整身心健康、引導身心放鬆、延年益壽做了長期研究，能夠有效地進行易筋經的指導教學。希望結合先進的醫學治療方案，為女性朋友能夠減少乳房及相關病症帶來的隱患發揮治「未病」的效果。

做一條流入沙漠的河

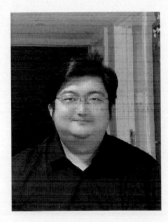

安之（宋威）

愛乳匯 CEO

　　如果生活的荒漠中有更多我這樣的小溪，那是不是荒漠也能變成愛的海洋呢？如果沒有，那便以我為始。

　　我是宋威，愛乳匯的創辦人。愛乳匯是一個旨在幫助患者盡快康復，重歸正常生活的公司。這裡我有一個化名 —— 安之。意思很簡單，既來之則安之。這也和我的性格相符，隨遇而安。

　　走進這個領域有很多巧合，一路走來似乎冥冥中有因緣在指引著我，就像一條流入沙漠的河，堅定而歡快地流淌，也靜靜滋潤了一方略顯乾涸的土地。

　　女性在歷史長河中，扮演著重要的角色，她們是包容、隱忍、奉獻的代名詞。古人云：「天行健，君子以自強不息；地勢坤，君子以厚德載物。」我

常做這樣的比喻，女主人就是一個碗，盛起丈夫盛起孩子，容下公婆，顧好父母，這才是一個完整的家。我們常說，為君者一屋不掃，何以掃天下。我們也要仔細地看一看，若屋中無碗何以為家？

一年多的時間裡，我接觸了很多姐妹，最小的患者 24 歲，已經多發性轉移；最大的 80 多歲，癌齡已近 20 年。很多不同的面孔，帶來很多不同的故事。一個個鮮活的生命，就像在山石間泥土裡，偶然被剝離出的粒粒細沙，風雨過後匯聚在醫院裡，默默地撫摸著自己，渴望著被傾聽，渴望著被關注。我相信，這本書裡已經有很多的姐妹在講述自己的故事。

我經常跟我的同事們講，我們的工作有點像綠化。大家都知道沙子是存不住水的，而我們就需要在這樣的沙漠中種出草來留住沙子。而要如何做呢？只有放更多的水，用愛的種子去填補那些撕裂的縫隙，讓姐妹們的情感重新生根發芽。

「想想那些關心你的人，他們一定不希望你因為這一點點打擊就消沉下去。想一想你關心的人，你還需要有更多的時間去陪伴他，去照顧他，別指望別人會比你做得更好，因為這份愛只在你心中。」類似這樣的話，在一遍遍地重複。而在絕望面前，我們能做的其實並不多，只有默默地陪伴和耐心地輔導。

在一開始的時候，我也被很多姐妹頂撞過，說你又沒得病，你怎麼知道我們的痛苦？而且你還是個男人，就是別有用心！你也就是說得好聽罷了，你根本就不知道我們正經歷的到底是什麼。你不過跟他們一樣，是過來騙錢的、沽名釣譽的混蛋！面對這些質疑我也是無力的，我也不知道應該用什麼樣的話語來消弭這樣的憤怒。但我相信，既然是一條流入沙漠的河，那麼我們便隨遇而安，堅定地流淌下去。

做一條流入沙漠的河
—— 安之（宋威）

逐漸地，這樣的聲音變少了。每次去探望姐妹們，我對她們的病情越來越熟悉。我會跟她們講一講如何應對治療，如何建立康復的信心。開玩笑地講，別人是久病成醫，而我是久聊成醫。慢慢地姐妹們也會跟我講講家裡面的煩心事，也會跟我說一說自己的小困惑。我知道這是情感在生根、發芽，河流的兩岸溼潤了起來，漸漸地有了生命的綠意。這也讓我看到了後續工作的希望。

「鏗鏘玫瑰戰友團」這樣一個自發地為廣大患者提供服務、提供心靈樂園的公益組織，像一塊沙漠中的綠洲。經過溝通，發現我們的想法很一致，我們的目標也十分相似，我們彼此也成了很好的朋友。所以，我經常感慨，只要在路上就一定能遇見和你一樣志同道合的人。

在這裡，我呼籲大家一定不要放棄治療，一定不要放棄生存的機會。親歷了這麼多姐妹的病症，我親眼見證了十年來不同手術療法造成的損傷，以及不同手術療法帶來的不同效果。只要堅定信心活下去，治癒的機會就無限大！

很多朋友問我，為什麼會選擇一條這樣的道路？一條流入沙漠的河？我想說，如果生活的荒漠中有更多我這樣的小溪，那是不是荒漠也能變成愛的海洋呢？如果沒有，那便以我為始。

丈夫處事，當仁不讓。

向美而生 讓生命成為人間綻放的煙火

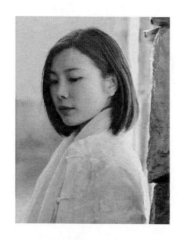

蔣碩

某美術學院設計藝術學院副教授

JS·肩上雲國風原創品牌設計師

在浩瀚的歲月長河中，人生百年只不過是匆匆一瞬。連日來，我為JS·肩上雲國風原創品牌在各地的秀場忙碌著；更為本書中的每一位主角所打動，為她們與病魔抗爭的頑強毅力感動著，為她們積極向陽向光的精神鼓舞著，為她們面對現實、勇毅前行的力量激勵著。

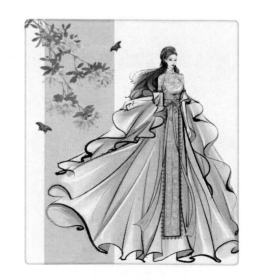

據世界衛生組織最新的資料，乳癌已取代肺癌成為全球第一大腫瘤。

向美而生 讓生命成為人間綻放的煙火
—— 蔣碩

有專家指出「在我們這裡每年有 42 萬的新發乳癌患者。目前乳癌整體治癒率能夠達到 60% 左右，然而即使接受了規範化的診療，早期患者中仍然有 3 分之 1 左右會發展為末期乳癌」。

「抗癌之路需要在愛的澆灌下茁壯成長。在涅槃中……成為耀眼的玫瑰，擁有更精彩的餘生。」這是本書想要傳達的主題精神。近年來，隨著科技的高速發展，癌症已被越來越多的人認為是一種慢性病，只是其嚴重程度不同而已。但在現實生活中，談癌色變仍是大多數，致使有部分患者不是因癌病本身而死，反而是被癌嚇死的。因此，引導患者正確認識癌症，辨證地全方位調治，放鬆身心，順其自然，保持精神生命和自然生命良性互動，從而提升自身抵抗力、免疫力和自癒力，讓有限的生命充滿愛與夢想。

人生自古誰無死？人生無常。愛與夢想不也正是乳癌患者面對厄運降臨需要的鎧甲嗎？

愛是潤物無聲。我們的美學世界歷來是有生命力的世界，是人生活在其中的世界，是天人合一、完美融合的世界，蘊含著深刻的心性化育精神。如果每一位患者可以將更多精力投入自我身上，多一些關愛，多一些自我呵護，那麼不必去刻意追求探尋，只要用心享受平凡生活中的陽光、雨露、風景等自然之美，感悟自己的身體、生命、生活之美，各美其美，心情好了，生命的張力自然就延伸了。唯願以美為每一位患者送上健康，帶來如媽媽雙手撫摸般的溫暖，帶來天生麗質難自棄的生活勇氣。同時，為每一位乳癌患者營造良好的心理健康氛圍，普及乳癌健康知識，提高患者心理健康水準，讓患者目之所及皆是美，呼喚她們珍愛生命，活出自我，更加身心愉悅地面對未來。

　　愛是細心澆灌。「愛之花開放的地方，生命便能欣欣向榮」。這是畫家梵谷（Vincent van Gogh）所言。翻看本書中每一個不凡的生命，無不震撼！那位在康復路上堅強地走過 17 個年頭的姐姐認為，常懷感恩，保持一顆喜樂的心，生活就會充滿喜樂，喜樂就是最好的良藥；那位從事臨床醫學工作 20 年的姐姐一直都在不斷地學習成長，她將傳播健康、傳播美麗、傳播愛視為使命，呼喚大家要保持陽光般的心態；那位將疾病視為一份美好禮物的姐妹，她希冀大家要學會在自我療癒的過程中走向完整，活出美好的自己，用生命影響生命……快樂是包治百病的靈丹妙藥，她們無不擁有良好的心態。願每一位患者都篤定地美起來、樂起來，點燃生活的希望，照亮前行的方向，隨心、隨性，快樂舒適自在地生活，向陽而生。

　　愛是無盡關懷。「沉舟側畔千帆過，病樹前頭萬木春」。雖然這些乳癌患者在醫學上被定義為癌症患者，但又何妨？明天的太陽照常升起，生活照樣可以豐富多彩。俗話說「人靠衣服馬靠鞍」，何不穿一襲紅色去熱烈地擁抱，哪怕生活賜予其一地雞毛，也要把它綁成一個漂亮的雞毛撢子；著一身白色去大膽彰顯純潔優雅的氣質，活出水仙花的淡然、白牡丹的華貴；還可以身著藍色去與天空試比高，與大海共長天一色……不一樣的色彩，不一樣的精彩。任時光流轉，任歲月沉澱，風雅處處是平常，只要擁有積極向上的生活態度，那便是對付腫瘤的「利器」。願與每一位乳癌患者共同奔赴風雅與時尚。

　　心中有光，素履以往。每個人都是自己健康的第一責任人。這個社會中每個人都不是孤立地存在，「互相守望，成為彼此的一道光」。

　　美是對生命的一種從容、悠閒與豁達。我們品牌真心希望可以幫助到更多乳癌患者重拾生活信心，掌握生命的熱度，以愛築起藩籬，與癌和諧相

向美而生 讓生命成為人間綻放的煙火
—— 蔣碩

處，無懼風雨，成就更好的自己。我們品牌真誠願意幫助患者緩解身心壓力，樹立樂觀向上、健康陽光的積極心態，如向日葵般逐光而長，向美而生。「我的氣質你模仿不來，那種感覺逆天的存在，不要迷戀也不要暗戀，我就是煙火綻放在人間……」讓我們聆聽一曲，願每一位患者不斷豐富自己的生活，盡情綻放自我，早日走出病魔的陰霾，讓生命如煙火般絢爛！

愛心祝福篇

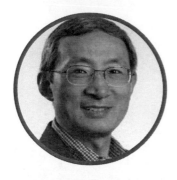

廖新生

　　癌症降臨對任何一個人來說都是一個重大的精神衝擊。長期以來東方女性的印象都是以柔弱、溫順而著稱，女性如何面對突如其來威脅生命的癌症將實際測試這個族群的堅強程度。從108位「鏗鏘玫瑰團」乳癌患者姐妹們應對這一嚴重突發事件的故事來看，藉助我在美國20多年來治療美國婦女乳癌患者的經歷，你們完全可以比肩全球最堅強的婦女群體。我對你們肅然起敬，為你們的堅強、樂觀和善良而驕傲，祝你們在未來的人生中繼續書寫精彩篇章。

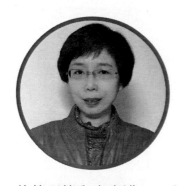

劉俐惠

　　癌症是個難解的絲質盤扣，用心態寬容能解開它的扣頭。在某醫院活躍著一群美麗的解釦人，她們是乳癌患者，不但解開了自己的扣，還自發組織成立了「鏗鏘玫瑰戰友團」，長期義務堅持在門診、病房、社群等，進行乳癌預防和情緒管理等內容宣講，用自己治療、抗癌和康復的切身經歷與經驗，幫助更多患病姐妹們解開心結，走上樂觀抗癌的道路。她們就像落入人間的天使，幫助眾多癌友開啟了更多希望之窗；她們與醫院乳房科的醫護人員攜手讓患者們懂得了生命的價值和意義，她們用自己的故事，傳遞著陽光和歡笑。值此「鏗鏘玫瑰戰友團」建團10週年之際，謹祝杜慶潔團長和戰友團的姐妹們開心快樂健康長久！

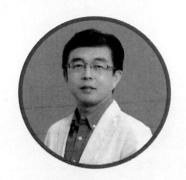

呂大鵬

　　你們的每一個笑臉，都是激勵我不斷學習，不斷努力，不斷前進的動力。祝你們幸福、快樂。

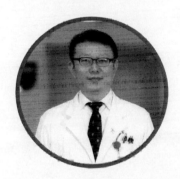

翟振華

　　親愛的患友們／朋友們，大家好！非常榮幸以這樣的方式和大家說幾句心裡話。作為一名從事乳房腫瘤診療的專業醫生，每天被你們與病魔抗爭不屈的精神所折服，被你們與醫護合作不懈的努力所感動！在我眼裡，你們是患者，在我心中，你們是英雄。你們並不孤單，全社會都在關注、關心、關愛著你們，相信自己、相信科學、全力去愛，樂活人生。

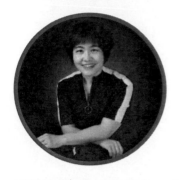

呂錚

　　確診乳癌後，憤怒、恐懼、焦慮、憂鬱……一連串的情緒可能會瞬間湧出來。我們要尊重情緒，盡量讓它釋放出來。

　　運氣是守恆的，做好事會積好運；生了病是在透支未來的霉運，那麼未來也肯定會有很多美好的事物在等待著你！未來無須迷茫，願愛來癌去，一切美好會向你奔赴而來！

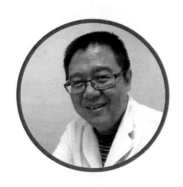

郭怡輝

　　隨著 21 世紀的到來，乳癌已經成為危害廣大婦女的第一大癌種！每一個乳癌患者，都有著自己獨特的生活經歷和非同尋常的抗癌體驗，你們從懷疑、恐懼、痛苦、徬徨，再到接受、忍耐、欣慰和希望，你們戰勝癌魔戰勝自我的抗癌經歷，是你們無比寶貴的人生財富，同時也是激勵每個人生活進取的動力泉源！鏗鏘玫瑰，浴血綻放，粉紅絲帶，隨風飄揚！祝願姐妹們堅定信心，信奉科學！祝福姐妹們永遠幸福、快樂、安康！

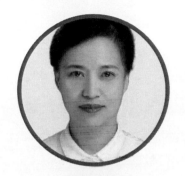

閻舒予

　　陽光總在風雨後，請相信生命有彩虹。珍惜每一份感動，希望在我們手中。傳愛互助，彼此鼓舞，共同邁向康復。

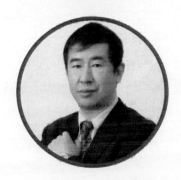

王樹濱

　　我們雖然無法決定生命的長度，但是我們可以決定生命的寬度，108 位乳癌患者用親身經歷譜寫了對生命最美的感悟！活著的每一分每一秒都是自己的，不要輕易讓它溜走。許多時候疾病並不可怕，可怕的卻是一個人的心病，若失去對生活的信心和勇氣，向病魔放棄抗爭，那麼再好的良藥也無法挽救自己的生命。

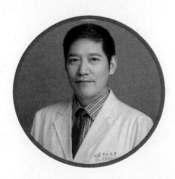

王樹森

　　相較於其他實體腫瘤，乳癌有著更多、更完善的治療方法和更好的預後。因此無論您身處何方，無論您患何種亞型或何種期別的乳癌，莫慌張，要坦然面對，積極主動尋求並接受科學合理的治療。你們是鏗鏘玫瑰，風雨之後終會見彩虹，願每位乳癌患者都能看見屬於自己的光。

愛心祝福篇

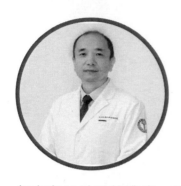

史業輝

　　乳房是生命的象徵，是人類生命的泉源。乳癌，這個戕害廣大婦女族群最主要的惡性疾病讓多少女性痛失乳房！多少生命的泉源被摧毀，多少患病的母親在哭泣，又有多少美麗的生命因此而逝去。萬幸，隨著醫學的發展，乳癌的治療近年來有了長足的進步。手術、放療、化療以及標靶、內分泌治療等一系列的成果讓乳癌變成了預後最好的癌種之一。讓乳房遠離傷害，讓母親不再哭泣，讓生命如花綻放，乳癌的患者不再是痛苦的人群！本書中的 108 位乳癌患者為我們詮釋了什麼叫做面對，什麼叫做抗爭，什麼叫做堅持！她們是患者，更是母親，是女兒，也是鬥士！但歸根結柢，她們是一群美麗的女神，一群快樂的精靈，乳癌在她們的面前不堪一擊，快樂代替了痛苦，生命戰勝了癌症。我在這裡為這 108 位偉大的女性歡呼，也為她們祝福，願全世界的美好都降臨在她們身上，願所有的幸福都圍繞在她們周圍！加油，我們的 108 位女神！

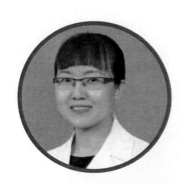

王妍

　　戰友們，很榮幸陪伴和見證了大家勇敢的抗病歷程，每個人積極樂觀的生活態度也帶動了身邊戰友們的熱情，大家共同努力一起戰勝了病魔。同時也特別感謝各位戰友的信任，將自己交付予我們，戰友和家人們的積極配合，使得我們

更加齊心協力地對抗病魔。正值「鏗鏘玫瑰戰友團」10週年，在此向各位鏗鏘玫瑰們獻上最真摯的祝福，希望大家以後的生活充滿光芒，順心順意，身體康健，家庭美滿。春有約，花不誤，歲歲年年不相負。

錢海利

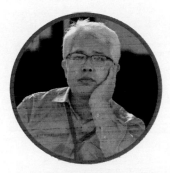

　　疾病，是每個人都要面對的難題；健康，是每個人在疾病中的熱切渴望。幸運的是，患病的人在最需要幫助的時刻遇到了醫術精湛、傾盡心力的醫生，不但堅強坦然、自信微笑著面對疾病，還成為傳遞信心和友愛的使者。每一位醫生都是守護健康的天使，每一位病友都是一朵重新綻放的玫瑰。溫暖是堅強的力量，微笑是健康的靈藥。戰勝疾病，我們在一起！

李倩雯

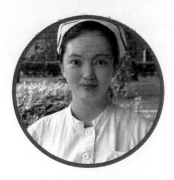

　　曾經許多病友哭著對我說：「為什麼是我得病了，我沒做什麼傷天害理的事呀」，而我要說不是因為你做了傷天害理的事，而是上天在警示你對自己不夠好，不夠關注自己。從現在開始你要學會更多的愛自己，愛生活，改變自己，精彩的人生就會由你來書寫。我相信所有的姐妹都能戰勝疾病，破繭成蝶，你們是最棒的！祝你們幸福健康！

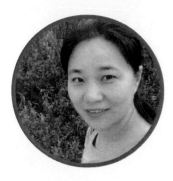

陳金萍

　　人生沒有真正的完美，只有不完美才是最真實的美；人生沒有永恆，只有閃亮的人生才算是生命的永恆。讓我們用坦然的胸懷去接受，用快樂的心情去熱愛，用燦爛的笑容去面對，用健康的心態去回味。人生短暫，珍愛生命；堅信未來，勇往直前。願你們的生命如鮮花般燦爛，願你們幸福快樂生活每一天！

付瑩瑩

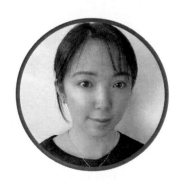

　　你們是最棒的天使，是最美的玫瑰！癌症並不可怕，只要活著就有力量，生命是脆弱的，同時也是堅強的。每個人對生的渴望都很濃烈，我相信信念和努力可以戰勝一切。你們堅強，有在艱難中勇於打拚的精神，定會迎來美好的明天，定會創造出屬於自己的輝煌！祝福天使們在下一個十年、二十年、三十年，都能夠像玫瑰一樣不斷攀登，盡情實現自己的夢想，散發出熠熠光芒！

毛婷

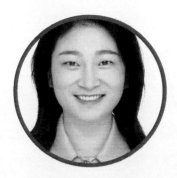

　　從第一次走進乳房科病房時的陌生與擔憂，到後來我們成為朋友，再到杜團長和幾位姐妹自發組織成立戰友團，透過親身經歷去開導更多的乳癌患者，使她們盡快走出陰霾，重新樹立起對美好生活的勇氣與信心。十年間，「鏗鏘玫瑰戰友團」的姐妹們積極參與各種公益活動，在每一年的患教活動中，都能看到她們精彩的演出，見證著抗癌之星「化繭成蝶」的蛻變。很榮幸能夠在此為「鏗鏘玫瑰戰友團」成立十週年獻上我由衷的祝福：願美麗的「蝴蝶」們越來越美麗！

王昱

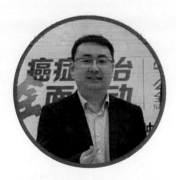

　　榜樣的力量是無窮的，108 個故事的背後是家人、是醫護人員、是社會組織的愛與付出，是「科學、愛心、頑強」最好的表達。願這本書籍能為所有乳癌病友帶來希望和力量，讓她們堅定信心，戰勝病魔。特別向所有為本書的出版所付出努力的朋友們致謝！為所有參與本書編寫的粉紅戰友們按讚！

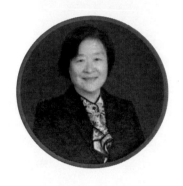

甄榮

　　粉紅戰士們面對病魔互幫互勵，用笑容鑄就健康幸福的堡壘，用大愛詮釋生命的綻放，用真情傳遞愛與美麗、信心和力量，譜寫著團體抗癌的新篇章。「鏗鏘玫瑰，芳心似水，熱情如火，夢想鼎沸」！祝願粉紅戰士們生命之樹長青，堅強與絢麗永駐！

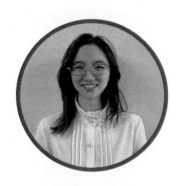

葉子

　　慈善基金會與「鏗鏘玫瑰戰友團」結緣已久，一起陪伴乳癌患者走過許多個春夏秋冬。十年來，戰友團幫助許多姐妹克服重重困難，風雨同舟，就像她們的名字一樣，鏗鏘玫瑰，迎風綻放，以樂觀的態度傳遞著愛與堅韌、信心和力量。期待姐姐們越來越美麗，收穫幸福，綻放生命的風采！

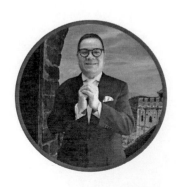

黃正湘

　　我只盡了一點點微薄之力不足掛齒，讓快樂的時鐘在生活裡延長；讓美好的陽光在生命中閃耀；願所有的粉紅戰士們歲歲平安，年年健康，快快樂樂，未來可期。

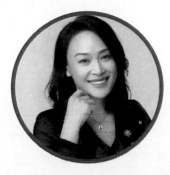

左玉蓮

戰病魔，抗疾病，鏗鏘玫瑰。

陽光照，心胸闊，愛在人間。

愛是生活的動力，愛是活下去的勇氣，愛讓我們不畏艱難，讓我們堅持和頑強，綻放生命的絢爛。在挫折中站起來才是真正的成功，你們用行動詮釋了不屈生命的意義。向你們學習，向你們致敬！

科學的發展、技術的進步賦予光明和希望，相信風雨過後葉會更綠，花會更紅，讓我們攜起手來，一起加油！

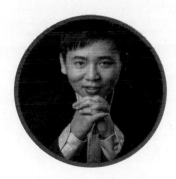

張子文

祝賀「鏗鏘玫瑰戰友團」成立十週年，為我們乳癌患者的康復事業做出了積極的貢獻，希望在未來的 10 年裡，「鏗鏘玫瑰戰友團」能連接更多的機構和個人，一同來關愛乳癌族群，用大家的力量讓更多的姐妹們放下焦慮、敞開內心、同理互助、融入社會，讓更多的陽光和自信出現在她們的臉上，讓我們的社會更加和樂、更加有愛！

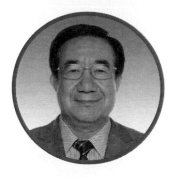

李迪斌

　　當下社會看書的人很少了，能把一本書從頭看到尾的更少，尤其是大部頭的書。說實話，近些年我也很少看書。就是看，也是前面看幾頁，中間翻幾頁，最後看個結尾而已。這本書卻讓我從頭看到尾，因為這是一本特別的書。特別，是因為它的真實，真實到每一個人、每一個故事、每一個細節；特別，還因為書裡的每一個故事，悽婉卻又美麗，不幸卻又萬幸，哀怨卻又燦爛。因為書裡的每一個人都是特別的 —— 她們都是癌症患者。我曾是一名媒體記者。追求真實、揭示真相是記者的天職，這是我在新聞學院就讀時，那些在我們心目中有著崇高地位的前輩們對我們講得最多的一句話。在缺乏真相的年代，真實就顯得尤為珍貴。這，也許正是此書讓我感動的地方。

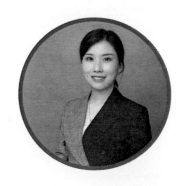

王丹鳳

　　乳癌不是不治之症，很多很多戰友已經戰勝病魔，回歸了正常的工作和生活。鏗鏘玫瑰戰士們，你們是真正的勇士，勇於面對苦難，依然樂觀向上堅韌不拔。當太陽升起疾病消散，願你能沐浴在陽光和愛之下，長長久久地享受生命這份厚禮。

袁藝

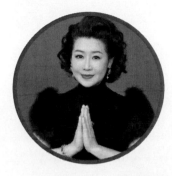

你是一隻百舸飄搖的鳳凰，在黑夜中翔翔，卻又不孤單。

雖然患難重重，路途坎坷，但不要怕，唯有信心，才能破千山萬水。

心中的美好，終會贏得獲勝，不管天有多黑，心有多亂，只要堅持，就能迎來明亮的曙光。

在風雨中，你需要勇氣，在孤獨裡，你需要堅強，

在疼痛中，你需要堅定，而我會一直在你身旁，陪你一直前進。

因為你不孤單，有我在身邊，因為你堅強，生命會變得更加美好。

因為你勇敢，所以恢復的日子也將不遠。願你越過每一個障礙，讓陽光和微笑灑滿你的心間，願你風雨兼程，終將走向絕妙的彼岸。

李九萱

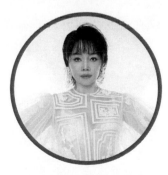

我們都希望未來美好、世界和平，就像我們都希望人間沒有疾病、沒有分離一樣。但真相是這一切並不會遂了我們的願。人生真正的意義恰恰是體驗本身，是在承受當下的我們的選擇和努力還有堅持。無論順境逆境、快樂痛苦，願我們都能沿著正確的方向勇敢前行。向你們致敬，致敬這 108 位自己人生旅程中的真正勇者。你們已經向世界宣告了自己生命的高度和厚度，你們也必將幫助和影響到更多的人。無憾！

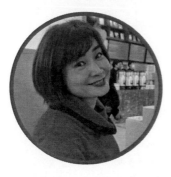

劉海燕

　　初見慶潔，如名字般喜慶、純潔，一起暢聊，時而瞇眼微笑、時而開懷大笑，不曾想她是一位被乳癌「青睞」過的堅強女性。這些年來，疫情發生後她在社區做志工、在各種活動中積極獻言建策、在工作上一絲不苟，更是為公益事業盡心盡責，十年磨一劍，她帶領「鏗鏘玫瑰戰友團」走過蒼茫兼瑕。祝願我們天下女性，特別是經歷過病痛的女性朋友們，如春花般絢麗、夏日般燦爛、秋色般多彩、冬雪般純淨。所求皆所願，所盼皆可期！

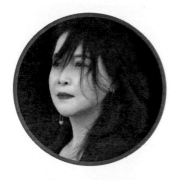

王偉華

　　人的命也許是注定的，又不是很嚴重的病，也許是上天測試你的勇氣呢，好好治就沒事了。只要你朝著太陽走，影子自然會被你甩在身後。我一點不想誇你們是戰神，我覺得這就是每一個遇到困難的人應該有的態度，而鏗鏘玫瑰，不但治癒自己，不忘治癒他人，這種精神至少治癒了我，所以我想，這種無私和愛，會感天動地的。祝福你們，祝福我們，祝福世界。

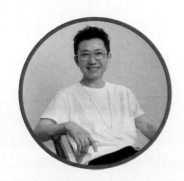

于曉丹

　　與鏗鏘玫瑰的姐妹相識於 2021 年 11 月，作為術後內衣的試穿志工，你們毫無保留地與我分享了自己的故事，分享了自己的穿著體驗和對術後內衣的真實需求與想像。祝願所有的粉紅戰士姐妹們得自在、得自由。

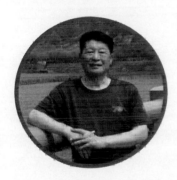

姚景林

　　每次受邀參加乳癌患者組織的活動，都是一次感召和教育。無論是她們的毅力，還是她們對待現實的生活。在她們臉上洋溢著堅強和自信，在她們的心裡牢牢地守護著志勝和樂觀，在她們的腳步裡看出了她們的從容和頑強。她們每一位的生活經歷都是一部自信的生活史和奮鬥史，無時不在鼓勵著自我和家人親友，所以，鏗鏘給予她們勇於面對的勇氣，玫瑰般的芬芳伴隨她們度過歲月的時光。

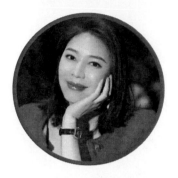

韓佳歷

　　鏗鏘玫瑰的每位女性都是鳳凰涅槃，面對生命的課題都是勇士，面對生死無常樂觀積極面對。每一朵玫瑰不僅療癒了自己的疾病，還幻化成愛的天使幫助每個處於水深火熱的病友姐妹走出困境。這是一群堅韌的姐妹，更是一支鏗鏘有力，有愛心的玫瑰戰隊，活成一道光和愛。每當我創業遇到困難時就會想到鏗鏘玫瑰而生出勇氣，她們是我的榜樣，也一直給予我力量，祝福鏗鏘玫瑰的所有天使們幸福安康、富足圓滿。

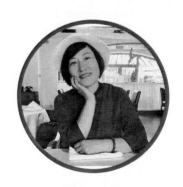

邱淑芳

　　梅花獨自在冬雪天開放，雖然沒有牡丹的富貴嬌豔，但是它孤獨、傲雪、不與世爭，寒風凜冽下依舊傲骨芬芳。它的寓意是高潔孤傲、吉祥如意。它的每一片花瓣象徵著不同的寓意，一瓣是和平，二瓣是快樂，三瓣是順利，四瓣是幸福，五瓣是長壽。我把這五個花瓣送給親愛的姐妹們。祝大家在「鏗鏘玫瑰戰友團」這個大家庭中和平、順利、快樂、幸福、長壽！

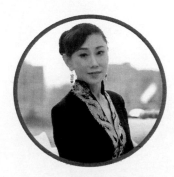

周蓓 Rebecca Zhou

我是一名乳癌逝者的女兒，也是一位海外華人。20多年前，我母親在美國與乳癌抗爭了4年多的時間，最終美國醫院放棄了對她的治療，叫我們回家或者去 Hospice 臨終關懷的機構。記得我母親躺在病床上，帶淚對主治醫生含糊地說：「醫生，你為什麼不要我了？」當初我們根本不知道臨終關懷的概念，不知如何是好，身為家屬感到很孤單無助。現在想想，如果當時能得到「鏗鏘玫瑰戰友團」的能量傳播和助力支持，我們肯定會更加坦然地面對各種困難，那將是多麼大的身心安慰啊。「鏗鏘玫瑰戰友團」的新書，對於華人乳癌患者及其家屬可謂是一本「聖經福音」。我由衷地祝福粉紅戰士們，風雨彩虹，縱橫四海，笑傲天涯，永不後退。

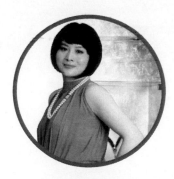

白如芳

能夠在公益的道路上埋下關愛的種子，為乳癌患者送去溫暖與祝福，我備感榮幸。我想對所有的患者朋友們說：人生本來就是一場不斷療癒自己的旅程，學會勇敢與樂觀，積極配合治療，只要堅持不放棄，未來依舊可期！在經歷中成長，在困境中堅強，生活依舊繼續美好，加油！

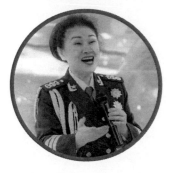

陸紫源

　　滴水穿石的韌勁，團結友愛互相取暖的力量。「你給了我溫暖，我給了你力量！」感人肺腑的友愛精神，激勵了眾多姐妹對生命的渴望和命運的抗爭！凡事懂得向上走，向下看，向內尋，便是在盡人事，也是成年人最高級的自律境界！鏗鏘玫瑰這朵絢麗的花，綻放出最美麗的色彩！照亮人生的每一個瞬間角落！

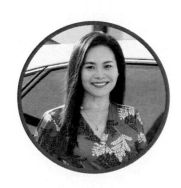

趙春燕

　　美麗的姐妹們，你們是生命中綻放的一朵朵玫瑰。你們相信擁在一起，不但美麗，更展現著堅強，你們的志工行動溫暖每一位乳癌患者，你們燦爛的笑容就像雨後天空中的彩虹給予人夢想與希望！世界需要你們，你們很重要！我們在一起，把愛傳遞！

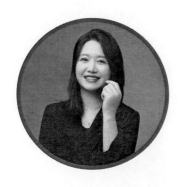

劉洪波

　　我與「鏗鏘玫瑰戰友團」杜團長相識於 2009 年，她曾是我的主管、我的老師、我的姐姐，我們曾並肩作戰舉辦過多場千人主題品牌活動……我知曉她患病的始末，親歷她創立「鏗鏘玫瑰戰友團」的全過程，見證她戰勝病魔後的涅槃重生。

她用樂觀堅韌之心，用大愛無私之情，感召眾多健康領域專家及社會愛心人士關注乳癌患者族群。重生十年，破繭成蝶，願團裡的姐妹們在杜團長的帶領下未來不負自己，不負韶華。

FM 主播猛哥

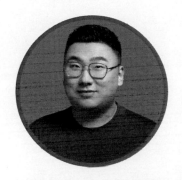

　　為什麼我們要關注乳癌患者族群？因為我們每個人都會在某些時刻成為患者、成為弱者，我們都需要他人的陪伴和幫助。杜姐和「鏗鏘玫瑰戰友團」已經幫助他人長達十年。也許大多數人一生都不會成為乳癌患者，但我們都可以成為鏗鏘玫瑰的戰友。關心她們，就是關心每一個家庭和我們自己。感謝杜姐和樂玉珍老師，有幸結識這樣一個有愛的組織。

劉釗

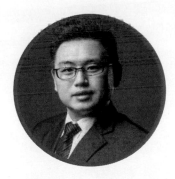

　　作為一名年輕乳癌患者的家屬，我深知這個疾病對家庭甚至家族帶來的壓力，不但有來自長輩們的擔憂，還有同齡人的恐慌和晚輩的疑慮。走過一段陰暗的道路是不易的，醫生、親友的關愛猶如點點星光，喚醒乳癌患者內心的陽光！要敬畏生命，關愛每一個患者，讓乳癌患者生活得更好，存活期更長。

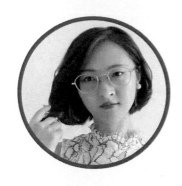

劉琬淇

　　我真誠地祝福每一位患者能夠走出陰霾，重獲「新生」。希望她們能像青松一樣面對風雨屹立挺拔，也能像玫瑰一樣芳華綻放。能夠「不困於心，不亂於情，不懼將來，不念過往」。每天都能好好吃飯，安然入睡。讓鮮活又開朗的生命，昂然向上地活在當下！

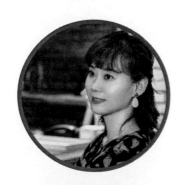

蘇詩堯

　　所有的乳癌患者都是積極向上、獨立堅強，擁有毅力的美麗女性，她們用意念戰勝病魔，用真愛感動上天！願你們永遠自信勇敢，挺立在風雨彩虹中綻放美麗光芒！

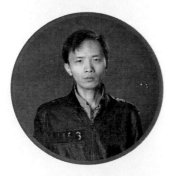

翱宇

　　我們發展至今已經有 9 年多了，這些年見過很多病友的勇敢抗爭故事。惡性腫瘤是一種隨著年齡增加而發生機率相當大的疾病，對於這種疾病的認識我們從恐懼擔心、逐漸到勇敢地正視。做到這一點很不容易，需要充分了解知識和資訊，借鑑其他病友的成功抗癌經驗。杜團長帶領的「鏗鏘玫瑰戰友團」做了大量讓我們欽佩的工作，我看到她們的力量，祝福她們的未來！

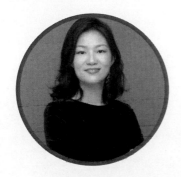

王思揚

恭祝粉紅姐妹們未來的日子，

美人如詩、生命如畫！

〈如夢令 玫瑰〉

姐妹並肩攜手，多少十年能有？

輕邀問紅顏，無戀往昔懷舊。

玫瑰，玫瑰，精彩更盛一籌。

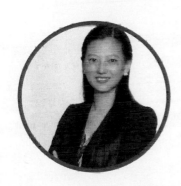

李希

十年風雨，十年成長！感恩一路有姐妹們的悉心陪伴，感激所有助力推動乳癌康復事業發展的愛心人士，更要感謝「鏗鏘玫瑰戰友團」十年如一日堅持不懈的辛勤努力，相信大家的付出必將化作一路芬芳，護佑更多姐妹們早日康復，重獲新生，以更好的心態和姿態回歸家庭和社會。

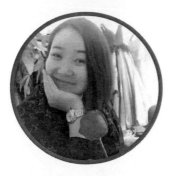

張小麗

　　一路見證這個堅韌樂觀的團隊走到現在，真心覺得太不容易了。她們當中的每個人都是一段勵志的故事，尤其是杜團長，小身軀大能量的女人，從一個人到今天這個大團隊，是她的鼓勵、是她的意志感染了大家，讓其中的每個人都在生命的黑暗時刻看到光芒，看到希望……在此祝願鏗鏘玫瑰永遠綻放最美的彩虹，最溫暖的力量！

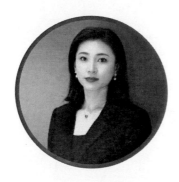

呼蘭娜

　　鏗鏘玫瑰的綻放，將會發出令人振奮的銳堅力量，勇敢面對挑戰，只要有星火傳承，你就不是孤勇者；秉著不畏艱難，永不放棄的信念，在自己熱愛的世界裡閃閃發光；向善致敬，向美而行，精彩演繹未來人生。

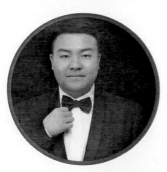

詹濟榕

　　當面對乳癌時，可能我們畏懼過，我們無助過，但是更多人的經歷告訴我們，勇氣與堅定信念是戰勝疾病的關鍵。不要糾結過去，要積極面對，做到了，你就贏了！我們有能力為自己贏得更多的人生幸福，選擇重生，是我們最後的倔強，讓鏗鏘玫瑰再次綻放。

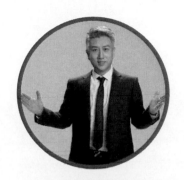

江波

　　一個簡單的舉動，可能就改變了我們的命運，我們的一個微笑，對家人、朋友、陌生人，都會產生生命影響力；簡單的善舉就可以改變一個人的世界，特別是我們所關注的人。

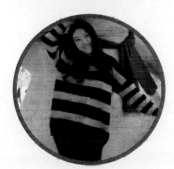

孫含珺

　　我想用蘇東坡的〈定風波〉裡的兩句話送給她們：一蓑煙雨任平生，也無風雨也無晴。

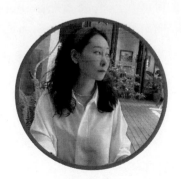

劉潔

　　願所有抗癌的朋友們，戰勝病魔，向光而生。

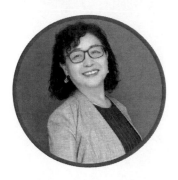

顧京敏

　　粉紅戰士們走過了充滿坎坷又光彩輝煌的十年，她們頑強、勇敢，充滿愛心，為罹患癌症的姐妹帶來生活的勇氣和希望，樂觀快樂地創造著生命的奇蹟！我們和戰友們結緣已經 6 年，6 年肩並肩的前行，伴隨著感動和熱情，我們的助力雖然微薄，但衷心祈願戰友團的姐妹健康，快樂！

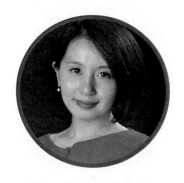

謝靜

　　當拿到診斷報告的那一天，也許您焦慮失眠，也許您灰心絕望，也許您無數次在夢裡問，為什麼是我，未來的路要怎麼走？但是當您睡夢中醒來，看著身邊您親愛的家人，是否潸然淚下萬般不捨？然後默默燃起鬥志，癌細胞算什麼？不怕！我要找權威的醫生為我好好診療，我要努力學習乳癌相關知識，好好配合醫生，我要自我救贖，向老天再借 30 年、50 年。多年來，我們一直在為乳癌患者提供可及的幫助，在您鬥志昂揚與癌細胞戰鬥的戰場上，我們的努力奮鬥就是為了讓您能感受到您的主診醫生就在您身邊，您在康復過程中的疑問讓患友來為您解答，讓您可以更快、更好地恢復健康。

陳立鋼

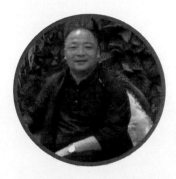

初識「鏗鏘玫瑰戰友團」，眼花撩亂地只認為進了花叢，真誠的笑容伴著婀娜多姿的表演，一切都是美好的畫面，都是雲淡風清的場景，直到第一次見面後整齊劃一地告別，那種井然有序的排列才讓我了解到這是一個有組織的團體，是有一位靈魂舵手的團體。杜慶潔團長是一位非常有親和力的人，外型嬌小，從裡到外散發一種迷人的氣質。一顆博愛的心以及堅韌不拔的性格讓她克服困難，帶領鏗鏘玫瑰從小眾到大眾，從一種生活的自救到生命的綻放。一路相伴而來，從開始的給予，到後來源源不斷的收穫，自己內心深處充滿了對「鏗鏘玫瑰戰友團」這個團體的尊重與祝福，祝願陽光灑遍大地，祝願「鏗鏘玫瑰戰友團」愈久彌香。

劉立凡

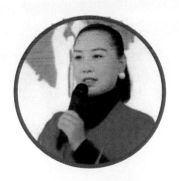

身為一個患乳房疾病的幸運兒，我由衷地祝福乳房疾病的姐妹們用大愛托起健康和幸福。心中時刻充滿歡喜心、慈悲心、包容心，用智慧打開生命的密碼。疾病是塊敲門磚而非敵人，故應善待疾病，反思反省，痛而思過，病則自癒。心有不通，身有淤堵。心要放得下世界，魂才能真正歸隱天地。生病是情緒能量在身體的嚴重堵塞，真正的治病是從內心的解脫開始。希望姐妹們要從健康的生活方式、健康的思維認知著手，將藥房變廚房，學會養生，救己、救家、救社會。

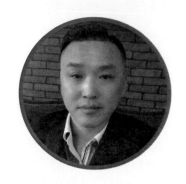

梁廣帥

鏗鏘玫瑰是一種信念，承載著前行的動力；鏗鏘玫瑰是一片沃土，孕育著溫暖的力量；鏗鏘玫瑰是一條絲帶，繫著人們的大愛之心。人人都擁有一顆愛心，那就行動吧，用全身心的愛向需要溫暖的人送去陽光！

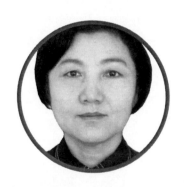

李利軍

親愛的粉紅戰士，健康快樂、氣質優雅、灑脫自信永遠是你們的主題！家人、朋友對你深深的愛永遠保衛著你，你是我們永恆的主題！上帝保佑你！千言萬語化為一句祝福，希望你早日康復，我們大家都會比以前更愛你！家人、好友都在愛著你，支持你！你的生命不再屬於你自己，而是屬於所有愛你的人！你的康復就是我們的幸福。人在身處逆境時，適應環境的能力實在驚人，人可以忍受不幸，也可以戰勝不幸，因為人有著驚人的潛力，只要立志發揮它，就一定能度過難關，願你保持好心情，康復一定行！

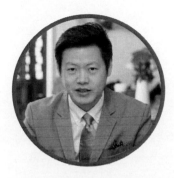

葉峻誠

　　我經常在看影視作品的時候就會想，如果我是劇中的某某某，我的一生像他一樣的經歷，我會怎麼選擇？我會怎麼過這一生？會和劇中一樣嗎？我覺得人生在世，精彩是最重要的，每個人的一生日擁千頃夜臥八尺，人生不過是一趟體驗之旅，誰也帶不走分文，所以開心、快樂、精彩最重要！哲學家尼采（Nietzsche）說過：每一個不曾起舞的日子，都是對生命的辜負。今天，是我們餘生中最年輕的一天，有什麼理由不開心呢？祝我們都開心地過好每一天。

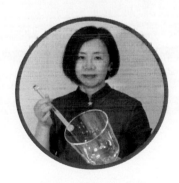

王蕾

　　十年鏗鏘，不負初心。在這個特殊的時刻，我向乳癌患者表示最誠摯的祝福！感謝你們在過去的十年裡，用自己從病弱到堅強的成長過程，用自己的涅槃重生，詮釋對生命的敬畏和禮讚，為乳癌患者和家屬提供了無私的支持和鼓勵，為推廣癌症預防知識做出了積極的貢獻。祝願你們在未來的工作中，繼續發揚「鏗鏘玫瑰戰友團」的精神，為更多癌症患者及其家屬帶來希望和力量。同時，我也祝福所有乳癌患者能夠堅強勇敢，戰勝病魔，重獲健康和幸福！

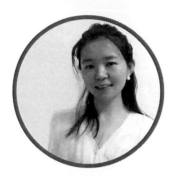

鄭玉潔

　　緣起公益，初見「鏗鏘玫瑰戰友團」就被大家的陽光樂觀所吸引，很榮幸可以攜手見證大家的美好，為大家服務送祝福，所有的磨礪都是為了遇見最好的自己，祝福慶潔姐與「鏗鏘玫瑰戰友團」的天使們眼角帶笑，月光不染眉梢；溫柔不變，一生幸福久安。年華無恙，喜樂平安！

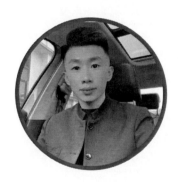

田宏印

　　我想對所有的乳癌患者說：其實乳癌不是人生的盡頭，而是該轉彎了，乳癌可能是上天為你敲的警鐘，也可以說是上帝賜予的一份禮物，目的是要我們學會善待自己，學會放下，學會如何生活得更精彩。同時要學會感恩，感恩我們擁有的一切，就算是癌症我們也得從它這得到點什麼！加油，你們是最美麗的天使，讓我們一起向光前行！！！

張選華

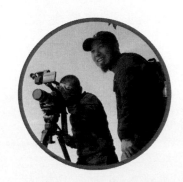

戰友們十年如一日用愛和行動為乳癌患友提供支持和幫助，讓很多患友都重拾戰勝疾病的信心，家庭重新煥發生機。戰友們為公益宣傳乳癌防治工作付出長期努力，讓更多女性關注乳房健康問題，做到早發現、早治療，正確對待乳房健康問題，這些事蹟非常值得弘揚和傳播。拍攝公益節目期間，我也現場感受到戰友們彼此的關愛和支持，大家一起努力，攜手走過艱難的抗癌之路，讓更多病友一起重建被疾病擊碎的家庭和幸福生活，積極正確地配合治療，重燃生活的熱情和光彩！最後，祝福所有乳癌患者能戰勝疾病，身體健康，家庭幸福！

張偉澤

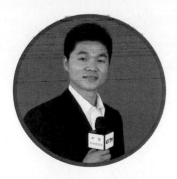

在幾年前的世界乳癌宣傳日那天，「鏗鏘玫瑰戰友團」以樂觀戰勝病痛的故事，在新聞頻道專題節目播出，節目一上來就是她們的伸展臺走秀。作為這個節目的採訪記者，「走秀」當天，我在現場被戰友團這些阿姨和大姐姐們的表現給驚住了，那種熱情和活力撲面而來，換作任何一個人，都不會相信她們是一群身患乳癌的人。

　　雖然身患絕症，但她們的內心卻是無比健康、無比陽光的。她們學模特兒走步，練瑜伽，玩茶藝，旅遊運動，載歌載舞，用正向的行為去收穫美好心情，影響身邊人。正是這種積極的心態，讓她們齊聚在一起，讓她們重新找到快樂，對生活充滿信心和希望。經過努力，她們一個個戰勝了病痛，活出了新的精彩人生。就連醫學專家、某醫院乳房科主任李豔萍也稱讚她們：「團體的力量，快樂的力量。不斷地為自己打氣，也鼓勵了身邊人，形成了一種正向的能量，正向的循環。」

　　人生的價值不在於長度，而在於寬度、厚度和高度，「鏗鏘玫瑰戰友團」正是一群有寬度、厚度和高度的人。其經驗值得被借鑑，其人生值得被尊敬！

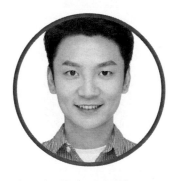

公益節目導演 何彪

　　2016 年，我因製作一檔公益節目而知道了「鏗鏘玫瑰戰友團」，認識了團長杜慶潔和團裡的姐姐們。那次初見面透過深度採訪，我深受感動的是這群姐姐們竟然因一段痛苦的患癌經歷，而使得她們身上有了一道正義、璀璨、如同天使的光。記得有位姐姐說道「家屬對患者的關心說一千道一萬，不如我們來勸她一句，因為我們是過來人！」面對疾病，我們的語言是這麼的無力和弱小，而這群姐姐們傳遞的價值也因此而無人能抵。也因為「鏗鏘玫瑰戰友團」，我自 2016 年起就改掉了以往和大多人一樣習慣用的市儈祝福語，從此只祝福大家健康、快樂和平安！

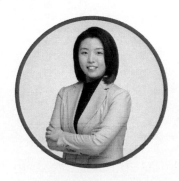

朱珮霞

　　祝願是春風，幸福是帆！歡樂是水，健康是船！祝願的春風吹著幸福的帆，歡樂的水載著健康的船飄向你，願你在汪洋中，向著光的方向，揚帆起航！點點星光點點明，縷縷春風縷縷情！願美麗的你們，在滾燙的人生裡，活出自己的光！向陽而生，如沐春風！

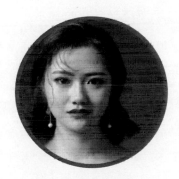

張夢平

　　玫瑰不僅美麗而且有堅強的生命力量，「鏗鏘玫瑰戰友團」的戰友們亦是如此。她們積極樂觀，攜手戰勝病魔，更是幫助廣大女性族群在抗癌路上不再孤單，幫助更多的人走出逆境的「坑」，溫暖著所有人！是我們學習的榜樣！也祝福正在受苦的人們戰勝病魔！順利過關！

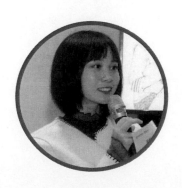

趙爽

　　乳癌，這三個字像是一把雙面刃，一刃在她們身心留下傷口；一刃劃破黑暗與過去，讓她們發現更美好的自己。從囿於成見，到對生活主動出擊，我看到了杜慶潔女士和其他玫瑰戰士們陽

光、自信的一面，這也讓同樣身為女性的我重新審視自己的生活態度。感謝「鏗鏘玫瑰們」，也祝願你們，下一個十年，依舊光芒萬丈。

王維

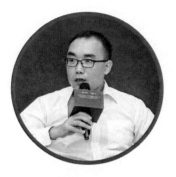

　　一次偶然的機會，讓我與杜慶潔女士結識，在她的人格魅力的感染下，我了解了她所從事的這個偉大事業——抗乳癌及相關領域知識。在這個過程中，我逐步了解了這一事業的艱辛不易及杜慶潔女士十年的不懈付出，也被這群最可愛的人所感動，全心全力地協助杜慶潔女士努力做好自己力所能及的事情。時光荏苒，十年彈指一揮間，在杜慶潔女士的帶領下大家獲得了豐碩的成績，也體會了這其中的酸甜苦辣，但我們一直在努力，堅定地向前走著。展望未來，相信這個事業會更加美好，造福更多人，大家齊心協力，共同開啟新的篇章。

汪暢

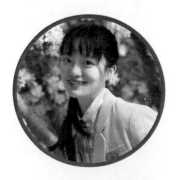

　　2020年剛畢業之際，我有幸因採訪認識了杜老師，也認識了「鏗鏘玫瑰戰友團」的「戰友們」，深聊後才知道，漫漫長夜裡，每個人都經歷了那麼多不為人知的苦痛。好在，病痛沒有阻擋她們旺盛的生命力，一起玩樂時的歡聲笑語，一起做公益時的炙熱愛心，一切都留在了大家的心裡。祝願大家人生漫長而不虛度，平平安安健健康康。

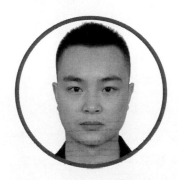

朱健明

　　在節目錄製過程中我結識了「鏗鏘玫瑰戰友團」的朋友們，被她們的樂觀和堅強所打動。她們不僅彼此溫暖，笑對人生，還熱衷公益，幫助了身邊更多的人，在她們身上看到了滿滿的正能量。祝福「鏗鏘玫瑰戰友團」的朋友們活出人生的精彩，用無私的愛帶領更多的朋友走向健康，快樂。

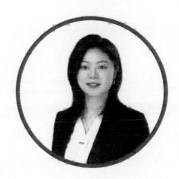

李靜

　　你們彼此扶持、共同前行，不僅僅在疾病知識上互相幫助，更在心靈上給予支持和鼓勵。你們向全體女性宣傳了乳房健康的重要性。在這個特殊的日子裡，祝福你們的新書能夠在社會上引起廣泛的關注，在乳癌防治方面發揮積極的作用，同時也帶給更多的人力量和勇氣。願你們錚錚鐵骨，依然鏗鏘如昔，為乳癌患者和預防工作做出更多的貢獻！

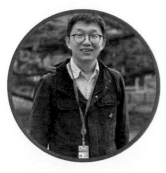

張周項

「患者」不應該是界定大家一生的標籤，「乳癌」更不應當成為各位終身生活在其中的陰影。隨著醫學的進步，癌症早已不再是可怕的病症，與它共存是患者的常態，如何與它更好、更舒適地共存則是大家的智慧。這本書就是「鏗鏘玫瑰戰友團」關愛大家的成果，也是這個團體互助互愛的展現。祝各位患者生活愉快，早日戰勝乳癌！

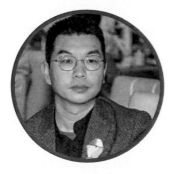

陳銘華

人生旅程中，每個人都有自己追求和珍惜的東西，黑暗使人更加珍惜光明，寂靜使人更加喜愛聲音，經歷疾病的痛楚使人更加嚮往健康和未來的美好生活，最美麗的東西，看不見也摸不到，要靠心靈去感受。有幸認識這樣一個團體——「鏗鏘玫瑰戰友團」的姐妹們，十年來她們憑藉堅定的毅力，樂觀向上的心態，同時對未來美好的生活無限的信心與嚮往，感染和感動著身邊的每一個人。

林建國

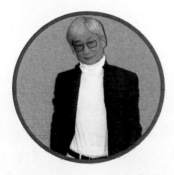

　　值此「鏗鏘玫瑰戰友團」走過十年之際，我一個多半過程的參與者，對你們並透過你們，向全體的玫瑰戰友們致以十年慶的祝賀！十年來你們始終堅守著堅定的信念，即團結一心共抗疾病，相互溫暖，相互增強意志，走向新生。可歌可泣的事蹟證明了你們做到了！並且出色地完成了身心兩方面的更新，如花一樣的綻放！祝你們身心痊癒，迎接新的生活！

田洪海

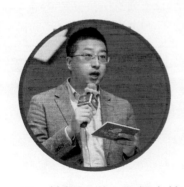

　　六年前，我有幸結識杜慶潔團長，在星星點點的活動參與下，見證了戰友團為天下乳癌患者所做的努力！她們孜孜不倦，點燃自己，用每一份光和熱去溫暖，去引領患者走在心理建設、身體康復的道路上！成立十年，風風雨雨並不容易。她們用耐心和毅力持之以恆地為其他患者服務的精神讓人感動。

　　十年玫瑰，鏗鏘綻放，

　　不忘初心，砥礪前行。

　　敬 —— 最好的青春年華，

　　敬 —— 最美的鏗鏘玫瑰！

愛心祝福篇

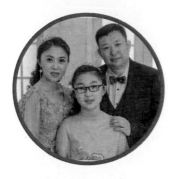

包鋼

　　2013 年孩子媽媽查出乳癌，對於這個年輕的小家庭如同正在盛開花朵般開始慢慢枯萎、凋零。我對海瑩說，定個自己能力所及範圍之內完成的目標吧，這樣你的心情就會十分愉悅。從 1 個月、1 年、5 年、10 年……就這樣在抗癌的道路上一起走過風風雨雨，轉眼我們的孩子也 11 歲了。玫瑰花的前世今生，鮮花變乾燥花，每一次蛻變都能成為一道風景，時間改變了一切，生活中點滴的事都是很平凡，甚至渺小，母親這個角色是世上最偉大的人，家庭是她們最溫暖的港灣，最堅實的依靠。經歷了那黑夜中的嗚咽與怒吼後，最後站在光裡的才是英雄！

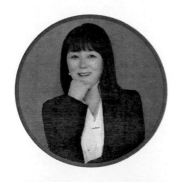

呂妍

　　人生最大的幸福是健康，而最大的痛楚多是疾病所導致，我的媽媽在 6 年前不幸患上乳癌，只有經歷過的人才知其中的艱辛，從術前心理建設、手術、術後化療、放療、標靶，一個不少，但媽媽很幸運，遇到了技術精湛的醫師、積極樂觀的病友，在我們最徬徨無助、心力交瘁的時候，陪伴並鼓勵媽媽勇敢地堅持了下來。癌症雖然是一大殺手，但是它也有脆弱的一面，也有害怕的東西，那就是高興。病魔往往會最先攻破人的心理防線，讓患者對生活失去信心，所以堅強自信心與樂觀向上的心情則是戰勝癌病的關鍵。調整自己的

情緒，保持人體各部機能的正常有序，堅信山重水複疑無路，柳暗花明又一村，人生中沒有過不去的關卡，一定能痊癒，保持良好的心態，祝願在抗癌路上的粉紅戰士們都能擺脫病魔的束縛，擁抱美好的明天！

盧秀琴

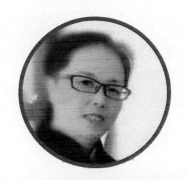

　　願姐妹們保重身體，雖已完成治療但還要以自己的身體為重。不要過度勞累，願姐妹們保持好的心態，每天開心快樂就好。好的心態是我們保持好的身體的基本要素，心態好身體就好，身體好家庭才美好。願姐妹們家庭和睦，生活美滿，在抗癌的路上才能走得更遠。願姐妹們越來越美麗，越來越漂亮，越來越美好，每天都在歡聲笑語中度過。在這美好的時光裡讓我們帶上「開心快樂」，拿好「幸福美滿」，拎著「歡聲笑語」，繼續在抗癌的路上前進。

何鵬

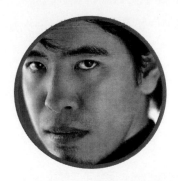

　　我很榮幸有機會為「鏗鏘玫瑰戰友團」這麼優秀的組織來服務。我們一起登上過長城，在那裡我體會到你們的堅強和勇敢；我們又在攝影棚裡一起拍攝了這本書的圖片，讓我又體會到了各位的開朗和樂觀。現在是戰友團十週年的生日，在此我祝福「鏗鏘玫瑰戰友團」十週年生日快樂。希望在未來的日子裡，戰友團發展得越來越好，每個成員都有滿滿的成就感，互相促進不斷成長。願大家攜手前進，走過一個十年又一個十年，直到永遠。

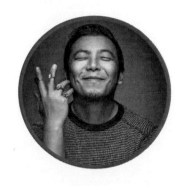

宣野

　　每一次拍攝中，我都能感受到點燃的生命在發光發熱；那種頑強的生命力是源自相互的關懷與鼓勵；天使，對，就是天使，天使般地守護著彼此。大家的心凝聚在一起擁有了這超越生命的力量。

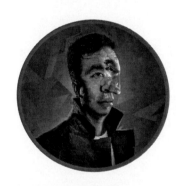

柴金辰

　　對於癌症患者來說，心中是否存在希望是很重要的一環。面對強大的病魔來說，希望雖然像蠟燭一樣微弱，但可以帶人走出黑暗。108 位粉紅戰士們恰似一根又一根的蠟燭，為無數患者帶去了希望，幫助她們走出陰霾，好像光明的使者。

祝所有的粉紅戰士們在每一天都能健康、平安、喜樂！

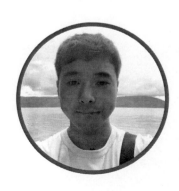

何歡

　　晚風，吹走無數隱痛。
　　遙望無盡星空，忘掉那些我不曾，
　　湖面上閃爍的點點流螢，夜空中點點的星。
　　晚風輕輕飄蕩，心事都不去想，那失望也不失望，惆悵也不惆悵，都在風中飛揚。

晚風輕輕飄蕩，隨我迎波逐浪，那歡暢都更歡暢，幻想更幻想，就想讓你一直在身旁。

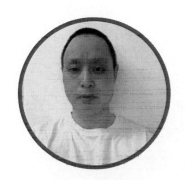

孫偉強

　　我跟杜姐合作十年了，期間看到了她的艱辛，也感受到了所有乳癌患者的善良和樂觀。有今天的健康，才有明天的幸福，你們照顧好自己，才是最好的選擇。我祝福所有的粉紅戰友們，未來的日子，一直健康、快樂。

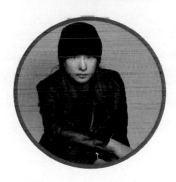

溫麗

　　一路同行十餘年，見證「鏗鏘玫瑰戰友團」成員的初始和成長，我感到十分的自豪。現在「鏗鏘玫瑰戰友團」用圖書記錄康復過程，將積極樂觀、面對困難、永不放棄的態度和信念傳遞給廣大的女性朋友，你們是最偉大，最可愛的人。你們像光一樣，帶給身邊每一個人溫暖與希望！你們深深地感染著我！也影響著我！我是一個悲觀的人，可是每一次見面都讓我在你們身上吸取到非同一般的能量！那種樂觀的心態感染著我！同時也讓我充滿能量！攜手同行，一路有你，生活將會更加美好！

你並不是孤勇者：

真實案例 × 專家解析，從診斷到康復，108 位乳癌患者的生命熱度

主　　　編：杜慶潔，馬飛，李豔萍
發 行 人：黃振庭
出 版 者：沐燁文化事業有限公司
發 行 者：沐燁文化事業有限公司
E - m a i l：sonbookservice@gmail.com
粉 絲 頁：https://www.facebook.com/sonbookss/
網　　　址：https://sonbook.net/
地　　　址：台北市中正區重慶南路一段 61 號 8 樓
8F., No.61, Sec. 1, Chongqing S. Rd., Zhongzheng Dist., Taipei City 100, Taiwan

電　　　話：(02)2370-3310
傳　　　真：(02)2388-1990
印　　　刷：京峯數位服務有限公司
律師顧問：廣華律師事務所 張珮琦律師

定　　　價：699 元
發 行 日 期：2024 年 06 月第一版
◎本書以 POD 印製

國家圖書館出版品預行編目資料

你並不是孤勇者：真實案例 × 專家解析，從診斷到康復，108 位乳癌患者的生命熱度 / 杜慶潔，馬飛，李豔萍 主編 . -- 第一版 . -- 臺北市：沐燁文化事業有限公司 , 2024.06
面；　公分
POD 版
ISBN 978-626-7372-69-2(平裝)
1.CST: 乳癌 2.CST: 病人 3.CST: 通俗作品
416.2352　　　　113008177

電子書購買

爽讀 APP

臉書